Dr Serge RAFAL

L'ALIMENTATION ANTIOXYDANTE

•MARABOUT•

SOMMAIRE

INTRODUCTION

En ce nouveau millénaire, un grand défi aux conséquences pour le moment incalculables mais vraisemblablement décisives se présente à nous. L'alimentation, notre source de vie essentielle, se révèle au travers de nombreuses enquêtes et études effectuées partout dans le monde, comme un des principaux « tueurs » des populations occidentales. Les preuves scientifiques d'un lien évident avec certaines maladies plus ou moins graves, voire la plupart d'entre elles, sont à présent suffisantes et incontestables. Nous savions tous ou imaginions depuis fort longtemps que la « grande bouffe » n'était probablement pas compatible avec la santé, et la réservions globalement pour les grandes occasions. Des travaux scientifiques plus récents ont confirmé que la « mal-bouffe », constituée d'une nourriture trop abondante, mal choisie, peu équilibrée, entamait radicalement le capital-santé, mais différents facteurs, sur lesquels nous reviendrons, intervenaient pour n'en pas changer. Les dernières années du XXe siècle ont été marquées par l'émergence du régime crétois qui a apporté la preuve de son extraordinaire efficacité préventive et même curative, avant que ne soient confirmés l'intérêt sinon la nécessité d'apports réguliers en antioxydants. C'est ce défi du « manger autrement », de l'**alimentation-santé**, qu'il s'agit donc de relever, pour vivre mieux, plus en forme, plus longtemps à l'abri des grands fléaux qui déciment les sociétés des pays privilégiés. Ceci doit se faire par une prise de conscience effective, mais sans bouleverser des habitudes le plus souvent solidement ancrées, ni renoncer aux plaisirs de la table auxquels les Français sont tout particulièrement attachés.

Les modifications de la table

Pour les Français, la table a joué de tous temps un rôle social et culturel de première importance. Ceci explique qu'un changement des mentalités et des attitudes ne puisse s'effectuer que très lentement. « On est foutus, on mange trop » s'inquiétait Alain Souchon il y a quelques années. Profitons de ce cri du cœur prémonitoire lancé au sommet de la courbe des excès et fort heureusement entendu, pour retracer brièvement l'évolution des comportements alimentaires depuis le début du XXe siècle, et voir comment nous Français, très attachés à la bonne chère et à une certaine tradition, avons en partie réussi à concilier plaisirs de la table et santé au point que les Américains ont parlé avec un zeste d'envie de « French-paradox », notion étonnante sur laquelle nous reviendrons dans l'ouvrage.

— A la fin du XIXe siècle et au début du XXe siècle, on se nourrit d'abord pour vivre. L'alimentation possède essentiellement une fonction vitale dont témoigne la formule : « gagner son pain à la sueur de son front ». Ceci signifie accessoirement que cet aliment constitue alors la base des repas.

— L'après deuxième guerre mondiale, fortement marqué par les années noires des restrictions, du rutabaga, des tickets de rationnement compense par des aliments qui « tiennent au corps » et la viande sur lesquels le public se précipite. La quantité prime provisoirement sur la qualité.

— Les années 1950-60 commencent à s'interroger sur la responsabilité éventuelle de l'alimentation dans la survenue de certaines maladies. Les patients, sur les conseils des diététiciens se mettent à compter les calories, équilibrent mieux les repas, appellent timidement en renfort les fruits et légumes mais font néanmoins toujours largement appel à la viande.

— Les années 1960 voient l'émergence et la diffusion du modèle américain avec ses aliments faciles à préparer ou tout prêts… mais trop riches en sucres et en graisses. Le « fast-food » décolle puis s'envole irrésistiblement vers tous les pays du monde.

— Les années 1970 confirment les liens entre alimentation, cholestérol et risque cardio-vasculaire. La nourriture tarde toutefois à se dégraisser ou le fait très timidement.

— Les années 1980 sont marquées par le triomphe du culte du corps et l'apparition de **l'alimentation-énergie** pour entretenir la forme ou optimiser les performances. Les compléments nutritionnels, les substituts de repas, les allégés (sans gras, sans sucre, sans cholestérol…) explosent, et avec eux la survitamination pour être en forme et vivre actif le plus longtemps possible. Les notions de « bons » et de « mauvais » acides gras apparaissent, comme il y avait jusque là un « bon » et un « mauvais » cholestérol. Un de ces corps gras, « l'oméga-3 » (voir chapitre 2), confirme son rôle protecteur cardio-vasculaire, focalise la curiosité des chercheurs et prouve peu à peu l'importance primordiale de certaines huiles végétales et des poissons gras pour la santé. De grossières erreurs alimentaires tantôt familiales, parfois régionales ou nationales sont révélées par les différentes études ou enquêtes effectuées partout dans le monde. Elles ont des conséquences graves sur la santé et participent activement à l'émergence des deux fléaux actuels que constituent les maladies cardio-vasculaires et le cancer. Les premières représentent en effet en France plus du tiers de l'ensemble des décès chaque année alors que le second est lui responsable du quart des morts.

— Les années 1990 affirment le concept **d'alimentation-santé**. Le régime crétois ouvre une première voie royale dans la prévention au moyen de l'alimentation, avant que la singularité du « French-paradox » ne confirme le bien-fondé du « manger à la française ». L'émergence de la théorie radicalaire, la présence d'antioxydants naturels dans les fruits et légumes, parallèlement aux scandales (vache folle, poulets à la dioxine, OGM...) qui continuent de secouer certaines branches de l'agro-alimentaire, ont déjà modifié et vont probablement bouleverser certaines habitudes alimentaires des consommateurs dans les années à venir. La vogue du « plus pratique, plus vite, moins cher » semble fort heureusement derrière nous. A côté de repas composés n'importe comment, préparés rapidement, à l'aide d'ingrédients pas toujours choisis sur des critères exclusifs de qualité, ingurgités devant la télévision ou sur un coin de cuisine, nous assistons en effet, et ceci est très encourageant, à la montée en puissance des « **aliments-santé** » et la vogue du « **bio** », auxquels les Français prêtent de plus en plus d'attention. Les grandes surfaces proposent d'ailleurs à présent ce type de produits, ce qui prouve à l'évidence la révolution des esprits et une réelle demande.

Deux événements considérables

Réalisées indépendamment l'une de l'autre aux extrémités de l'Europe à plusieurs années d'intervalle, deux études ont d'abord attiré très lentement l'attention des chercheurs avant de bouleverser les idées reçues et les habitudes du corps médical et du public.

Le premier événement a pris naissance il y a près d'un demi-siècle en Grande-Bretagne chez les producteurs de caoutchouc qui s'intéressaient au vieillissement du pneu. Il a mis beaucoup de temps à sensibiliser la communauté scientifique jusqu'à ce qu'il fût admis que ce type de phénomène pouvait rendre compte et peut-être prévenir le vieillissement humain. La « théorie radicalaire » permettait, et ceci pour la première fois, de pénétrer au cœur de la lésion initiale ou débutante à l'origine des maladies, et pouvait proposer grâce à la mise en évidence et à l'apport des antioxydants, le moyen de s'y opposer ou de le freiner.

Le second événement a pris naissance en Crête, petite île de la mer Égée où les habitants vivent certes bien tranquilles, mais beaucoup plus vieux qu'ailleurs, protégés par leur mode de vie, et surtout par leur alimentation. Leur régime dit « crétois » ou parfois « méditerranéen » est devenu très progressivement, d'abord la référence absolue en matière de prévention cardio-vasculaire, puis de prévention-santé tout court.

Ces deux découvertes se sont rejointes lorsqu'il fut confirmé que de bonnes quantités de ces substances naturelles de défense, les antioxydants, se trouvaient en fait concentrées dans les fruits et légumes, largement présents dans le régime crétois.

C'est la synthèse de ces travaux et principalement leurs implications pratiques que nous souhaitons vous apporter et vous faire partager.

Alimentation et santé

Les études concernant l'impact de l'alimentation sur la santé et l'espérance de vie se sont multipliées et nous savons, nous l'avons dit, que les aliments absorbés chaque jour permettent non seulement à l'organisme de fonctionner mais influencent directement l'état de santé. La forme, le bien-être, la vitalité, la longévité... dépendent en effet de la quantité et surtout de la qualité de notre nourriture. La prévention et le traitement de la plupart des maladies, même si elles sont graves, justifient d'apports variés et équilibrés en « nutriments » (sucres, graisses, protéines) et suffisamment riches en « micronutriments » (minéraux, vitamines...). Il n'existe d'ailleurs pratiquement aucune situation médicale dans laquelle des recommandations alimentaires basées sur le régime crétois ou méditerranéen, comprenant une supplémentation en antioxydants et une complémentation avisée, n'interviennent au moins partiellement pour soutenir l'organisme, renforcer les systèmes de défense, faciliter les capacités de récupération, éviter les maladies ou en minimiser les conséquences. Nous consacrerons un long chapitre aux maladies courantes et vous proposerons des protocoles nutritionnels faciles et indispensables.

Un objectif-santé

Nous souhaitons, vous l'avez compris, vous convaincre des bienfaits d'une **alimentation dite santé** lorsqu'elle est bien choisie, variée, équilibrée, supplémentée, complémentée, et surtout vous aider à la mettre en place. Nous revisiterons à cet effet les conseils habituellement prodigués en matière de nutrition, mais sous l'angle des bienfaits du régime crétois et de la théorie « radicalaire », terme compliqué que nous tâcherons de vous rendre aisément compréhensible. Nous nous appliquerons à vous rendre ce type d'alimentation facile à mettre en œuvre en vous proposant des règles précises mais souples, valables à tout âge et pour l'ensemble des maladies que vous souhaitez prévenir ou guérir.

Un plan

Il s'impose de lui-même :

— Nous vous expliquerons de façon à la fois simple et complète la **théorie radicalaire** qui a bouleversé la compréhension du processus santé-maladie, en pénétrant au cœur de la lésion initiale. Vous apprendrez que ces substances sont libérées dans des circonstances variées, qu'elles sont à l'origine de nombreuses maladies, mais que nous disposons d'antidotes puissants, les **antioxydants**. Nous vous prodiguerons rapidement des conseils-santé qui s'appuient sur le régime crétois et l'apport de ces substances naturelles de défense.

— Nous aborderons ensuite l'importance décisive des choix nutritionnels en insistant sur le principe d'équilibre et de variété. Nous détaillerons les différentes classes de **« nutriments »** (sucres, graisses, protéines), et vous recommanderons certains aliments, préférables aux autres.

— Nous partirons à la recherche des principales substances antioxydantes en étudiant les **« micronutriments »**, et en particulier les **trois vitamines** (A, C et E) et les deux **oligo-éléments** (sélénium, zinc) dont les activités préventives et curatives sont actuellement démontrées. Nous n'oublierons pas les autres éléments (cuivre, magnésium, manganèse, soufre) qui jouent un rôle de défense important, même s'il est moins essentiel.

— Nous vous proposerons un long chapitre consacré aux « **fruits**

et légumes-santé », les principales sources d'antioxydants naturels. Ces aliments riches de surcroît en sucres naturels, en protéines, en minéraux, en fibres et pauvres en graisses... vont concourir à vous maintenir en bonne santé.

— Nous compléterons par deux **boissons antioxydantes** que vous devrez incorporer régulièrement à votre alimentation et nous vous aiderons à choisir « **dix compléments-santé** » riches en antioxydants ou en substances naturelles de défense. Nous dégagerons leurs meilleures indications et vous proposerons des modalités d'utilisation simples et pratiques.

— Nous vous conseillerons enfin des **règles de bonne conduite alimentaire**. Nous reprendrons les notions développées tout au long de l'ouvrage, que nous vous synthétiserons pour les rendre encore plus applicables et effectives.

Des objectifs

Ils sont ambitieux puisque nous souhaitons :

♦ répondre aux questions que vous vous posez à propos de votre alimentation ;

♦ vous informer de façon précise sur les liens étroits qu'elle entretient avec votre santé ;

♦ vous guider dans le choix des aliments-santé, vous mettre en garde contre les erreurs les plus souvent commises ;

♦ vous permettre une approche préventive de la plupart des maladies et en particulier du fléau cardio-vasculaire et même du cancer, vous prodiguer des conseils alimentaires pour optimiser votre bien-être et rester en bonne santé, vous aider à garder ou retrouver la forme physique et intellectuelle, renforcer votre « terrain », prévenir le vieillissement ou en minimiser les conséquences ;

♦ vous sensibiliser à l'utilité mais aussi souvent à la nécessité d'une « supplémentation » et d'une « complémentation », vous rendre plus vigilants dans le choix du ou des meilleurs produits adaptés à votre situation particulière, à vos goûts, à votre mode de vie.

Ceci pour vous amener vers une « **alimentation-santé au naturel** » destinée à préserver la santé, renforcer l'immunité et la vitalité, influencer la longévité.

GUIDE, MODE D'EMPLOI

▶ UN PLAN D'ACTION OPÉRATIONNEL

Cet ouvrage, que nous voulons très pratique, souhaite vous sensibiliser à l'importance de l'alimentation et ses liens étroits avec la santé, pour vous permettre d'effectuer certains aménagements, voire d'opérer des changements plus radicaux. Il est écrit dans un langage volontairement simple et accessible pour des acteurs soucieux de leur santé. Il apporte, nous l'espérons, une information instructive sans être savante, objective sans être alarmiste, plaisante sans être légère, simple sans être simpliste, sur les bienfaits d'une **alimentation variée, équilibrée et riche en antioxydants.**
Nous aurons en permanence le souci de vous guider dans le choix des aliments les plus adaptés à votre demande ou votre état, nous le ferons bien entendu au travers de notre expérience de médecin de terrain, spécialiste des médecines douces, confronté quotidiennement à trois questions en apparence fort simples : « **En fonction de tout ce que j'entends et de mon état, comment dois-je à présent m'alimenter ?** », « **Dans quels aliments vais-je trouver les vitamines et les minéraux dont j'ai besoin ?** », « **Faut-il supplémenter et complémenter mon alimentation, et éventuellement avec quoi ?** » Vous devriez, nous le pensons, trouver des réponses claires, précises et faciles à mettre en œuvre.

▶ DES CONSEILS PLUS QUE DES ORDRES

En écrivant ce guide nous avons souhaité partager avec vous les connaissances les plus récentes concernant l'alimentation, son rôle dans la prévention et le maintien de la santé. Les conseils prodigués n'ont d'autre but que de vous aider à mieux comprendre les avantages d'une **alimentation variée et équilibrée** et la nécessité d'une **supplémentation et d'une complémentation avisées**.

Ce guide est conçu comme un ensemble de recommandations que vous pouvez mettre en œuvre globalement ou partiellement. Il est bien entendu destiné à une AUTOMÉDICATION RAISONNABLE. En cas de doute, en particulier sur l'opportunité ou la nécessité de supplémenter, NOUS VOUS DEMANDONS DE CONSULTER SANS TARDER. L'alimentation joue un rôle essentiel mais elle n'intervient qu'en complément d'une prise en charge médicale. La décision de vous traiter uniquement par un régime, des vitamines, des oligo-éléments doit être dans de nombreux cas non seulement bien réfléchie et appliquée, mais le plus souvent surveillée par votre médecin traitant.

Chapitre 1

Le système « radicaux libres-antioxydants »

Une nouvelle compréhension du processus santé-maladie

RADICAUX LIBRES ET ANTIOXYDANTS

Aux sources de la maladie et de la santé

La théorie dite « des radicaux libres et des antioxydants » date de 1956, nous vient des États-unis, est à l'origine d'un décryptage différent de la survenue des maladies et des effets toxiques des médicaments. Pas une semaine ne se passe pas sans que de nouvelles données nous soient apportées sur ce phénomène qui s'est imposé progressivement et a révolutionné certaines de nos conceptions médicales. Il est actuellement tout à fait impossible d'aborder **les liens** entre **la nutrition** et **la santé** sans évoquer ces notions qui permettent de mieux comprendre et prendre en charge les maladies graves et le vieillissement.

COMPRENDRE UN SYSTÈME COMPLEXE

Osons une comparaison pour vous aider à comprendre cette notion assurément complexe que constitue le système « radicaux libres-antioxydants » :

Prenons trois exemples de la vie quotidienne pour vous expliquer le phénomène des radicaux libres :
— Le détacheur que vous utilisez régulièrement pour les vêtements de vos enfants est certes très efficace mais il finit à la longue par « dissoudre » à la fois les tâches et la surface du tissu si vous y recourez trop souvent.
— Vous avez probablement déjà oublié de fermer un pot de pâte à tartiner. Le lendemain, une couche dure s'est formée à la surface du pot. Vous êtes dans l'obligation de l'ôter pour pouvoir à nouveau vous préparer une tartine. La surface de l'aliment, en contact avec l'oxygène de l'air, a subi une transformation chimique et physique appelée une réaction d'oxydation.
— Vous connaissez tous la rouille qui se forme elle aussi lors d'une réaction d'oxydation. Celle-ci se dépose lorsqu'un métal, par exemple le fer, est mis en contact avec l'oxygène de l'air, en présence d'eau ou simplement d'humidité. La rouille ainsi produite fragilise les tuyaux, qui risquent alors de se boucher ou de se rompre.

La maladie, l'association de ces trois types de phénomènes ?

La lésion initiale, à l'origine de la maladie, puis l'installation des symptômes dans l'organisme résultent de la combinaison ou de la succession de ces trois **phénomènes** (le contact, le dépôt, la destruction) en réponse à une agression.

Le contact trop fréquent avec des agents toxiques et agressifs fragilise les tissus riches en graisses, les durcit et peut entraîner des lésions ou leur rupture. A l'intérieur des vaisseaux, le cholestérol, tel de la rouille, se dépose sur les vaisseaux, leur enlève la souplesse (athérosclérose), les vieillit prématurément, les abîme, gêne leur fonctionnement en augmentant les résistances, entrave la circulation sanguine normalement fluide et peut même finalement presque totalement l'empêcher.

La libération des radicaux libres lors de l'agression contre les graisses de la membrane cellulaire, la modification ou la destruction de celle-ci, la fabrication de « rouille » dans les vaisseaux, peuvent se produire à n'importe quel endroit de l'organisme, entraînant alors l'apparition des symptômes et des différentes maladies. Si l'attaque a lieu au niveau des articulations, elle est responsable des poussées douloureuses et du gonflement que tous les rhumatisants connaissent bien. Si elle se produit sur le cristallin, elle est responsable de son opacification ou cataracte.

Un moyen naturel préventif existe, constitué par les antioxydants, ainsi nommés parce qu'ils préviennent ou neutralisent la réaction d'oxydation à l'origine de tout le processus. La plupart des maladies trouvent leur origine dans un mauvais équilibre entre des radicaux libres fabriqués en excès et des antioxydants apportés en quantité insuffisante. Le système « radicaux libres-antioxydants », devenant de moins en moins performant avec les années, est responsable du vieillissement et de ses nombreux « inconvénients », sur lesquels nous aurons l'occasion de revenir. Ce sont en effet les espoirs suscités par la possibilité de freiner ce phénomène naturel qui ont été d'abord à l'origine du succès de cette théorie, avant que ne soit reconnu son intérêt dans la prise en charge de la plupart des maladies.

L'agression de la membrane cellulaire

La matière vivante est composée de molécules, elles-mêmes constituées d'atomes entourés d'électrons normalement réunis par paires. Sous l'action de l'oxygène, du tabac, de l'alcool, des ultraviolets du soleil, de certains médicaments, d'une alimentation déséquilibrée... ces atomes ou ces molécules peuvent se retrouver provisoirement avec un nombre impair d'électrons, ce qui les rend « instables » et « agressifs ». Ce sont nos radicaux libres, qui pour trouver un électron capable de jouer le rôle d'âme sœur calmante, déclenchent une véritable réaction en chaîne en attaquant les structures voisines, au niveau de leur membrane cellulaire. Celle-ci a une importance très grande puisque c'est là que se font les échanges, qu'entrent les nutriments et sortent les déchets, que se produisent à la fois les réactions de défense et de régulation générale de l'organisme. Cette membrane fonctionne grâce aux acides gras essentiels qui la constituent, et aux antioxydants qui la protègent. Si elle est endommagée ou modifiée dans sa structure, elle ne joue plus son rôle protecteur, et la maladie peut s'installer.

L'oxygène, l'élément déclenchant

L'oxygène est un gaz incolore, inodore, sans saveur, mais pas sans importance puisqu'il est absolument indispensable à la vie. Il est doué de grandes capacités pour se lier, ce qu'il fait par exemple avec l'hydrogène pour former de l'eau (H_2O), ou avec le carbone pour donner du gaz carbonique (CO_2). Mais il intervient également dans de nombreuses étapes chimiques moins connues, mais tout aussi essentielles au fonctionnement de l'organisme. Les sucres et les graisses apportés par l'alimentation ont en particulier besoin de cette réaction avec l'oxygène, pour produire l'énergie indispensable aux cellules, à leur développement et leur multiplication. Ce contact génère toutefois des radicaux libres qui sont parfois le point de départ d'une réaction en chaîne. Celle-ci peut se propager de façon irrésistible comme le long d'un cordon de dynamite, ce qui risque de faire exploser au passage quelques membranes cellulaires, sauf si la mèche est coupée. C'est ce que sont précisément capables de faire les antioxydants.

Trois dangereux malfaiteurs

L'oxygène, dont le nom évoque pourtant la vie et la santé, peut se montrer redoutable en libérant plusieurs dérivés particulièrement toxiques.

— **Le radical superoxyde :**
La combustion des sucres et des graisses sert à fabriquer de l'énergie mais une partie de l'oxygène peut échapper à ce processus physiologique et engendrer ce radical superoxyde. Son nom rappelle le fait qu'il possède un électron supplémentaire, ce qui lui confère toute son agressivité. L'organisme, par l'intermédiaire des globules blancs, fabrique parfois volontairement ce radical superoxyde pour se débarrasser d'agents agresseurs (virus, bactéries). Dans certaines inflammations chroniques, les réactions de défense sont hypersollicitées, ce qui suractive de nombreux globules blancs. Ceux-ci peuvent déverser de grandes quantités de ce radical dans la circulation, ce qui entretient et aggrave inéluctablement l'inflammation.

— **Le radical peroxynitrite :**
Les globules blancs produisent en même temps que le radical superoxyde beaucoup d'azote qui engendre le radical peroxynitrite, redoutable pour les gènes et les protéines. C'est lui qui rend compte des maladies dégénératives qu'elles soient rhumatismales (polyarthrite), neurologiques (Alzheimer, Parkinson) ou digestives (rectocolite, maladie de Crohn).

— **Le radical hydroxyle :**
Le rayonnement solaire envoie de façon régulière des rayons gamma qui sont arrêtés par la couche d'ozone. Si celle-ci ne remplit pas son rôle, les rayons « cassent » les molécules d'eau de l'organisme et produisent ce redoutable radical, responsable par exemple des lésions attribuées au vieillissement. La présence en excès de fer et de cuivre, nous y reviendrons, favorise sa fabrication.

D'autres substances, elles aussi dérivées du métabolisme de l'oxygène, tels le monoxyde d'azote, le peroxyde d'hydrogène, l'oxygène singulet... sont parfois produites et participent à l'entretien des phénomènes inflammatoires ou de certaines maladies.

Il y a quelques années, de nombreux prématurés placés quelques jours en réanimation dans une atmosphère enrichie en oxygène, étaient devenus aveugles sans qu'une explication évidente ait pu pendant longtemps être fournie. Les acides gras polyinsaturés de leurs rétines, très sensibles à « l'oxydation », avaient en fait été attaqués et détruits par l'oxygène.

Pour aller bien l'organisme a besoin d'être maintenu en **équilibre** : la température du corps est fixe autour de 37° C, l'acidité du sang est constante grâce au pH, l'équilibre d'oxydoréduction doit lui aussi être stable et contrôlé, ce qui est réalisé au moyen du système « radicaux libres-antioxydants ».

L'ÉQUILIBRE DE LA FORCE

Radicaux libres et antioxydants vivent au cœur de toutes nos cellules en bonne intelligence. C'est à la fois la guerre qu'ils se livrent en permanence mais surtout leur relation d'équilibre qui définit la santé. Une production trop importante de radicaux libres combinée à une défaillance des antioxydants conduit à la maladie. Ils sont donc les belligérants d'un « guerre et paix » quotidien sans que l'on puisse d'ailleurs affirmer que les premiers sont le « mal », et les seconds le « bien », ce qu'ils sont en fait à tour de rôle, et selon les circonstances.

— Il est inexact de considérer les radicaux libres uniquement sous leur aspect négatif car, même s'ils peuvent parfois se montrer agressifs voire très toxiques, ils participent d'abord de façon exemplaire aux mécanismes de défense de l'organisme.

— Il est inexact de considérer les antioxydants uniquement sous leur aspect positif : la vitamine A est très toxique à certaines doses (voir chapitre 3), le bêtacarotène peut se comporter comme un cocarcinogène (voir Lexique).

Le bêtacarotène donné en supplémentation est considéré par plusieurs équipes de chercheurs comme un cocarcinogène potentiel : il pourrait favoriser un cancer déjà préexistant, mais sans toutefois pouvoir le déclencher. Cela ne concerne absolument pas le bêtacarotène des fruits et légumes, qui est, lui, bien protecteur.

— La vie est impossible sans les radicaux libres, mais leur production doit être strictement régulée. Dès qu'elle s'emballe, l'organisme lutte certes avec beaucoup de vigueur, mais parfois contre ses propres cellules, occasionnant des dégâts considérables ou pérennisant les lésions de la maladie qu'il lui faudrait combattre.

— La vie est impossible sans les antioxydants qui sont indispensables à la santé puisqu'ils « tamponnent » les excès en tous genres.

Les radicaux libres

En s'intéressant au phénomène du rancissement de l'huile et du beurre, les chercheurs de l'association des producteurs de caoutchouc britanniques ont compris comment se formaient la rouille et les craquelures sur un pneu. En faisant le rapprochement entre ce qu'ils observaient sur la matière inerte et la dégradation inéluctable des cellules vivantes de notre organisme, ils ont les premiers parlé de radicaux libres, de fragments instables, de réactions en chaîne… Cette théorie, évoquée il y a près d'un demi-siècle, a séduit très progressivement la communauté scientifique, qui s'en est finalement emparée très récemment. Elle permet d'abord d'expliquer le vieillissement, la survenue et l'aggravation de nombreuses maladies. Elle ouvre ensuite et surtout un pan dans la médecine d'aujourd'hui et de demain en proposant à la fois une prévention inédite et intelligente et une prise en charge simple et vraiment efficace.

La production des radicaux libres : phénomène normal ou pathologique ?

Les radicaux libres constituent un des éléments de la première ligne de défense de l'organisme dans sa lutte contre les virus ou les bactéries. Leur production est constamment régulée par leur destruction au fur et à mesure de leur fabrication et de leur utilisation. Certains facteurs comme le tabac, l'alcool, la pollution, les rayons X, le soleil… peuvent par contre les libérer en très grand nombre. Cette rupture d'équilibre des facteurs naturels de défense est responsable, surtout en l'absence d'antioxydants, de conséquences que nous connaissons à présent beaucoup mieux.

La formation des radicaux libres n'est donc pas un phénomène pathologique mais elle peut le devenir si leur production est ininterrompue et trop importante, et surtout si les antioxydants chargés de les freiner ne sont pas présents en quantité et qualité suffisantes.

Les radicaux libres, nous l'avons vu, sont responsables d'une réaction en chaîne difficile à stopper, que nous pouvons comparer à un jeu auquel s'adonnent volontiers les enfants : ils placent tous les dominos de la boîte à quelques centimètres les uns des autres, provoquent une petite chiquenaude sur le premier, ce qui entraîne alors la chute irrémédiable de tous les autres. Mais les radicaux libres ne sont pas des dominos qui chutent en cascade et sans gravité, ils sont très dangereux, altérant directement les membranes cellulaires, entraînant souvent leur mort. Il est donc essentiel de veiller à ce que l'organisme ne les fabrique pas en trop grand nombre, tout en surveillant attentivement l'apport de leur antidote, les antioxydants.

ORIGINE DES RADICAUX LIBRES

Ils proviennent de deux sources, l'une interne, l'autre externe.

• **Les radicaux de source interne :**
L'organisme fabrique en permanence des radicaux libres lors des réactions chimiques qui définissent son fonctionnement normal. La majeure partie est synthétisée au niveau de la mitochondrie (voir Lexique) lors des phénomènes de respiration. Ils sont produits en plus grande quantité pour défendre l'organisme contre une infection ou un tabagisme excessif, ou pour contrôler, lors d'un excès alimentaire, l'énergie simplement nécessaire au métabolisme.

> *Les médicaments de chimiothérapie s'attaquent aux cellules cancéreuses en libérant des radicaux libres. Les antibiotiques sont efficaces sur l'infection tout comme les anti-inflammatoires sur l'inflammation, mais ils génèrent également des radicaux libres, probablement respectivement responsables des rechutes et/ou de l'entretien des symptômes.*

• **les radicaux de source externe :**
— La respiration : elle absorbe de l'oxygène, rejette du monoxyde de carbone, de l'acide chlorhydrique… et des radicaux libres.
→ Il s'agit là d'un phénomène normal.

— L'âge : les cellules fonctionnent de moins en moins bien et les produisent en plus grand nombre.
→ Il s'agit là d'un phénomène déjà pathologique. Des suppléments antiradicalaires sont bien souvent indispensables chez les personnes âgées.

— La pollution automobile ou atmosphérique : les habitants des grandes villes ont des niveaux de radicaux libres plus élevés que ceux qui vivent à la campagne.
→ Les citadins doivent veiller à absorber régulièrement des antioxydants.

— L'ozone : le trou dans la couche et la pollution industrielle ou

automobile sont responsables d'une plus grande concentration de toxiques dans l'atmosphère.
→ Une alimentation correcte et supplémentée est nécessaire lors des pics estivaux, pour éviter la fabrication de radicaux libres en trop grande quantité.

— Le soleil : attention en particulier à la lumière réfléchie (exposition sur une plage, au bord d'une piscine, à la neige) qui peut doubler la quantité du rayonnement reçu par la peau.
→ La protection et une alimentation riche en antioxydants sont deux mesures indispensables dès que vous envisagez le « bronzing ».

— Les rayons X (radiographies), gamma ou ultraviolets.
→ Si l'exposition est exceptionnelle, une alimentation bien choisie suffit.

— Les substances chimiques (herbicides, insecticides, pesticides...) de l'alimentation (conservateurs...) ou de l'environnement (désodorisants, laque, peinture...).
→ Leur utilisation fréquente impose indiscutablement une supplémentation.

— L'alcool, le tabac : une bouffée de cigarette libère des milliers de molécules de radicaux libres.
→ A défaut d'arrêter de fumer, ce qui serait la solution idéale, vous devez adjoindre à votre alimentation des antioxydants et en particulier beaucoup de vitamine C.

— L'eau du robinet : elle contient trop souvent des métaux lourds (canalisations anciennes ou défectueuses...), très générateurs de radicaux libres.
→ Vous choisissez l'eau minérale ou vous supplémentez en antioxydants.

— Le stress au sens large du terme comprenant les facteurs personnels et émotionnels, les traumatismes physiques, les problèmes infectieux... est très générateur de radicaux libres.
→ Ce type de situation impose une supplémentation « presque » OBLIGATOIRE en magnésium et en antioxydants.

— Les médicaments : le fer, s'il est prescrit en grandes quantités, comme c'est souvent le cas chez la femme, peut conduire à la fabrication du redoutable radical hydroxyle si toxique pour l'organisme.
→ Il ne faudrait jamais prendre de fer sans vérifier auparavant par un dosage sanguin l'existence d'une carence.

— Les maladies inflammatoires : elles libèrent des radicaux libres auxquels s'ajoutent, nous l'avons vu, ceux qui sont produits par les médicaments destinés à les traiter.
→ Ces maladies justifient, outre leur traitement spécifique, une supplémentation en antioxydants.

> *La libération de radicaux libres explique que les personnes sensibles ou allergiques soient gênées au niveau du nez et des bronches les jours de forte pollution ou de pic d'ozone.*

Rôle physiologique des radicaux libres

Ils participent à de nombreuses fonctions de l'organisme :
— Il jouent un rôle essentiel dans les réactions de défense de l'organisme : ils participent aux processus de phagocytose (capture puis élimination des germes par les globules blancs), indispensables pour lutter contre une invasion microbienne; ils participent à l'élimination de certains médicaments « toxiques ».
— Ils sont fabriqués en grandes quantités par la peau pour la protéger lors d'une exposition au soleil.
— Ils assurent la « maintenance » et la « voirie » pour éliminer les cellules anciennes ou défectueuses que l'organisme remplace en permanence.
— Ils sont bien entendu impliqués dans de nombreuses maladies, mais nous quittons le domaine physiologique pour pénétrer dans le pathologique.

> *La notion de radicaux libres a envahi l'industrie des cosmétiques qui cherche par tous les moyens à protéger votre peau par des composants anti-radicalaires.*

Pourquoi sont-ils aussi dangereux et sur des processus si variés ?

Les radicaux libres ont la particularité de s'attaquer aux graisses des membranes cellulaires, ce qui entraîne : une inflammation, des réactions allergiques, la modification des protéines, qui ne sont alors plus reconnues par l'organisme.
Le mécanisme et la gravité des maladies dites « auto-immunes » peu-

vent s'expliquer par le phénomène radicalaire : les globules blancs, chargés en principe des réactions de défense, s'acharnent contre des cellules qu'ils ne reconnaissent plus et considèrent comme étrangères. Ils déversent alors dans la circulation de grandes quantités de ces radicaux qui entretiennent ainsi ou aggravent les symptômes de la maladie, en s'attaquant aux structures mêmes de l'organisme.
Des protéines, substances, médiateurs chimiques, transporteurs divers... qui permettent la communication entre les cellules, le passage des nutriments à travers les membranes peuvent eux aussi être percutés et endommagés par les radicaux libres. Si les systèmes de réparation ne sont plus suffisamment vigilants ou sont défaillants, les maladies se déclenchent, s'installent ou flambent.

Conséquences de l'agression par les radicaux libres

Elle peut se produire au niveau de toutes les membranes cellulaires, ce qui explique leur implication dans de très nombreuses affections, que nous allons étudier plus loin :
— En endommageant les protéines de la peau, le soleil s'en prend au collagène qui donne sa souplesse à la peau. Ceci explique qu'il favorise les rides et soit responsable d'un vieillissement prématuré.

Importance du collagène
Le collagène est constitué par des protéines qui forment le tissu conjonctif, la trame sur laquelle vont se fixer les minéraux et tout particulièrement le calcium. Cet ensemble très résistant, véritable tissu de soutien, est l'élément constitutif des dents, des os, des cartilages, des tendons... Il peut s'apparenter à un ciment indispensable qui maintient ensemble toutes les parties du corps. La vitamine C est nécessaire à la fabrication du collagène, sa carence est préjudiciable, son absence totale est gravissime, souvenons-nous du scorbut d'autrefois.

— En dégradant les protéines du tissu pulmonaire, le tabac déclenche la toux et la fibrose (perte de l'élasticité).

— En attaquant les vaisseaux, les radicaux libres s'en prennent au cholestérol qu'ils oxydent. Celui-ci se dépose alors sur les parois où il forme les plaques d'athérome qui gênent l'écoulement du sang et risquent de provoquer l'infarctus ou l'accident vasculaire cérébral.

— En s'en prenant au code génétique, ils peuvent enfin et c'est le plus grave, entraîner « l'échappement » de certaines cellules aux systèmes de contrôle habituels, ce qui peut permettre au cancer de proliférer.

Les radicaux libres émis lors des étapes de la production d'énergie sont le plus souvent des formes agressives de l'oxygène. Ils sont à la base des affections cardio-vasculaires, des maladies chroniques dites « dégénératives » (Alzheimer, Parkinson, rhumatismes déformants...), du vieillissement. Ils peuvent, s'ils ne sont pas contrôlés, endommager ou détruire de nombreuses cellules de l'organisme et en particulier s'attaquer au code génétique. De très nombreuses réactions chimiques indispensables à la vie génèrent des radicaux libres mais leurs effets sont compensés par la présence d'antioxydants. Lorsque le niveau des radicaux libres monte ou lorsque celui des antioxydants baisse, une atteinte de la cellule peut se produire avec ses conséquences plus ou moins graves pour la santé.

Les antioxydants

Toute substance susceptible de prévenir, réduire, ou réparer les dégâts occasionnés par les radicaux libres répond à la définition d'un antioxydant. Nous allons donc trouver ici des substances ou molécules diverses, présentes en plus ou moins grandes quantités dans toutes les cellules, chargées comme leur nom le suggère de freiner ou d'empêcher le phénomène d'oxydation à l'origine des dommages causés par les radicaux libres. Leur absence ou leur déficience laisse la porte libre à ceux-ci, avec les conséquences parfois graves que nous venons de voir.

Le principal système de défense

Toutes les cellules de l'organisme sont pourvues d'un système indispensable de contrôle et de lutte contre les radicaux libres en excès. De nombreux piégeurs ou capteurs de radicaux libres existent, mais trois systèmes enzymatiques d'inhibition sont actuellement bien connus, et se détachent de façon indiscutable :

— **La S.O.D** (**s**uper**o**xyde **d**ismutase) est le premier de ces moyens de défense naturels. Elle est d'une extrême importance car elle est capable de bloquer tout le processus dès le départ. Elle attaque et se débarrasse de l'ion superoxyde, mais l'hydrogène peroxydé, s'il a déjà été formé, persiste et doit être évacué par d'autres systèmes enzymatiques. Elle existe sous deux formes différentes : l'une nécessite du manganèse et l'autre du cuivre et du zinc pour fonctionner de façon optimale, ce qui souligne déjà l'intérêt de ces trois oligo-éléments dans l'équilibre « radicaux libres-antioxydants ».
Des médicaments à base de S.O.D. orale commencent à apparaître sur le marché et sont prescrits dans diverses situations pathologiques. Seul l'avenir nous précisera l'intérêt réel de cette voie d'administration car subsistent pour le moment de grandes interrogations et de nombreuses discussions sur le devenir de la substance ainsi absorbée, et par conséquent son efficacité.

— **La catalase** est la seconde ligne de défense, complémentaire de la précédente puisqu'elle s'attaque à l'hydrogène peroxydé. Le magnésium nécessaire à la fixation de l'énergie au niveau musculaire joue le rôle de catalyseur ou de cofacteur de cette réaction. Sa présence est tout aussi indispensable que celle des trois autres minéraux de la S.O.D.

Quelques rappels de chimie simple sont nécessaires à la compréhension de cette enzyme, la catalase. Ce mot vient de catalyser, ce qui veut dire accélérer ou dynamiser une réaction chimique, c'est d'ailleurs précisément son rôle : au laboratoire, le glucose en présence d'oxygène est transformé en gaz carbonique, à la condition de chauffer autour de 100° C. Pour que cette réaction puisse se produire à 37° C, il est nécessaire qu'intervienne une substance, précisément la catalase, capable d'abaisser l'énergie d'activation de cette réaction chimique.

— **La G.P.O** (ou **g**lutathion **per**o**x**ydase) est elle aussi nécessaire aux réactions de défense de l'organisme. Elle transforme l'eau oxygénée en eau, ce qui finit son inactivation et permet de l'éliminer. Mais si cette eau oxygénée rencontre d'abord du fer ou du cuivre, elle engendre des radicaux hydroxyles très agressifs. Quand la concentration de l'enzyme augmente dans la cellule, celle-ci se défend mieux. Cette enzyme nécessite du sélénium pour fonctionner : si celui-ci n'est pas là en quantité suffisante, elle ne se forme même pas.

▶ Nous pouvons donc d'emblée remarquer les rôles essentiels du cuivre, du magnésium, du manganèse, du sélénium et du zinc, que nous traiterons dans le chapitre 3.

ORGANISATION DE CE SYSTÈME DE DÉFENSE

Des radicaux libres étant produits à tout moment lors du fonctionnement biologique de l'organisme, celui-ci dispose, pour s'y opposer, de plusieurs lignes de défense dont l'organisation quasi-militaire est très impressionnante. Ces éléments de défense, tout comme les radicaux libres, sont eux aussi d'origine interne et déjà présents dans le corps, ou d'origine externe si apportés par l'alimentation.

• **Les antioxydants de source interne :**
Il s'agit du système des trois enzymes que nous venons de voir.

• **Les antioxydants de source externe :**
— La première ligne est constituée par le « trio de choc » de notre santé : les **vitamines E, A** et **C**. La première est la plus importante car elle protège de l'oxydation, les membranes des éléments du sang (globules rouges et blancs, plaquettes) et les lipoprotéines circulantes. Chez une personne en bonne santé, les radicaux libres, s'ils ne sont pas produits en trop grand nombre, sont quasiment tous

« piégés » dès leur formation. Certains échappent à cette capture et peuvent s'en prendre aux graisses des membranes. La **vitamine E**, très liposoluble, est présente en grandes quantités à ce niveau. Bien qu'elle soit moins efficace que le lycopène, le bêtacarotène ou le coenzyme Q10, sa concentration extrêmement importante dans le plasma en fait le principal antioxydant. Les **vitamines A** et **C** jouent simplement un rôle d'allié.
— La seconde ligne, constituée principalement du **sélénium** et à un degré moindre du **zinc**, possède elle aussi une action préventive ou protectrice qui peut venir en aide à la précédente.

En cas de surproduction de radicaux libres, ces systèmes de barrages naturels peuvent être dépassés; la neutralisation de l'excédent se fera grâce à d'autres piégeurs que nous allons étudier juste après avoir compris comment agissaient les antioxydants.

Il est possible de protéger ses cellules :
— contre les toxiques grâce à la vitamine C et à un degré moindre le magnésium ;
— contre une production exagérée des radicaux libres grâce à la vitamine E, puis aux vitamines C et A (surtout lycopène) ;
— en augmentant les mécanismes de détoxification grâce au glutathion et à la vitamine C.

MODE D'ACTION DES ANTIOXYDANTS

Ils nous protègent de plusieurs façons :
— Ils peuvent tout d'abord empêcher les radicaux libres de se former en gênant le début de l'oxydation, ce que fait par exemple le cuivre.
— Ils empêchent l'activation d'autres molécules de façon à éviter le début de la réaction en chaîne.
— Ils freinent ou arrêtent les dommages occasionnés par les radicaux libres.
— Ils restaurent des dégâts produits sur certaines cellules ou molécules et éliminent les déchets formés.
Les antioxydants possèdent donc une triple fonction préventive, curative et réparatrice, ce qui fait tout leur intérêt.

Le surpoids augmente les besoins en antioxydants : le bêtacarotène et la vitamine E étant liposolubles sont en partie piégés par le surplus de graisses. L'organisme devient donc plus sensible à l'oxydation, aux radicaux libres et par conséquent à la maladie.

Classification des antioxydants

L'organisme dispose de deux lignes de défense : le système des trois enzymes et les piégeurs de radicaux libres.
— Le système enzymatique possède un grand rôle préventif, puisqu'il élimine les radicaux libres avant leur action destructrice sur la cellule.
— Les radicaux libres vont s'accumuler si les piégeurs n'interviennent pas pour ralentir les réactions oxydatives.

Les cibles des radicaux libres étant très variées, de nombreuses substances d'origine naturelle ou synthétique ont pu être proposées en thérapeutique. A côté des trois grandes **vitamines A, C** et surtout **E**, des deux grands oligo-éléments, le **sélénium** principalement mais aussi le **zinc**, que nous allons développer dans le chapitre 3, d'autres molécules semblent posséder une action antioxydante plus ou moins puissante.

• **Des hormones antioxydantes :**
— La mélatonine, interdite actuellement en France mais commercialisée aux États-Unis.
— Les œstrogènes.
— Les stéroïdes, avec en particulier le D.H.E.A. commercialisé lui aussi seulement aux États-Unis.

• **Certaines substances hydrosolubles** (qu'on trouve dans le sang ou la lymphe, ce liquide qui baigne les cellules...) :
— Des acides aminés : la cystéine. Elle participe à la formation du glutathion, ce qui lui confère un rôle détoxifiant et une activité dans des affections diverses : asthme, tabac, immunité... Elle protégerait dans les états précancéreux. L'homocystéine est impliquée dans les problèmes cardio-vasculaires et l'athérosclérose.
— L'acide urique.

• D'autres **substances liposolubles** (retrouvées dans les graisses circulantes, les membranes des cellules...) :
— Le lycopène, beaucoup plus puissant que le bêtacarotène.

— La lutéine.
— Le coenzyme Q10.
— L'acide alpha-lipoïque.
— Les flavonoïdes, qui font l'efficacité des fruits et légumes.

Caroténoïdes

Ces quelque cinq cents substances et pigments différents existent dans les fruits et légumes, leur procurent leur couleur (jaune, orange ou rouge), leur goût, leur odeur... et leurs effets bénéfiques sur la santé.
— Longtemps considéré comme un simple précurseur de la vitamine A, le bêtacarotène a vu son importance s'individualiser très progressivement.
— Le lycopène, qui n'est pas un précurseur de la vitamine A, possède une extraordinaire activité antioxydante supérieure au bêtacarotène, mais il est répandu beaucoup moins largement : il se trouve principalement dans la tomate, mais aussi dans le pamplemousse rose, la papaye, la pastèque.
— La lutéine est surtout présente dans le maïs mais aussi dans le brocoli, les choux, les légumes verts.
— A noter que certains légumes verts sont riches en carotène, même si sa couleur est masquée par leur richesse en chlorophylle.

Bioflavonoïdes

Les travaux sur les radicaux libres ont relancé à partir des années 1980, l'intérêt pour cette classe de substances aux propriétés antioxydantes plus puissantes que celles des vitamines, qui agissent en facilitant la circulation et en empêchant le dépôt de graisses dans les vaisseaux. Le préfixe « bio » indique leur rôle vital, « flavone » est le nom de cette molécule chimique qui donne sa couleur jaune à de nombreuses plantes. Des apports quotidiens de 30 mg de bioflavones réduisent de façon significative les risques de mortalité cardio-vasculaire.
Les bioflavonoïdes peuvent être classés en **trois groupes principaux** :
— **Les flavonoïdes jaunes** se trouvent surtout dans les organes jeunes et les parties aériennes des plantes. Abondants dans les légumes verts (brocoli, chou, épinard, haricot, salade...) et dans les fruits, ils sont concentrés dans la peau. Les agrumes en contiennent une grande diversité, tout comme le soja qui est à la tête de son propre groupe des « isoflavones », dont la structure chimique est légèrement différente.
— **Les flavonoïdes rouges** dits « anthocyanes » se trouvent dans les feuilles, les fleurs, les fruits, leur conférant suivant le pigment une couleur bleue, rouge ou violette. Ils sont surtout présents dans les fruits rouges ou bleus (airelle, cassis, myrtille, mûre, raisin) mais aussi dans la betterave, le bouleau, le ginkgo...
Le *Pycnogénol* désigne un produit fabriqué en France extrait à partir de

l'écorce d'un pin du Québec et de la région de Bordeaux et déposé sous licence. Cette écorce contient environ quarante substances bio-actives dont la plupart possèdent une action antioxydante.
— **Les tanins** se trouvent dans la fraise, la framboise, la noix, la mûre, de nombreux légumes (crucifères)... mais aussi et surtout dans le vin et le thé.

• **Des plantes**, capables de diminuer la production de substances oxygénées actives.
— Surtout le **ginkgo biloba** dont l'extrait est très actif sur la circulation cérébrale.

D'autres substances s'ajoutent très régulièrement à cette liste et font des antioxydants un groupe de plus en plus imposant.

QUATRE ANTIOXYDANTS INTÉRESSANTS MAIS NON COMMERCIALISÉS EN FRANCE

ACIDE LIPOÏQUE

Cofacteur essentiel de la production d'énergie, il possède un rôle antioxydant majeur. Il est à la fois soluble dans l'eau et les graisses. Il intervient sur les vitamines C et E en potentialisant leur action.
— Il est efficace contre le diabète et ses complications : cataracte, rétinopathie, polynévrite, atteintes cardio-vasculaires. 300 à 600 mg sont nécessaires pour empêcher l'augmentation de la glycémie. En préventif, 20 à 50 mg par jour sont suffisants.
— Il empêche d'environ 40 % l'augmentation du cholestérol, agit sur l'oxydation du L.D.L (voir chapitre 3), ce qui réduit les complications vasculaires. Son interaction avec la vitamine E explique son rôle essentiel de prévention cardio-vasculaire.
— Il constituerait également une défense contre le cancer, ce qui en fait une molécule très importante, d'autant qu'il chélate les métaux lourds.
— Ce produit n'est actuellement utilisé en France que dans les cosmétiques.

D.H.E.A.

La déhydroépiandrostérone (ou D.H.E.A.) est une hormone stéroïde produite par les glandes surrénales. L'organisme l'utilise à la fois pour fabriquer les hormones femelles (œstrogènes, progestérone) et mâles (testostérone). Le niveau de cette substance atteint son maximum à l'âge de 25 ans, décroît de 90 % vers 75 ans.

— Elle possède de multiples actions puisqu'elle est active sur les fonctions neurologiques, l'immunité, les conséquences du stress, la modulation hormonale... Elle prévient, ce qui a fait sa célébrité, certaines manifestations liées au vieillissement.
— La D.H.E.A. est utilisée à des doses de 25 à 100 mg par jour. La prescription de 50 mg de D.H.E.A. pendant six mois restaure les taux observés à l'âge de 25 ans, ce qui entraîne : une amélioration du bien-être physique et psychologique ; une augmentation de la masse et de la puissance musculaire.
— Ses seules contre-indications sont représentées par les cancers hormono-dépendants (prostate, sein). Aucun incident ou accident n'a été observé, alors que les doses absorbées par les Américains vont largement au-delà de ces chiffres. Quarante millions d'entre eux en consomment tous les jours. Ce produit est en vente libre depuis 1994 aux États-Unis.

MÉLATONINE

Hormone sécrétée essentiellement par la glande pinéale (voir Lexique), située au milieu du cerveau. Considérée jusqu'en 1960 comme une glande sans aucune activité spécifique, reliquat de l'évolution des espèces, elle doit son nom à sa forme en pomme de pin. Elle est également produite, mais en quantités plus faibles, par de nombreuses cellules de l'organisme, en particulier digestives.
— Elle possède en fait une énorme importance puisqu'elle contrôle l'ensemble des autres glandes endocrines, jouant un rôle de véritable chef d'orchestre. Elle règle la libération des hormones, participe aux défenses immunitaires, stimule les mécanismes de reproduction, régule la synchronisation du sommeil en jouant sur l'horloge interne, veille aux processus du vieillissement. Elle protège le système nerveux contre des maladies comme l'Alzheimer ou le Parkinson.
— Elle a une formule chimique qui est voisine de la sérotonine, un des principaux neuromédiateurs impliqués dans la régulation de l'humeur.
— Elle possède une action antioxydante qui en fait un grand protecteur contre les maladies cardio-vasculaires.
— Elle possède une action préventive contre de nombreuses autres maladies, qui vont de l'ostéoporose aux problèmes infectieux graves ou à répétition (baisse des défenses immunitaires)...
— Elle est surtout remarquablement efficace, non seulement contre le jet-lag (troubles liés au décalage horaire) mais également contre les difficultés du sommeil. Elle est dans cette indication, la méthode

la plus naturelle et la moins toxique qui existe. Il est tout à fait incompréhensible qu'elle ait été retirée du commerce en France, alors qu'aucun incident ou accident n'a pu lui être imputé. Elle est très bon marché, en vente libre... aux États-Unis depuis 1991.
— Elle est dénuée de toxicité, jusqu'à des doses de un gramme par jour, alors que la prise moyenne est de 5 mg.

CO-Q 10 ou UBIQUINONE
C'est une substance découverte en 1957 dans le cœur de bœuf, qui fonctionne comme une vitamine. Mais elle ne possède pas cette appellation officielle puisque l'organisme la fabrique à partir des vitamines B et C.
— Elle protège surtout la mitochondrie, dont le rôle de transporteur d'oxygène est essentiel, ce qui lui confère des effets bénéfiques sur le cœur.
— Elle a énormément de succès aux États-Unis depuis une quinzaine d'années, figurant régulièrement parmi les meilleures ventes des compléments alimentaires. Les doses recommandées là-bas sont d'environ 100 mg par jour, mais son absorption semble faible.
— Vous la trouvez dans des aliments variés (foie, noisette, sardine...) que vous devez privilégier puisqu'elle est interdite en France.

Les maladies liées aux radicaux libres

L'aide apportée par les antioxydants

Les scientifiques ont attribué aux radicaux libres une centaine de maladies, ce qui est une limite toute provisoire, car ils interviennent en fait partout dans l'organisme s'ils trouvent des conditions locales favorables. L'excès de leur production est alors responsable du déclenchement de la réaction en chaîne, à l'origine des premiers symptômes puis de la maladie. Un contrôle très strict est donc nécessaire, car les dérapages et leurs conséquences sont nombreux et vite graves. Le processus du vieillissement est un bon exemple : il est à la fois tributaire de la production des radicaux libres (expositions trop fréquentes au soleil, prise de nombreux médicaments, alimentation mal choisie...) et de la diminution physiologique en antioxydants des cellules plus âgées qui se défendent alors moins bien. Il y a là la convergence d'une production accrue et d'un système de défense moins efficace, ce qui permet d'expliquer la plupart des symptômes.

La prévention de la vieillesse mais également le traitement de la plupart des maladies consiste à : diminuer la production des radicaux libres, en agissant sur le mode de vie (mesures hygiéno-diététiques...), tout en renforçant le système antioxydant de défense par une alimentation parfaitement choisie. Celle-ci est en principe suffisante pour lutter contre les radicaux libres, à condition qu'ils ne soient pas formés en trop grand nombre. Si tel est le cas, des concentrés ou des suppléments d'antioxydants deviennent alors nécessaires.

Nous allons étudier dans ce chapitre les principales maladies occasionnées, entretenues, ou aggravées par les radicaux libres, et nous vous proposerons l'aide thérapeutique efficace des antioxydants.

De nombreuses maladies débutent par une noria de radicaux libres libérés par le « stress oxydatif » :

— Les membranes de certaines cellules s'enflamment, entraînent douleurs et/ou gonflement.

— Les fibres de collagène durcissent, creusent les rides au niveau du visage.

— Les graisses des vaisseaux se modifient, ce qui favorise l'apparition de l'artériosclérose.

— Les neurones sont attaqués au niveau de leurs membranes, ce qui entraîne les maladies dégénératives cérébrales telles l'Alzheimer ou le Parkinson.
— Les protéines du cristallin s'opacifient, ce qui est responsable de la cataracte.
— Le code génétique peut se modifier, générer de nouvelles cellules défectueuses, ce qui crée les conditions propices au développement d'un cancer.
— Même la gravité du sida pourrait être rapportée au stress oxydatif.

Le stress oxydatif est fonction de l'équilibre entre l'attaque par les radicaux libres et la défense de l'organisme par les antioxydants. Il rend compte des dommages causés par les premiers. Il peut actuellement être quantifié par des tests chimiques.

CANCER Il représente dans la plupart des pays occidentaux un problème majeur de santé publique à la fois par sa fréquence, sa gravité, la lourdeur de ses traitements et son coût. Cette maladie, dont on espère un traitement radical depuis de nombreuses années, continue pourtant à prospérer : 200 000 nouveaux cas se déclarent chaque année en France, et 140 000 personnes, dont la moitié sont âgées de moins de 75 ans, meurent des suites « d'une longue maladie ». C'est actuellement la première cause de mortalité chez l'homme et la seconde chez la femme derrière les maladies cardio-vasculaires. Les moyens diagnostiques ont considérablement progressé, mais les résultats ne sont malheureusement pas encore tout à fait à la hauteur des espérances.

Définition et facteurs de risques du cancer

Cette maladie peut se définir comme une prolifération anarchique des cellules d'un de nos organes. Les raisons diverses et variées de ce développement incohérent, échappant à tout contrôle, sont loin d'être connues, mais des « facteurs de risques » sont à présent bien identifiés : l'hérédité (la génétique intervient dans 5 à 10 % des cas), le tabagisme (un cancer sur sept lui est imputable), l'environnement (l'amiante, le soleil sont respectivement et directement responsables des mésothéliomes et des mélanomes…), les hormones (les œstrogènes présentent un risque pour le sein et l'endomètre), les virus (les affections papillomateuses du col de l'utérus font le lit du cancer), et l'alimentation bien sûr, sur laquelle nous revenons très vite.

Il est difficile de dégager la part respective de chacun de ces facteurs, mais ils interviennent tous à tour de rôle ou associés, pour déclencher, entretenir ou aggraver la maladie. Les scientifiques estiment que les trois quarts des cancers sont liés à l'environnement et que le quart d'entre eux est en rapport avec l'alimentation, ce qui implique pour les médecins de nouvelles priorités en matière de prévention et d'éducation des patients.

Environnement, alimentation et cancers

Les études épidémiologiques ont montré des disparités importantes dans l'apparition de certains cancers : côlon et sein par exemple sont cinq à dix fois plus répandus en Occident qu'au Japon où le cancer de l'estomac est par contre quinze fois plus fréquent. Les différents facteurs cancérigènes (alcool, tabac, hérédité…) ont bien sûr été pris en considération mais ce sont surtout les migrations de populations qui ont apporté des éléments de réponse. Les Japonais qui viennent vivre aux États-Unis adoptent en seconde génération les habitudes alimentaires et les « cancers » du pays d'accueil. Le remplacement du saké chaud par le Coca-Cola glacé a pour effet quasi immédiat de diminuer la fréquence des cancers de l'œsophage et de les substituer par des cancers du côlon. Il est pour le moment difficile de conclure de façon définitive à partir d'informations fragmentaires car de nombreux paramètres différents entrent en jeu : type de cancer, quantité d'aliments consommées, facteurs de risques associés, géographie du pays… De nombreuses études (dont Suvimax), longues, difficiles, coûteuses, se poursuivent et devraient confirmer le lien fortement suspecté entre alimentation et maladies graves.

Cancer et théorie radicalaire

Il semble à présent prouvé que les radicaux libres peuvent être incriminés dans un certain nombre de cancers, comme il est à peu près sûr que les antioxydants ont un effet protecteur voire curatif. L'effet carcinogène des différentes espèces radicalaires est lié à leur pouvoir oxydant vis-à-vis des chaînes d'A.D.N., des protéines et des acides gras poly-insaturés. La possibilité pour les radicaux libres de transformer à eux seuls des cellules saines en cancéreuses semble relativement limitée, mais certains cancers comme le mélanome ont un rapport indiscutable avec le soleil, gros pourvoyeur de ces substances agressives. Les radicaux libres produits par les cellules cancéreuses peuvent en outre endommager la barrière des vaisseaux et favoriser ainsi les métastases.

L'A.D.N. de nos gènes est percuté 10 000 fois par jour par les radicaux libres. La plupart de ces chocs sont sans conséquences car les lésions sont vite réparées. Avec l'âge, les cellules endommagées sont de plus en plus nombreuses, les réparations de moins en moins bien effectuées, des mutations se produisent, la maladie grave peut alors s'installer de façon irréversible.

Nitrates, nitrites, cancers et antioxydants

Les nitrates et les nitrites sont des composés azotés utilisés par l'industrie agro-alimentaire pour fertiliser les sols, stabiliser certains aliments (charcuteries, laitages...), et par l'industrie pharmaceutique pour la fabrication des médicaments et cosmétiques. Les nappes phréatiques sont souvent contaminées, l'eau du robinet est dans certaines régions de France très riche en nitrates et nitrites. Nous en absorbons au total entre 75 à 150 mg par jour, ce qui n'est probablement pas sans conséquences car ces substances sont cancérigènes. Des chercheurs estiment qu'elles pourraient être responsables de près des trois quarts des cancers liés à l'environnement. Les nitrosamines, nées d'une réaction entre l'acide nitrique de ces produits et les acides aminés alimentaires, sont dangereuses car elles provoquent des tumeurs par simple contact avec les muqueuses : elles expliqueraient la plus grande fréquence des cancers de l'estomac chez les amateurs de salaisons. La vitamine C est une des substances les plus efficaces pour prévenir ou réduire la formation de ces dérivés azotés, et par là même diminuer la fréquence des cancers dont ils sont responsables. Elle doit être donnée, c'est une nécessité absolue, en même temps et à fortes doses, autour de un gramme par jour.

L'eau du robinet contenant souvent des nitrates, il semble tout à fait raisonnable de conseiller une supplémentation en vitamine C pour tous ceux qui en boivent.

ANTIOXYDANTS ET CANCER

Il est à présent montré que des taux bas des **vitamines A** et **E** prédisposent à certains types de cancers, alors que des taux bas de **vitamine C** prédisposent à tous les types de cancers. Celle-ci possède en outre un rôle très complet puisqu'elle intervient à la fois sur les facteurs d'initiation et de progression de la maladie, jouant ainsi de façon préventive et curative.

— Une étude datant de 1990 réalisée aux États-Unis montre qu'une supplémentation d'environ 400 mg de **vitamine C** par jour diminue de 15 à 25 % le risque de cancer du sein. Quand on sait que 10 000 Françaises meurent des suites de cette maladie chaque année, une estimation simple permet d'imaginer que 2 000 d'entre elles pourraient être épargnées de cette façon on ne peut plus simple et naturelle.

— Des doses de vitamine C autour de 200 mg par jour réduisent du tiers les risques de cancer du poumon chez les fumeurs et de moitié la fréquence du cancer de l'estomac.

Vous trouvez principalement la ***vitamine C*** *dans les agrumes (citron, orange, pamplemousse...), les légumes verts (céleri,* ***chou vert*** *++, cresson, oseille, persil, raifort...), les fruits (****cassis*** *++,* ***kiwi*** *++...) et surtout rouges (fraise, framboise, groseille...), la pomme de terre, le poivron, la tomate.*

— La **vitamine E** agit de plusieurs façons : elle détruit les radicaux libres grâce à son action antioxydante, elle bloque la formation des nitrosamines, réduisant ainsi la fréquence du cancer de l'estomac, elle stimule indiscutablement l'immunité et améliore l'efficacité des globules blancs chargés des réactions de défense, elle pénètre les cellules cancéreuses et peut perturber leur métabolisme.

Vous trouvez surtout la ***vitamine E*** *dans* ***les huiles de germes de blé*** *++, de tournesol, d'olive, de maïs, de colza..., le beurre, la margarine, les oléagineux (amande, noisette, noix, pistache...), les poissons gras, les légumes verts à feuilles (chou, persil...).*

— La **vitamine B9** et la **vitamine C** auraient indiscutablement un rôle préventif contre le cancer du col de l'utérus.

Vous trouvez principalement la ***vitamine B9*** *dans les* ***légumes verts à feuilles*** *(épinard, fenouil, salade...) mais également dans la banane, les céréales complètes, la tomate.*

— Le **glutathion** est très impliqué, nous l'avons vu, dans le piégeage des radicaux libres puisqu'il est le constituant principal de la glutathion peroxydase (G.P.O.). La vitamine C et la cystéine, jouent un rôle important pour augmenter son taux dans le sang. Ces deux substances sont par conséquent très importantes pour dynamiser les réactions de défense contre l'infection et le cancer.

*Les **aliments** suivants sont efficaces pour augmenter la concentration de **glutathion** dans l'organisme : **ail**, artichaut, asperge, avocat, betterave, brocoli, cannelle, carotte, chou(x), **haricot**, noisette, œuf, **oignon**, pissenlit, poire, pomme. La **cystéine** se trouve surtout dans l'ail, l'asperge, le chou, le haricot, le lait et les laitages, l'œuf, l'oignon, la viande.*

Outre les acides aminés soufrés, l'*alimentation préventive* du *cancer* demande à être variée, équilibrée et complémentée en :
— vitamines C et E
— sélénium
— lycopène
— zinc
— flavonoïdes
— fibres
— vitamine B9

*Le **sélénium** se trouve surtout dans les **abats**, l'ail, les céréales complètes, le chou, les germes de blé, la levure de bière, l'œuf, la viande.*

*Le **lycopène** se trouve surtout dans la **tomate**, mais également dans le pamplemousse rose, la papaye, la pastèque.*

*Le **zinc** se trouve dans de très nombreux aliments mais surtout dans les céréales, les fruits de mer, les **huîtres** et coquillages, quelques légumes (brocoli, champignon, épinard, haricot), le jaune d'œuf, la levure de bière, la noix, le pain complet, le poisson, la viande maigre.*

*Les **flavonoïdes** se trouvent surtout dans les agrumes (citron, orange, pamplemousse), la cerise, la **myrtille**, le raisin, le **thé**, le vin rouge.*

Il est de la plus extrême importance, même dans le cancer, à la fois de réduire les sources de radicaux libres, par exemple en mangeant moins et mieux, tout en veillant à apporter de bonnes quantités d'antioxydants par l'alimentation ou la complémentation. L'effet de ceux-ci est bien établi dans la prévention du cancer, leur intérêt dans la prévention des récidives ou le traitement proprement dit reste à confirmer.

MALADIES CARDIO-VASCULAIRES Si le nombre des Français atteints par ce groupe de maladies reste appréciable, puisque environ trois millions de coronariens vivent dans l'hexagone, il est inférieur à la plupart des pays occidentaux au point qu'un Américain, Lewis Perdue, a parlé en 1992 de « French-paradox ». Ce terme stigmatise que malgré des apports alimentaires de cholestérol sensiblement comparables, une moyenne des dosages sanguins légèrement plus élevée, leur attrait et leur penchant mondialement reconnus pour la « bonne bouffe » et le vin, les Français meurent néanmoins beaucoup moins d'infarctus que les autres pays européens (deux fois moins que les Belges par exemple) et trois fois moins que les Américains. Les maladies cardio-vasculaires n'en représentent pas moins chez nous la première cause de mortalité, plus du tiers de l'ensemble des décès. Près de 160 000 personnes sont hospitalisées chaque année pour des symptômes d'insuffisance coronaire aiguë; le nombre annuel d'infarctus du myocarde se situe autour de 120 000 cas par an, dont près de la moitié chez des moins de 65 ans.

→ Des preuves irréfutables permettent à présent d'affirmer qu'une alimentation saine et équilibrée prévient voire diminue le risque cardio-vasculaire d'environ cinquante pour cent. Le couple « radicaux libres-antioxydants » explique leur gravité, mais il est également porteur d'enseignements et d'encouragements pour la prise en charge thérapeutique et le pronostic.

> *Les décès dus aux maladies cardio-vasculaires se répartissent de la façon suivante : 20 % sont liés au cœur, 12 % sont constitués d'accidents vasculaires cérébraux, 4 % sont en rapport avec les complications d'une artérite des membres inférieurs.*

COMMENT S'INSTALLENT LES LÉSIONS ?

La lésion initiale se produit sur la paroi interne des vaisseaux (endothélium) qui se détériore sous l'action détersive de l'oxydation. Elle commence à fixer de petites particules qui s'agglomèrent les unes aux autres et aggravent très progressivement le processus. Le mauvais cholestérol (L.D.L.) subit le même sort, s'oxyde lui aussi, puis se fixe également sur la paroi endommagée. L'agglutination s'accroît, les plaques d'athérome se déposent et réduisent le diamètre des artères, forçant le cœur à des efforts de plus en plus intenses. Le sang ne peut plus circuler correctement, des accidents graves cardiaques ou cérébraux peuvent alors se produire. Dans les états de choc, la production des radicaux libres est la cause principale des lésions cellulaires. Elle est encore augmentée par la formation d'autres radicaux libres qui proviennent de certaines cellules du sang (macrophages et polynucléaires) attirées par l'inflammation. Malheureusement toute cette évolution jusqu'à l'accident se fait souvent à bas bruit, sans beaucoup ou sans aucun symptôme annonciateur, ce qui peut empêcher de prendre à temps des mesures salutaires. Il est dramatique de constater que l'artère est parfois obstruée à 90 % sans que le patient ait ressenti la moindre gêne. Il fait connaissance avec sa maladie alors qu'il est déjà très tard.

Cholestérol, radicaux libres et antioxydants

Une question reste pour le moment sans réponse : pourquoi un nombre important de patients développent-ils une maladie cardiaque alors que leur cholestérol n'est pas très élevé, qu'ils ne fument pas une cigarette, qu'ils ont une tension strictement normale... ? Peut-être, mais c'est une hypothèse, parce que leur cholestérol s'oxyde trop facilement par manque d'antioxydants, et en particulier des vitamines E et C. Un des facteurs de risques cardio-vasculaires les plus importants semble être en effet un faible taux de vitamine E. Quand celui-ci s'associe en outre à une vitamine C basse, alors qu'elle sert à recycler la vitamine E, le risque augmente encore un peu. S'il manque en plus du bêtacarotène, le risque est maxima. A l'inverse, des taux élevés de **vitamines E, C** et de **bêtacarotène** protègent de façon extraordinairement efficace contre les accidents cardio-vasculaires.

> *Un chercheur américain de Harvard a résumé ces données avec beaucoup de lucidité et pas mal d'humour : « le risque de fumer est équivalent au risque de ne pas prendre de vitamine E ».*

Antioxydants et maladies cardio-vasculaires

— La **vitamine E** naturelle, le plus important des antioxydants protecteurs du cœur, diminue le mauvais cholestérol (L.D.L.) en se fixant dessus et en le protégeant de l'action des radicaux libres, augmente le bon (H.D.L.), joue sur l'agrégation plaquettaire. Des taux bas de vitamine E sont, nous l'avons vu, un facteur prédictif de risques cardio-vasculaires. Une étude instructive réalisée aux États-Unis sur des infirmières montre une réduction de moitié des accidents cardiaques grâce à la simple prescription de 100 U.I. (unités internationales) de vitamine E par jour, mais pendant deux ans.

*Vous trouvez surtout la **vitamine E** dans **les huiles de germes de blé**, de tournesol, d'olive, de maïs, de colza..., le beurre, la margarine, les oléagineux (amande, noisette, noix, pistache...), les poissons gras, les légumes verts à feuilles (chou, persil...).*

— La **vitamine C** joue le même rôle en empêchant les graisses et les protéines transporteuses des graisses de s'oxyder. Elle le fait en synergie avec la vitamine E et d'autres antioxydants comme les caroténoïdes. Elle recycle en outre la vitamine E et potentialise son action.

*Vous trouvez principalement la **vitamine C** dans les agrumes (citron, orange, pamplemousse...), les légumes verts (céleri, **chou vert**, cresson, oseille, persil, raifort...), les fruits (**cassis**, **kiwi**...) et surtout rouges (fraise, framboise, groseille...), la pomme de terre, le poivron, la tomate.*

— Les **caroténoïdes** démontrent petit à petit leur rôle de prévention cardio-vasculaire, le lycopène étant probablement le plus efficace d'entre eux.

*Vous trouvez surtout le **bêtacarotène** dans les **végétaux** : **abricot**, brocoli, **carotte,** chou, épinard, feuilles vertes des salades, mangue, melon, mûre, myrtille, pamplemousse rose, papaye, pastèque, **patate douce**, piment rouge, potiron, **tomate**...*

— Quant aux **anthocyanes**, flavonoïdes (voir plus haut) extraites principalement du **raisin**, elles semblent posséder une activité bien supérieure aux vitamines E et C pour neutraliser les radicaux libres.

D'AUTRES SYMPTÔMES MOINS GRAVES

A côté des accidents cardio-vasculaires majeurs, d'autres symptômes circulatoires heureusement moins graves mais parfois fort ennuyeux comme des vertiges, une diminution de l'audition, des sifflements d'oreille, peuvent également être imputés aux radicaux libres et bénéficier de la prise d'antioxydants.

Des conseils alimentaires pour les cardiaques

Nous sommes à présent sûrs qu'il est possible de vivre plus longtemps en jouant simplement sur notre mode de vie et en particulier sur l'alimentation. Les équipes de chercheurs, les nutritionnistes du monde entier ont acquis cette certitude en étudiant une petite île de la Méditerranée, au Sud de la mer Égée, où il fait bon et surtout « long » vivre. Le mode de vie, l'alimentation de ses habitants est devenue la référence-santé depuis que de nombreuses études scientifiques ont confirmé qu'ils possédaient les mortalités cardio-vasculaires et par cancers parmi les plus basses du monde. Plusieurs autres pays du pourtour méditerranéen ont une façon de s'alimenter voisine, si bien que l'on parle tantôt de régime crétois, tantôt de régime méditerranéen, bien que le premier soit plus efficace en matière de prévention. Il existe trois différences essentielles entre ces deux modèles alimentaires : le « crétois » élimine totalement les laitages (beurre, crème, lait) à l'exception du fromage, il recourt volontiers au pourpier, il encourage une consommation régulière de noix.

Régime crétois

Il repose sur des habitudes alimentaires traditionnelles saines et équilibrées. Il est bien accepté par le public car il est agréable, compatible avec une vie familiale et professionnelle, sans excès mais sans restrictions, et enfin peu onéreux. Il est d'ailleurs plus une façon de s'alimenter et de vivre qu'un véritable régime.

— Il est composé de céréales, de fruits et de légumes, d'huile d'olive, de pâtes. Celles-ci constituent le pivot central du régime, le plat principal de nombre de repas. Elles apportent des sucres lents et sont le plus souvent accompagnées d'ail, d'oignons, d'aromates, d'épices et de tomates, tous aliments-santé.

— Les légumes secs ou verts, les fruits sont présents à chaque repas.

— Quelques noix et amandes sont ajoutées très régulièrement.

— Le pourpier est consommé très fréquemment.

— L'apport en graisses est réalisé de façon quasi exclusive grâce à l'huile d'olive : pas de beurre, pas de crème, pas de lait. Le fromage (fêta) est en revanche présent de façon régulière.

— Les protéines sont apportées par les volailles, le poisson ou parfois des œufs. La viande rouge (bœuf, mouton, porc…) reste exceptionnelle.

— Il n'y a pas de sucreries.

— Le vin est consommé de façon régulière mais modérée.

Vous pouvez dès à présent l'adopter dans son ensemble ou en tous cas largement vous en inspirer car il procure de façon INDISCUTABLE des bénéfices-santé concrètement et rapidement positifs. Il est à noter que la réduction de fréquence des maladies cardio-vasculaires est obtenue sans modification des chiffres du cholestérol sanguin, ce qui est une véritable révolution pour le corps médical en général et les cardiologues en particulier.

La *prévention* micronutritionnelle des *maladies cardio-vasculaires* repose sur une alimentation variée et équilibrée de type crétois comprenant :
— acides gras oméga-3
— acides gras mono-insaturés
— vitamines C et E
— flavonoïdes
— sélénium
— vitamines B6, B9, B12.

*Les **huiles des poissons gras** (anguille, hareng, maquereau, rouget, sardine, saumon, thon, truite) et certaines huiles végétales (colza, lin, noix, soja...) font partie des **acides gras oméga 3**.*

*Si l'**huile d'olive** est la source principale des **acides gras mono-insaturés**, vous en trouvez également dans l'huile de colza, l'amande, l'avocat, le confit de canard et d'oie, le foie gras, la noisette, la noix de Macadamia, la volaille et même le porc.*

*Les **flavonoïdes** se trouvent surtout dans les agrumes (citron, orange, pamplemousse), la cerise, la **myrtille**, le raisin, le **thé**, le vin rouge.*

*Le **sélénium** se trouve surtout dans les **abats**, l'ail, les céréales complètes, le chou, les germes de blé, la levure de bière, l'œuf, la viande.*

*Vous trouvez surtout la **vitamine B6** dans la banane, les légumineuses (haricot, lentille, pois, soja), la pomme de terre, la viande. → Vous trouvez la **vitamine B9** surtout dans les **légumes verts à feuilles** (épinard, fenouil, salade...). → Vous trouvez la **vitamine B12** uniquement dans les produits d'origine animale: abats, laitages, œufs, poisson, viande.*

A NOTER D'EMBLÉE
Toutes les études montrent que le régime dit « méditerranéen » est non seulement préventif des maladies cardio-vasculaires (morbi-mortalité diminuée de près de 70 %) mais aussi des cancers (côlon, pancréas, prostate, sein...). Deux-tiers des décès dans les pays occidentaux seraient dus ou aggravés par un mauvais régime : trop de gras, trop de viande, trop de sucre, trop de sel, trop d'aliments raffinés, trop de bière... et pas assez d'aliments traditionnels : féculents, fruits, légumes, pain.

DIABÈTE Cette maladie se définit par une glycémie à jeun (après huit heures de jeûne) supérieure à 1,15 gramme par litre, mesurée au moins à deux reprises successives. Ce sucre en excès s'attaque à tous les vaisseaux de l'organisme, et tout particulièrement au cœur, au cerveau, aux reins, aux yeux, aux membres... et aux nerfs (neuropathies). Deux facteurs s'associent pour déclencher cette maladie : le pancréas ne sécrète plus suffisamment d'insuline et l'organisme devient progressivement résistant à celle-ci. Le sucre apporté par l'alimentation reste dans le sang et n'arrive plus à pénétrer dans les cellules, les complications se préparent et sont volontiers très graves et fréquentes : le diabétique est trois fois plus exposé qu'un non-diabétique à mourir d'une complication vasculaire ; le diabète est une cause fréquente de cécité ou d'amputations dans les pays occidentaux. L'évolution de cette maladie est volontiers pernicieuse, longtemps silencieuse, ce qui contraste avec ses complications redoutables : la rétine se détruit sans altérer la vision, les reins sont atteints sans entraîner le moindre symptôme qui pourrait amener à consulter, le mal perforant reste longtemps indolore, certains infarctus passent même inaperçus. Le patient diabétique sous-estime volontiers la gravité de sa maladie et néglige un traitement pourtant INDISPENSABLE, dont il ne perçoit pas immédiatement tous les enjeux.

Le dépistage des complications cardio-vasculaires, oculaires et rénales constitue un des éléments essentiels de la surveillance du diabétique.

SIGNES RÉVÉLATEURS DU DIABÈTE

Il existe deux types de diabètes : le type (1) ou diabète maigre, insulino-dépendant qui survient plutôt chez l'adolescent et le jeune ; le type (2) ou diabète gras, le plus fréquent, non insulino-dépendant, qui apparaît chez des personnes plus âgées et volontiers corpulentes. Les symptômes révélateurs sont les mêmes dans ces deux cas : soif intense, envies fréquentes d'uriner, fatigue, malaises, problèmes infectieux traînants et répétitifs.

Il existe en France autour de 1 250 000 cas de diabètes non insulino-dépendants auxquels s'ajoutent 500 000 personnes dont la maladie est méconnue, non traitée ou en rupture de traitement. Chaque année, les complications du diabète sont responsables de 15 % des angioplasties et des pontages, et de 5 000 amputations.

L'angioplastie consiste à monter une sonde dans l'artère bouchée, puis à gonfler un ballonnet qui la dilate par une action purement mécanique. Un « stent », dispositif mécanique destiné à ce que l'artère ne s'obstrue pas à nouveau, est souvent laissé en place. Cette technique qui s'effectue sous contrôle radiologique a révolutionné les traitements en cardiologie.

RADICAUX LIBRES ET DIABÈTE

Les radicaux libres s'attaquent à la fois aux cellules du pancréas qui produisent l'insuline (îlots de Langerhans) et aux vaisseaux de l'œil, entraînant alors cette complication fort grave qu'est la rétinite diabétique. Le radical hydroxyle est très réactif, il endommage les membranes en les attaquant par leur point faible, les graisses constitutives. Le sorbitol, formé lors de la dégradation métabolique du glucose, est normalement excrété hors de la cellule : il s'accumule toutefois chez le diabétique et joue un rôle majeur dans l'apparition des complications.

ANTIOXYDANTS ET DIABÈTE

Les antioxydants préviennent, minimisent, retardent ou empêchent les complications du diabète.

— **La vitamine C** entre dans la cellule grâce à l'insuline. Le diabétique n'est plus capable d'en faire pénétrer des quantités suffisantes dans ses cellules, ce qui entraîne à la fois les lésions vasculaires, l'augmentation du cholestérol, et la diminution des défenses immunitaires. Des doses importantes de vitamine C, autour de deux grammes par jour, seraient capables de diminuer l'accumulation du redoutable sorbitol dans les cellules.

— **L'utilisation de la vitamine E** naturelle réduit la gravité et la fréquence des complications, des taux bas de cette vitamine multiplient les risques par quatre.

— **Le zinc** joue un rôle important dans la production d'insuline. Lorsque les chercheurs travaillent sur des rats de laboratoire et qu'ils veulent leur déclencher un diabète, ils commencent par les carencer en zinc. Le diabétique élimine des quantités importantes de zinc, qu'il est nécessaire de compenser sous peine de voir apparaître plus rapidement les complications. La dose de zinc préconisée est d'environ 30 mg par jour pour un adulte, et 10 mg pour un enfant.

*Le **zinc** se trouve dans de très nombreux aliments mais surtout les céréales, les fruits de mer, les **huîtres** et coquillages, quelques légumes (brocoli, champignon, épinard, haricot), le jaune d'œuf, la levure de bière, la noix, le pain complet, le poisson, la viande maigre.*

Il existe en pharmacie sous de nombreuses formes et marques, citons : Granions® (ampoules buvables), Microsol® (flacons unidoses buvables), Oligo-essentiel® (solution buvable), Oligogranul® (granules à sucer), Oligosol® (ampoules perlinguales), Oligostim® (comprimés à sucer)... Vous prenez une dose de l'un de ces produits, une à deux fois par jour.

Attention aux fortes doses de zinc (au-dessus de 100 mg) car elles risquent de déprimer le système immunitaire. Attention également aux fibres qui diminuent son absorption.

— **Les flavonoïdes** ont une triple action : ils provoquent la sécrétion d'insuline, ils empêchent l'accumulation de sorbitol dans les cellules, ils augmentent la concentration de la vitamine C dans les cellules.

*Les **flavonoïdes** se trouvent surtout dans les agrumes (citron, orange, pamplemousse), l'airelle, la **myrtille**, le raisin, le **thé**, le vin rouge.*

— Nous savons depuis fort longtemps que l'**ail** et l'**oignon** sont deux aliments que les diabétiques peuvent, voire doivent manger quotidiennement.

Trois co-facteurs sont intéressants

— **Le chrome** intervient en diminuant le sucre du sang, en augmentant la tolérance au glucose, en jouant sur la sécrétion d'insuline, en diminuant le cholestérol total tout en augmentant le bon (H.D.L.).

> *Le **chrome** est surtout présent dans les céréales complètes, la levure de bière, les germes de blé, le foie et les rognons, certains légumes (betterave, champignon), les fruits de mer, la noix, le beurre, le poivre, le thym, le thé noir...*

— **La vitamine B3** joue elle aussi sur la tolérance au glucose, améliorant à la fois le diabète et diminuant la fréquence des hypoglycémies.

— **La vitamine B6** protège les nerfs des complications tardives comme la neuropathie.

> **La levure de bière**, *riche en* chrome *et en* vitamines B, *peut être fort utile ici puisqu'elle calme la sensation de faim et les envies de sucre (voir chapitre 5).*
> *Vous la trouvez dans les pharmacies et magasins diététiques sous forme de capsules, comprimés, paillettes...*

L'exercice physique est utile

Une activité physique modérée est tout à fait recommandable et bénéfique au diabétique, elle fait d'ailleurs partie intégrante du traitement. Une activité physique intense a plutôt tendance à libérer des radicaux libres, ce qui va à l'encontre du but recherché ici.

> **La *prévention* micronutritionnelle du *diabète gras* passe d'abord par une réduction calorique, puis par une alimentation variée et équilibrée, enfin par la prescription des suppléments suivants :**
> — vitamines C et E
> — zinc
> — chrome
> — flavonoïdes
> — vitamines B3, B6.

TROIS AFFECTIONS OPHTALMOLOGIQUES L'œil tout comme la peau est un organe en contact permanent avec la lumière. La rétine est en outre une grande consommatrice d'oxygène. Ces deux facteurs rendent les personnes âgées tout particulièrement exposées aux phénomènes radicalaires. Mais c'est souligner également que ces affections en grande partie liées au vieillissement peuvent être en partie prévenues ou améliorées par les antioxydants.

GLAUCOME L'œil baigne dans un liquide, l'humeur aqueuse, qui le protège en lui servant d'amortisseur. La pression moyenne de ce liquide se situe entre 10 et 20 mm de mercure, son augmentation autour de 40 mm entraîne ce qu'on appelle un glaucome. Cette maladie peut se révéler par un trouble de la vision ou une douleur habituellement dans un seul œil, accompagnés ou non d'une sensation de malaise général avec nausées ou vomissements. Le glaucome peut également se déclencher de façon brutale, constituant alors une véritable urgence médicale, mais il est le plus souvent une maladie chronique qu'il est IMPÉRATIF de traiter sous peine de perdre la vision.

Radicaux libres et glaucome

Le glaucome est lié à une attaque des radicaux libres contre les protéines du collagène qui protège l'œil. Cette modification de sa composition a pour conséquences d'augmenter la pression de l'humeur aqueuse et d'entraîner la maladie.

Antioxydants et glaucome

— **La vitamine C** est efficace pour maintenir la structure chimique du collagène de l'œil. Des doses de l'ordre de un à deux grammes par jour sont souvent préconisées mais certains, atteints d'un glaucome chronique et mal contrôlé, n'hésitent pas à doubler voire tripler ces chiffres.

> *Vous trouvez principalement la **vitamine C** dans les agrumes (citron, orange, pamplemousse...), les légumes verts (céleri, **chou vert**, cresson, oseille, persil, raifort...), les fruits (**cassis**, **kiwi**...) surtout rouges (fraise, framboise, groseille...), la pomme de terre, le poivron, la tomate. Les doses importantes ne peuvent être obtenues qu'en recourant aux spécialités de pharmacie.*

— **Les flavonoïdes** jouent un rôle de complément intéressant.

*Les **flavonoïdes** se trouvent surtout dans les agrumes (citron, orange, pamplemousse), l'airelle, la **myrtille**, le raisin, le **thé**, le vin rouge.*

— **Le ginkgo biloba** (voir chapitre 5) est très efficace et mérite d'être proposé presque systématiquement.

CATARACTE Cette complication ophtalmologique fréquente est liée à une opacification du cristallin. Elle touche près de 200 000 personnes par an en France. Elle peut être congénitale, due à une infection ou au diabète mais elle est le plus souvent une forme de vieillissement des tissus de l'œil. Il n'existe pas de traitement autre que chirurgical. L'attitude des médecins est donc malheureusement bien souvent d'attendre le bon moment pour proposer ce geste véritablement salvateur.

Radicaux libres et cataracte

La cataracte est liée à un phénomène de peroxydation contre les graisses de la membrane du cristallin. Sous l'effet du soleil, du tabac, des médicaments... des radicaux libres se forment et provoquent l'apparition d'un pigment dense qui opacifie progressivement le cristallin, et diminue la vision jusqu'à la supprimer. Ils s'attaquent également à l'ADN, au patrimoine génétique, ce qui aboutit à la formation de nouvelles cellules pas strictement identiques aux anciennes, légèrement plus grandes, de contours moins réguliers, ce qui aggrave encore les lésions. La cataracte progresse régulièrement et sans possibilités d'amélioration autres que les antioxydants.

Antioxydants et cataracte

— Une étude effectuée en Finlande entre 1966 et 1984 a mis en évidence une relation entre l'abaissement des taux sanguins de vitamine E et de bêtacarotène, et l'augmentation de fréquence des cataractes. Une consommation accrue de **bêtacarotène** ou de **vitamine E** a d'ailleurs permis de réduire significativement le nombre des cas. La prise régulière de **multivitamines** diminue par trois le risque de cataracte alors que des doses quotidiennes de 400 U.I. de vitamine E le diminuent par deux.

*Vous avez à votre disposition de nombreuses spécialités qui contiennent les **vitamines A, C et E** : Azedavit®, Forvital® (riche en vitamine C),*

Pharmaton®, Plényl®, Quotivit OE®, Supradyne®, Survitine®, Synergyl®, Vivamyne®, Zédène® C 600 (riche en vitamine C)... Vous prenez un comprimé ou une capsule par jour en cures courtes et répétées.

— La concentration de vitamine C à l'intérieur du cristallin est de 20 à 40 fois supérieure à la concentration sanguine, elle est très abaissée au cours de la cataracte. Une action protectrice sur le cristallin est obtenue au moyen d'une supplémentation de 300 mg de **vitamine C** par jour, sur de longues périodes.

Une telle concentration de vitamine C dans l'œil n'est pas le simple fait du hasard : elle est là pour protéger le cristallin et préserver la qualité de la vision.

— **Le glutathion** est très impliqué dans le piégeage des radicaux libres puisqu'il est le constituant principal de la glutathion-peroxydase. Il est également important d'apporter du **sélénium** qui régénère le glutathion, dont il est un des cofacteurs. Les patients atteints de cataracte ont des taux sanguins très bas en **glutathion**, ce qui favorise les dégâts occasionnés par les radicaux libres.

*Les **aliments** suivants sont intéressants pour **augmenter le glutathion** dans l'organisme : **ail**, asperge, artichaut, avocat, betterave, brocoli, cannelle, carotte, choux divers, **haricot**, noisette, œuf, **oignon**, pissenlit, poire, pomme.*

*Le **sélénium** se trouve surtout dans les **abats**, l'ail, les céréales complètes, le chou, les germes de blé, la levure de bière, l'œuf, la viande.*

— Des taux bas des vitamines C et E, du glutathion se retrouve chez les patients atteints de cataracte : plus les apports alimentaires sont riches en antioxydants, moins le risque est grand de développer une cataracte.

— Les **flavonoïdes** qui bloquent la production d'aldolase freinent l'opacification du cristallin, ils sont donc bien entendu à proposer de façon très régulière.

*Les **flavonoïdes** se trouvent principalement dans les agrumes, la cerise, la myrtille, l'oignon, la pomme, le raisin, le thé, le vin rouge...*

La cataracte est une maladie qui met des années à se développer. L'absence de traitement médical en dehors des antioxydants doit inciter à les proposer (presque) SYSTÉMATIQUEMENT sur de longues périodes. Il est souvent difficile de motiver des patients pour des affections d'évolution très lente mais vous aurez compris qu'ici, encore plus qu'ailleurs, le jeu en vaut la chandelle. Alors à vos fruits, vos légumes, vos compléments vitaminés.

DÉGÉNÉRESCENCE MACULAIRE Au centre de la rétine se trouve la zone la plus noble de l'œil appelée macula, qui concentre les cônes, cellules spécialisées de l'œil chargées de recevoir les rayons de lumière vive. La maladie se traduit par une diminution progressive et irréversible de la vision centrale puis de l'acuité visuelle. Elle s'aggrave de façon arithmétique avec l'âge : 2 % des personnes de 55 ans, 20 % des 65 ans, 30 % des 75 ans sont touchées par la dégénérescence maculaire. Il convient de traiter tôt et longtemps, d'autant que les mesures sont simples et grandement bénéfiques.

RADICAUX LIBRES ET DÉGÉNÉRESCENCE MACULAIRE

La macula reçoit les rayons de lumière. Dans certaines circonstances, les pigments de la rétine peuvent être absents ou endommagés, et n'exercent plus leur fonction de filtre. Les rayons lumineux arrivent alors directement et libèrent des radicaux libres qui attaquent les cellules de la macula. La région externe de la rétine est en effet très riche en acides gras poly-insaturés particulièrement sensibles à la peroxydation des membranes par les radicaux. Ces derniers provoquent des minicicatrices, favorisent l'accumulation de débris cellulaires qui perturbent le transport de la vitamine A pourtant nécessaire à la régénération des pigments qui ont absorbé la lumière. Les lésions sont aggravées par la formation de petits capillaires qui enlèvent encore à la rétine un peu plus de son rôle de protection. Cette néovascularisation, conséquence des modifications de l'ADN, participe à la pérennisation des symptômes. Le laser est d'ailleurs souvent proposé pour détruire ces petits vaisseaux.

▶ Il est essentiel d'agir le plus précocement possible pour éviter à la fois des lésions trop importantes de la macula et la formation de ces petits capillaires.

> *La fumée d'une cigarette gardée au coin des lèvres, l'exposition au soleil sans lunettes sont des facteurs aggravants puisqu'ils augmentent la concentration des radicaux libres dans l'œil.*

ANTIOXYDANTS ET DÉGÉNÉRESCENCE MACULAIRE

Le tabac fabrique des radicaux libres, ce qui diminue la concentration des vitamines E, C et des caroténoïdes. Le soleil dans l'œil consomme beaucoup de pigments jaunes, lutéine et xanthine. Les mécanismes de défense locaux demandent par conséquent à être renforcés, précisément par les antioxydants, qui s'activent à expulser l'hydrogène peroxyde formé en grandes quantités.

— Une première étude effectuée il y a une dizaine d'années a confirmé que le risque d'apparition de cette maladie était inversement proportionnel à la consommation de **caroténoïdes** puisqu'ils aident à régénérer les pigments de la rétine. Parmi les carotènes, la lutéine dont on trouve des quantités notables dans la rétine, est la substance la plus importante. La xanthine qui participe à l'absorption des ultraviolets par les cellules de la rétine doit elle aussi être présente et en quantités suffisantes. Certains ont même été jusqu'à parler de « lunettes naturelles » pour désigner ces deux caroténoïdes, ce qui en souligne l'importance.

— **Les flavonoïdes** et particulièrement ceux contenus dans la myrtille sont d'excellents protecteurs vasculaires qui régulent la microcirculation et renforcent la résistance capillaire.

Les flavonoïdes ***jaunes*** *se trouvent dans les organes jeunes et les parties aériennes des plantes. Abondants dans les agrumes, les légumes verts (brocoli, chou, épinard, haricot, salade...) et dans les fruits, ils sont concentrés dans la peau.*

Les flavonoïdes ***rouges*** *(anthocyanes) sont retrouvés dans les feuilles, les fleurs, les fruits, leur conférant suivant le pigment qu'elles contiennent, une couleur bleue, rouge ou violette. On les trouve principalement dans les fruits rouges (cassis, mûre, myrtille, raisin...) mais également dans la betterave.*

— **Le sélénium et le glutathion** sont au plus bas, ils doivent être apportés de façon impérative pour permettre à la glutathion-peroxydase de fonctionner.

Le ***sélénium*** *se trouve surtout dans les aliments d'origine animale, la viande (foie, rognons), les poissons de mer (hareng, thon...), les huîtres, les œufs, mais aussi dans les céréales complètes, les germes de blé, la levure de bière, certains légumes (ail, brocoli, carotte, champignon).*

Le ***glutathion*** *peut augmenter au moyen des aliments suivants :* ***ail****, artichaut, asperge, avocat, betterave, brocoli, cannelle, carotte, chou(x),* ***haricot****, noisette, œuf,* ***oignon****, pissenlit, poire, pomme.*

— La consommation régulière de 400 U.I. de **vitamine E** divise par deux le risque de dégénérescence maculaire.

— **Le zinc** est l'oligo-élément le plus abondant dans l'œil mais sa concentration a tendance à diminuer avec l'âge. Il est impératif de veiller à des apports suffisants de l'ordre de 25 à 50 mg par jour. Plusieurs études ont montré qu'il ne pouvait bien sûr pas guérir cette maladie, mais qu'il en freinait de façon indiscutable l'évolution... surtout s'il était associé aux autres antioxydants.

> *Le **zinc** est répandu dans de très nombreux aliments mais surtout dans les **huîtres** et coquillages, le poisson. Vous le trouvez aussi dans les céréales, le foie gras, le gingembre, le jaune d'œuf, la levure de bière, la noix, le pain complet, le pâté de foie, la viande... et quelques légumes (brocoli, champignon, épinard, haricot).*

— **Le ginkgo biloba** agit sur les capillaires qui ont colonisé la rétine : il améliore la circulation et facilite le débit en ouvrant les vaisseaux, mais surtout il répare les petites lésions dues aux radicaux libres.

L'amélioration de la *vision* et la prévention des *maladies dégénératives* des *yeux* passe par une alimentation variée et équilibrée et la consommation des suppléments suivants :
— vitamines C et E
— caroténoïdes
— flavonoïdes
— glutathion
— sélénium
— zinc
— huiles de poissons
— ginkgo biloba.

DEUX MALADIES DU SYSTÈME NERVEUX

Lorsque l'on évoque le cerveau, deux maladies viennent immédiatement à l'esprit car elles sont, l'une le symbole de la démence qui nous angoisse presque tous, et l'autre l'image redoutée de la déchéance mentale et physique que véhicule pour beaucoup la vieillesse.

> Le cerveau pèse de 2 à 3 % du poids du corps, selon que la tête est plus ou moins grosse, mais il consomme de 20 à 30 % de l'énergie totale, ce qui montre à l'évidence l'importance d'une bonne irrigation et par conséquent le rôle essentiel de l'alimentation.

MALADIE D'ALZHEIMER Cette maladie dont le nom terrifie les patients car elle est apparentée à la folie est très fréquente puisqu'elle toucherait plus de 300 000 personnes en France. Deux tiers des cas ne seraient pas diagnostiqués car l'apparition des symptômes est terriblement insidieuse. La maladie d'Alzheimer, du nom du médecin allemand qui l'a décrite au début du siècle, atteint 5 % des plus de 65 ans, 20 % des plus de 80 ans. Le diagnostic est habituellement fait autour de 77 ans, marqué par des troubles de la mémoire ou des manifestations psycho-comportementales (changements de personnalité, absences, fugues, difficultés récentes du langage...). Des tests pratiqués en milieu spécialisé confirment le diagnostic : ils portent sur les compétences, le fonctionnement social, la lecture, les tâches ménagères, la conversation, la mémoire, les déplacements, l'orientation et des actes plus spécifiques comme l'usage du téléphone ou le maniement de l'équipement de la maison. La maladie d'Alzheimer est progressivement de mieux en mieux connue. Cette cause majeure d'invalidité dans une population dont l'espérance de vie (45 ans en 1900, 79 ans en 1998) ne cesse d'augmenter, constitue actuellement un problème de santé publique avec son retentissement individuel et collectif.

Rôle de l'acétylcholine sur la mémoire

Cette substance est un des principaux neurotransmetteurs (voir Lexique) de l'organisme et du cerveau. Elle est impliquée dans de nombreuses fonctions mentales et nerveuses. Les chercheurs ont d'abord pensé qu'elle pouvait être le neuromédiateur de la mémoire en partant d'une hypothèse simple : avec l'âge, l'organisme fabrique moins d'acétylcholine et apparaissent des pertes de mémoire et/ou des symptômes rattachés à la sénilité. Il était tentant de faire le rapprochement entre ces deux faits, d'autant que les malades atteints présentent effectivement des taux très bas d'acétylcholine. Les expériences de supplémentation n'ont pas été concluantes parce que l'alimentation ne pouvait plus prétendre qu'à une fonction très palliative sur des neurones détériorés : il aurait probablement fallu agir plus tôt.

Radicaux libres et maladie d'Alzheimer

Longtemps considérée comme un désordre purement psychologique, la maladie est à présent rapportée à des dépôts amyloïdes issus d'une protéine qui se dépose sur les nerfs, les englue, les empêche de fonctionner. Lorsque l'alimentation n'apporte pas suffisamment d'**acides gras essentiels**, les cellules du cerveau (neurones) comblent ce manque en attaquant leurs propres membranes riches en graisses, ce qui déclenche et entretient le phénomène de destruction nerveuse. Le cerveau a de plus en plus de mal à « imprimer ». Les événements anciens ne sont plus retrouvés, les nouveaux ne sont plus mémorisés, la pensée ou plus exactement l'expression d'une pensée logique devient très décousue et aléatoire. Les troubles du comportement s'installent, et sont vécus de façon très douloureuse et préoccupante par l'entourage.

Vous trouvez les ***acides gras essentiels de type oméga-3*** *dans les* ***huiles des poissons gras*** *(anchois, hareng, maquereau, sardine, saumon, thon, truite) et certaines huiles végétales (colza, lin, noix, soja...).*

Antioxydants et maladie d'Alzheimer

— **Les vitamines du groupe B** sont retrouvées très basses et cette diminution intervient probablement pour favoriser ou aggraver les symptômes. Les personnes âgées sont volontiers carencées en vitamines B, toutes les études et en particulier « Suvimax » le confirment. L'apport en vitamines du groupe B (B1, B3, B5, B6, B9, B12) est probablement la première mesure à prendre et certainement la plus performante pour tenter d'améliorer les fonctions intellectuelles.

Vous trouvez les ***vitamines B1, B3, B6*** *surtout dans les céréales, les œufs, le pain, le poisson, la viande. La* ***vitamine B5*** *est surtout présente dans le lait et les laitages, les œufs, la viande, la* ***vitamine B9*** *dans les céréales, les fruits frais, les légumes, le pain, la* ***vitamine B12*** *dans les œufs, le poisson, les produits laitiers, la viande.*

— **Les vitamines A, C et E**, volontiers très basses chez les patients atteints d'Alzheimer, doivent être apportées en quantités suffisantes par l'alimentation ou la supplémentation.

*Vous trouvez le **bêtacarotène** surtout dans les **végétaux** : **abricot**, brocoli, **carotte,** chou, épinard, feuilles vertes des salades, mangue, melon, mûre, myrtille, pamplemousse rose, papaye, pastèque, **patate douce**, piment rouge++, potiron, **tomate**...*

*Vous trouvez principalement la **vitamine C** dans les agrumes (citron, orange, pamplemousse...), les légumes verts (céleri, **chou vert**, cresson, oseille, persil, raifort...), les fruits (**cassis**, **kiwi**...) surtout rouges (fraise, framboise, groseille...), la pomme de terre, le poivron, la tomate.*

*Vous trouvez la **vitamine E** surtout dans **les huiles de germes de blé**, de tournesol, d'olive, de maïs, de colza..., le beurre, la margarine, les oléagineux (amande, noisette, noix, pistache...), les poissons gras, les légumes verts à feuilles (chou, persil...).*

— **Le zinc** est important car il aide à stopper la formation de la plaque amyloïde. Vous pouvez apporter des doses comprises entre 25 et 50 mg par jour.

*Le **zinc** est répandu dans de très nombreux aliments mais surtout dans les **huîtres** et coquillages, le poisson. Vous pouvez également le trouver dans les céréales, le foie gras, le gingembre, le jaune d'œuf, la levure de bière, la noix, le pain complet, le pâté de foie, la viande... et quelques légumes (brocoli, champignon, épinard, haricot).*

— **Le sélénium** permet de lutter contre les phénomènes inflammatoires qui sont la cause et la conséquence du dépôt des plaques d'amylose.

*Le **sélénium** se trouve surtout dans les aliments d'origine animale, la viande (foie, rognons), les poissons de mer (hareng, thon...), les huîtres, les œufs, mais aussi dans les céréales complètes, les germes de blé, la levure de bière, certains légumes (ail, brocoli, carotte, champignon).*

— **Le ginkgo biloba** (voir chapitre 5) améliore de façon spectaculaire à la fois la circulation et la mémoire.

Aluminium et maladie d'Alzheimer

L'aluminium retrouvé en excès dans certaines zones du cerveau impliquées dans le phénomène de la mémoire semble jouer un rôle péjoratif sans qu'on ait actuellement de véritable certitude. L'aluminium est l'oligo-élément le plus utilisé dans l'industrie car il est à la fois léger et conduit bien l'électricité et la chaleur. Son rôle n'est pas très bien connu : il serait régulateur du sommeil et de la nervosité, agirait sur les retards psychomoteurs de l'enfant. Absorbé en quantités infimes à la partie haute du tube digestif et par les poumons, il se concentre préférentiellement dans les reins, le foie, le cerveau (où la concentration augmente avec l'âge), les muscles, les glandes parathyroïdes, et la moelle osseuse. Il s'élimine principalement dans les urines mais aussi dans les selles. Il y a accumulation dans l'organisme lorsque les apports sont supérieurs à un gramme par jour. Il devient alors vite toxique surtout pour le cerveau, entraînant lors d'une intoxication aiguë des troubles psychiques graves, des difficultés d'élocution, des crises d'épilepsie, voire des encéphalites... et peut-être la maladie d'Alzheimer lors d'une intoxication chronique. Les ustensiles de cuisine, les additifs alimentaires, les pansements gastriques, les déodorants corporels sont susceptibles d'augmenter de façon non négligeable la quantité d'aluminium ingéré. Faites également attention aux aliments acides conservés dans du « papier alu ».

MALADIE DE PARKINSON

Les tremblements de la main, une démarche à tous petits pas, tronc légèrement penché en avant, une parole hésitante avec des trémulations dans la voix, sont quelques-uns des symptômes les plus caractéristiques de cette maladie qui frappe essentiellement des personnes âgées.

Radicaux libres et maladie de Parkinson

Cette affection est déclenchée par la mort de certaines cellules nerveuses (neurones) qui produisent un neurotransmetteur très important, la dopamine. Ces cellules sont facilement attaquées par le stress oxydatif car leur membrane est riche en acides gras.

La ***dopamine*** *est fabriquée à partir d'un acide aminé « essentiel » : la phénylalanine. Cette réaction est activée grâce aux vitamines B6 et B9 et au magnésium. Dès que la dopamine est trop basse, certaines fonctions marchent au ralenti ce qui entraîne déprime, fatigue ou fatigabilité, goût pour rien. Dès que la dopamine remonte, la libido revient, la mémoire fonctionne à nouveau, le plaisir et l'appétit sont de retour.*

— Attention à ne pas donner de fer en excès car son accumulation peut aggraver les lésions en générant des radicaux libres supplémentaires.

ANTIOXYDANTS ET MALADIE DE PARKINSON

— Les **vitamines E** et le **zinc**, pris à doses suffisantes et assez longtemps, protégeraient contre la survenue de cette maladie.

— Il est également important de supplémenter en **tyrosine**, l'acide aminé précurseur de la dopamine.

> *Vous trouvez la* ***tyrosine*** *dans le blé (pain...), l'œuf, le pois chiche, le soja, la viande...*

CONCLUSION POUR LES AFFECTIONS NEUROLOGIQUES

Le domaine des radicaux libres et des antioxydants ne cesse de s'étendre en neurologie, puisque l'on considère actuellement que certaines psychoses et même l'épilepsie pourraient également être en partie imputables et aggravées par le « stress oxydatif » (voir Lexique). Les acides gras mono-insaturés de l'huile d'olive préviendraient la perte de mémoire et le déclin des facultés mentales. Une étude récente a mis en évidence une diminution de la fréquence des crises convulsives chez des patients traités par l'addition de vitamine E à leurs médicaments anti-épileptiques. Les antioxydants en freinant l'oxydation des membranes des neurones joueraient ce rôle efficace. Il paraît donc légitime de prodiguer également des conseils nutritionnels aux patients épileptiques, même traités.

La prévention et l'amélioration de la plupart des *affections neurologiques* et en particulier des maladies d'*Alzheimer* et de *Parkinson* passent par une alimentation variée et équilibrée et une supplémentation à l'aide des nutriments suivants :
— acides gras essentiels (voir chapitre 2)
— vitamines du groupe B
— vitamines A, C et E
— acides aminés soufrés
— zinc
— sélénium
— ginkgo biloba.

> *Vous trouvez les* ***vitamines du groupe B*** *surtout dans les* ***céréales complètes****, les champignons, les laitages, les légumes secs, la* ***levure de bière****, l'œuf, la viande (foie et abats).*
>
> *Les* ***acides aminés soufrés*** *sont surtout présents dans ail, asperge, chou, fruits de mer, haricot, lait et laitages, œuf, oignon, poireau, poisson, viande (canard)...*

D'AUTRES GROUPES D'AFFECTIONS

ALLERGIE Les symptômes dont se plaignent les patients allergiques sont dus à une libération d'histamine. Cette substance stockée par les cellules de la peau et des poumons, est libérée dès que l'organisme aperçoit l'allergène (la molécule à laquelle il est allergique) qui peut être très varié : il s'agit parfois du pollen, d'une trace d'œuf ou de fraise, de venin d'abeille… Cette libération d'histamine produit une vasodilatation des vaisseaux et une contraction des muscles lisses de la zone sensible, ce qui entraîne des rougeurs, des éruptions cutanées avec irritation, des écoulements du nez, des éternuements, un prurit (la gratouille), des maux de tête…

— Les antioxydants, avec à leur tête la **vitamine C**, auraient un rôle régulateur en éliminant le trop plein d'histamine libéré. Il paraît donc intéressant d'en donner aux allergiques en période aiguë.

DERMATOLOGIE La peau est en contact permanent avec la lumière, ce qui peut générer une grande libération de radicaux libres. Le **bêtacarotène** la protège des U.V., la **vitamine E** prévient l'oxydation des graisses et retarde son vieillissement. Les acides gras jouent un rôle important pour lui conserver ou lui rendre son aspect, sa souplesse, son élasticité. De nombreux micronutriments tels le cuivre, le manganèse, le zinc interviennent pour la protéger.

L'alimentation doit veiller à être équilibrée et à apporter les **micronutriments** précités mais aussi et surtout l'acide gras insaturé gamma linolénique que vous allez trouver dans l'**huile de bourrache** (voir chapitre 5).

GASTRO-ENTÉROLOGIE Les poussées inflammatoires de la rectocolite hémorragique et de la maladie de Crohn participent du même phénomène. Les traitements à base de cortisone jugulent la maladie mais entretiennent probablement les lésions œdémateuses ulcéreuses et nécrotiques par l'agression radicalaire des neutrophiles du sang. Il est donc impératif d'adjoindre des antioxydants de façon presque permanente pour envisager une stabilisation ou une amélioration à moyen ou long terme.

— Le risque de cancer de l'intestin serait multiplié par vingt chez ces patients principalement pour deux raisons : la mauvaise absorption de la vitamine B9 (acide folique) dont le rôle protecteur est essentiel ; l'utilisation de la cortisone qui diminue encore l'absorption de cette vitamine. Il est donc extrêmement important de fournir de bonnes doses de **vitamine B9** et de **zinc** qui permet de l'absorber.

*Vous trouvez principalement la **vitamine B9** dans les **légumes verts à feuilles** (épinard, fenouil, salade...) mais également dans la banane, les céréales complètes, la tomate. Vous pouvez également l'apporter sous la forme médicament ou Spéciafoldine®, dont un comprimé en contient 5 mg. Des mélanges de vitamines comme Alvityl® (62,5 mcg de B9), Quotivit® (0,4 mg de B9), Vivamyne® (0,4 mg de B9)... en contiennent un peu.*

*Le **zinc** est répandu dans de très nombreux aliments mais surtout dans les **huîtres** et coquillages, le poisson. Vous le trouvez aussi dans les céréales, le foie gras, le gingembre, le jaune d'œuf, la levure de bière, la noix, le pain complet, le pâté de foie, la viande... et quelques légumes (brocoli, champignon, épinard, haricot).*

— L'alimentation doit également apporter des **fibres** qui vont « nettoyer » l'intestin et des **probiotiques** (voir chapitre 5) qui vont renforcer ses défenses.

PNEUMOLOGIE La participation des radicaux libres résulte de l'infiltration du poumon par les polynucléaires neutrophiles qui génèrent des réactions avec l'oxygène. Ceci peut entraîner des symptômes divers et variés tels l'asthme, l'emphysème, voire une détresse respiratoire. Les radicaux libres augmentent la susceptibilité aux infections, lesquelles endommagent à leur tour le tissu pulmonaire. Il existe une corrélation inverse entre la consommation de **vitamine C** et la fréquence et la sévérité de l'asthme, même si elle reste modeste compte tenu de la gravité de cette maladie.

PROBLÈME PARTICULIER DU TABAC Il est inutile d'insister sur son rôle néfaste, tout le monde le sait. Une bouffée de cigarette libère des milliers de radicaux libres.

Chaque cigarette fumée vous enlève 8 minutes de vie. Un paquet par jour vous enlève un mois chaque année. Deux paquets par jour vous enlèvent de 12 à 15 ans de vie.

— La **vitamine C** est essentielle pour prévenir l'oxydation des graisses, première étape du processus qui peut conduire au cancer. Elle protège le fumeur… mais le fait de fumer diminue l'attrait pour les aliments riches en vitamine C… alors que le fumeur a précisément besoin de beaucoup de vitamine C.

Vous trouvez en pharmacie de nombreuses *spécialités* à base de vitamine C, sous diverses formes et dosages, citons :
Laroscorbine® : un comprimé = 500 mg
Midy vitamine C® : un comprimé = 500 mg, un sachet = un gramme
Vitamine C Arkovital® : une gélule = 250 mg
Vitamine C Oberlin® : un comprimé = 500 mg
Vitamine C Pierre Fabre® : un sachet = un gramme.

— Les fumeurs ont des taux de **bêtacarotène** beaucoup plus bas que les non-fumeurs, ce qui pourrait favoriser la survenue des cancers puisqu'il possède une action immunostimulante. Si l'on rajoute le fait que l'alcool, souvent associé au tabac, détruit les réserves de vitamine A stockée dans le foie, nous comprenons mieux que cette « association de malfaiteurs » soit si agressive pour la santé : alors si vous n'arrivez pas à arrêter de fumer et boire, mettez-vous au moins aux fruits et légumes.

*Vous trouvez principalement la **vitamine C** dans les agrumes (citron, orange, pamplemousse…), les légumes verts (céleri, **chou vert**, cresson, oseille, persil, raifort…), les fruits (**cassis**, **kiwi**…) surtout rouges (fraise, framboise, groseille…), la pomme de terre, le poivron, la tomate.*

*Le **bêtacarotène** se trouve surtout dans les **végétaux : abricot**, brocoli, **carotte,** chou, épinard, feuilles vertes des salades, mangue, melon, mûre, myrtille, pamplemousse rose, papaye, pastèque, patate douce, piment rouge, potiron, **tomate**…*

RHUMATOLOGIE

De nombreuses affections rhumatologiques particulièrement traînantes et invalidantes semblent en rapport avec le système « radicaux libres-antioxydants ». La désespérante chronicité d'une banale tendinite qui met régulièrement près de dix-huit mois à guérir pourrait s'expliquer par ce phénomène.

Radicaux libres et affections rhumatologiques

Les processus inflammatoires sont anormalement amplifiés dans l'arthrite ou dans la polyarthrite rhumatoïde (rhumatisme déformant). Les polynucléaires neutrophiles, cellules de la lignée blanche du sang spécialisées dans les mécanismes de défense, sont en état de « surexcitation » permanente alors qu'ils devraient se mettre au repos. Ils génèrent ainsi une quantité considérable de radicaux libres qui déclenchent ou entretiennent la maladie et aggravent ses conséquences. Des maladies comme l'arthrose semblent améliorées par la prise de **vitamine E**. Certaines études ont même conclu dans ce cas-là à une efficacité quasi équivalente aux anti-inflammatoires... les effets secondaires en moins !

Dix millions de personnes souffrent d'arthrose en France... L'alimentation est probablement responsable de cela, au moins en partie.

Antioxydants et affections rhumatologiques

L'effet des antioxydants s'explique par l'inhibition de l'oxydation des graisses des membranes cellulaires, à partir desquelles sont libérés des médiateurs puissants de l'inflammation, les prostaglandines (voir chapitre 2). L'effet est encore renforcé par l'adjonction d'**acides gras** qui apportent des substances à activité anti-inflammatoire comme l'acide gamma-linolénique (G.L.A.) que l'on trouve dans les huiles d'onagre et de bourrache et l'acide eicosapentaénoïque (E.P.A.) qui se trouve dans les poissons gras.

Les traitements classiques sont certes efficaces mais générateurs de radicaux libres. Si l'alimentation ne fournit pas suffisamment d'antioxydants, les phénomènes s'installent et chaque cure thérapeutique entretient un peu plus le phénomène d'inflammation et de destruction du cartilage. Il est impératif de maintenir des taux élevés d'antioxydants et principalement des **vitamines A (bêtacarotène), C** et **E.** Il paraît tout à fait judicieux de les prescrire en première intention ou de les associer avec les autres traitements.

Les poussées inflammatoires des *affections rhumatologiques* justifient d'une alimentation variée et équilibrée, tout en excluant provisoirement lait, laitages et céréales, puis d'une complémentation à l'aide de :
— acides gras oméga-3 et oméga-6 (voir chapitre 2)
— vitamines A, C et E
— acides aminés soufrés
— sélénium
— zinc.

*Les **huiles des poissons gras** (anchois, hareng, maquereau, sardine, saumon, thon, truite) et certaines huiles végétales (colza, lin, noix, soja...) font partie des **acides gras essentiels de type oméga-3**. Les huiles de tournesol, de maïs, de bourrache et d'onagre font partie des **oméga-6**.*

*Les **acides aminés soufrés** sont surtout présents dans ail, asperge, chou, fruits de mer, haricot, lait et laitages, œuf, oignon, poireau, poisson, viande (canard)...*

SIDA L'équilibre « radicaux libres-antioxydants » joue également un rôle central dans l'infection par le V.I.H. (**V**irus de l'**I**mmunodéficience **H**umaine) et l'évolution de la maladie.

RADICAUX LIBRES, ANTIOXYDANTS ET SIDA

Le virus augmente la quantité des radicaux libres produits. Parallèlement, le taux des antioxydants chez les patients infectés est inférieur à celui des personnes saines, même si leur alimentation est correcte. Ces deux phénomènes suggèrent que la nutrition peut freiner l'évolution de la maladie et qu'il est utile de surveiller le niveau des antioxydants apportés pour augmenter les réactions de défense. Plusieurs études confirment que les patients atteints n'ont pas suffisamment de **vitamine E**, de **caroténoïdes**, de **sélénium**, de **zinc** dans le sang. Le niveau de la **vitamine E**, le principal d'entre eux, diminue d'ailleurs avec la progression de la maladie.
— **La vitamine E** améliore les paramètres de l'immunité, en particulier le nombre des lymphocytes et l'activité des cellules tueuses (« naturel killers » ou N.K.). Elle favorise l'inhibition du virus tout en diminuant la toxicité de l'A.Z.T., un des médicaments de cette maladie.
Les antioxydants jouent un rôle indiscutable dans la non progres-

sion de la maladie, ils doivent être prescrits plus largement qu'ils ne le sont actuellement.

> *La **vitamine E** se trouve surtout dans **les huiles de germes de blé**, de tournesol, d'olive, de maïs, de colza..., le beurre, la margarine, les oléagineux (amande, noisette, noix, pistache...), les poissons gras, les légumes verts à feuilles (chou, persil...).*
>
> *Le **bêtacarotène** se trouve surtout dans les **végétaux** : **abricot**, brocoli, **carotte,** chou, épinard, feuilles vertes des salades, mangue, melon, mûre, myrtille, pamplemousse rose, papaye, pastèque, patate douce, piment rouge, potiron, **tomate**...*

VIEILLISSEMENT PATHOLOGIQUE

Il a depuis toujours fait beaucoup parler, écrire et proposer des solutions toutes plus miraculeuses les unes que les autres. Le système « radicaux libres-antioxydants » permet au moins de mieux comprendre ce phénomène et peut-être d'en retarder certains des symptômes. Les antioxydants en renforçant le dispositif de contrôle et d'élimination des radicaux libres, ralentissent ce processus de vieillissement et permettent de se protéger contre un grand nombre de désagréments, de les retarder voire même de les éviter.

CAUSES DU VIEILLISSEMENT

Il résulte principalement deux phénomènes intriqués : une incapacité très progressive des cellules à continuer à se multiplier correctement (ces opérations, qui jusque là se déroulaient normalement, laissent « passer » et se développer quelques cellules qui n'ont plus un patrimoine génétique strictement identique) ; certaines fonctions se mettent ainsi à subir quelques ratés ou un ralentissement. Avec l'âge, l'organisme a également tendance à fabriquer en moindre quantité les antioxydants qui protègent pourtant toutes ses cellules : une alimentation bien choisie peut en partie pallier cette défaillance.

> *L'espérance de vie augmente d'un trimestre par an. Les plus de 60 ans sont actuellement environ 17 millions, les nonagénaires autour de 500 000, les centenaires près de 10 000. D'après les calculs des statisticiens, les plus de 60 ans seront plus nombreux que les moins de 20 ans d'ici 2020.*

Quelques symptômes des personnes âgées

Le durcissement des vaisseaux par artériosclérose, la fonte musculaire, la baisse de la vision ou de l'audition, l'ostéoporose, le déclin physique et intellectuel... font partie de ce que vous pouvez malheureusement observer couramment en avançant en âge.

Radicaux libres, antioxydants et vieillissement

Vous pouvez dans certaines limites, moduler le vieillissement pour le moment inéluctable, en évitant au maximum les situations génératrices de trop de radicaux libres et en choisissant une alimentation riche en antioxydants. Cela permet à la fois de favoriser plus longtemps l'apparence physique, l'autonomie, les facultés intellectuelles, ce qu'on peut regrouper sous les termes de « bonne mine et bonne santé », tout en évitant ou en retardant certaines maladies qui vont presque inéluctablement apparaître.

— Les études réalisées récemment sur le statut nutritionnel des Français montrent que 100 % des personnes âgées sont carencées en **vitamine E**, qui est pourtant notre meilleur protecteur contre les radicaux libres.

— La baisse de tonus justifie la prescription de **vitamine C**, des **vitamines du groupe B**, de **magnésium**.

— Les troubles de la mémoire appellent d'abord des **vitamines du groupe B**.

— La déprime impose d'emblée les **vitamines B9 et B12**.

— La fonte musculaire appelle bien entendu des **protéines**.

— La diminution des réactions de défense impose la **vitamine C**, le **magnésium**, le **zinc**.

— La peau sèche doit privilégier des **acides gras essentiels** et du **zinc**.

— La chute des cheveux, les ongles cassants doivent inciter à la prescription d'**acides aminés soufrés**, de **vitamine B6** et de **zinc**.

Alimentation recommandée

Une nourriture variée et équilibrée, associée à une activité physique et intellectuelle, contribue tout particulièrement à leur santé. Mais la qualité de l'alimentation pourtant essentielle est parfois difficile à mettre en œuvre. Les personnes âgées ont souvent peu d'appétit, ce qui diminue la quantité globale des calories et des nutriments apportés. Elles éprouvent fréquemment des difficultés ou un manque d'envie pour faire les courses et la cuisine, parce qu'elles sont seules, qu'elles ont perdu une partie de leur autonomie, ou que leur dentition est défectueuse. Elles absorbent en outre fréquemment de nombreux médicaments qui génèrent des radicaux libres. Les risques d'ostéoporose et d'atrophie musculaire exigent pourtant un apport accru de calcium et de protéines : céréales, laitages, légumes secs, œufs, poisson, viande... auxquels il faut tout particulièrement veiller, d'autant que toutes les études concluent à des carences très généralisées. Leur statut nutritionnel devient incompatible avec l'équilibre que requiert la santé : leurs besoins nutritionnels sont augmentés contrairement à ce que l'on croit mais leurs apports en calories, nutriments, vitamines et minéraux diminuent régulièrement.

L'alimentation des *personnes âgées* demande à être variée et équilibrée et doit apporter :

— Des graisses poly-insaturées (huile de colza, de tournesol...), des acides gras de type oméga-3 (huiles de poissons...) et des graisses mono-insaturées (huile d'olive...) préférables aux graisses saturées (huile d'arachide, viandes grasses...). Un peu de beurre est probablement utile.

— Des sucres lents (pain, pâtes, pomme de terre, riz...), préférables aux sucres rapides (morceau de sucre, confiture, miel...) pourtant volontiers consommés.

— Certains acides aminés riches en soufre (cystéine, méthionine), utiles pour renforcer les taux de glutathion.

— Des protéines indispensables pour combattre la fonte musculaire.

— Certains oligo-éléments plus intéressants que d'autres : le magnésium, nécessaire voire indispensable à de nombreuses réactions chimiques de l'organisme, le calcium pour fabriquer ou ne pas perdre trop d'os, et bien sûr le sélénium et le zinc pour leur activité antioxydante.

— Les vitamines A, B, C, E... mais aussi la vitamine D qui aide à fixer le calcium.

— Des fibres, indispensables à la bonne santé de l'intestin, qui se trouvent dans de nombreux fruits et légumes.

DE FAÇON PRATIQUE

— Chaque repas doit apporter une des trois **graisses** bénéfiques : une noisette de beurre au petit déjeuner, de l'huile d'olive avec vos légumes à midi, un poisson « gras » (anchois, hareng, maquereau, sardine, saumon, thon...) trois soirs de la semaine, une salade avec de l'huile de colza les trois autres soirs.
— Les acides aminés **soufrés** sont surtout présents dans ail, asperge, chou, fruits de mer, haricot, lait et laitages, œuf, oignon, poireau, poisson, viande (canard)...
— La « **surprotéination** » peut se réaliser au petit déjeuner en incorporant un œuf trois fois par semaine, une viande froide ou du jambon maigre les trois autres jours, et en recourant plus largement aux céréales, il en existe à présent pour tous les goûts.

Beaucoup d'**autres maladies** sont à présent rapportées aux radicaux libres :
— acné
— alcoolisme
— cicatrisation
— fatigue
— problèmes de fertilité masculine
— fragilité capillaire et problèmes veineux
— hémorroïdes
— problèmes infectieux O.R.L. à répétition
— stress
— troubles de mémoire autres que Alzheimer
— ...

▶ Nous vous renvoyons, pour la prise en charge détaillée de plusieurs de ces maladies, à l'ouvrage *Santé au naturel et compléments alimentaires*, Éditions Marabout.

▶ Cette liste n'est bien sûr pas limitative car la santé résulte d'un bon équilibre entre la libération des radicaux libres et leur capture par les antioxydants. Comme ils interviennent dans la plupart des réactions de l'organisme, il devient inutile d'insister sur le rôle capital des **micro-nutriments**. La nécessité de recourir à des antioxydants tient beaucoup aux facteurs environnementaux qui augmentent la production des radicaux libres : alcool, consommation de viandes trop cuites, pollution atmosphérique ou industrielle, utilisation de pesticides, tabac, stress... L'impact d'une supplémentation n'est probablement pas plus important que l'évitement de ces situations « toxiques » ou la pratique d'une activité physique modérée et régulière. Il paraît donc indispensable de **surveiller** à la fois **son mode de vie** et **son alimentation**, ce qui peut parfois suffire, puis le plus souvent de **supplémenter**. Lorsque les connaissances scientifiques auront encore avancé, nous pourrons probablement intervenir au cœur de la maladie et être encore plus performants en fournissant des besoins totalement adaptés à chacun et à chaque cas.

Compte tenu de son affinité élevée pour les électrons libres, l'oxygène produit des radicaux réactifs et dangereux pour les cellules dont le rôle toxique est à présent bien démontré. Les potentiels antiradicalaires peuvent être débordés dans de nombreuses circonstances pathologiques et lors du vieillissement. Il semble actuellement judicieux et bénéfique d'intégrer et d'associer plusieurs antioxydants, actifs à des niveaux différents, pour traiter les multiples affections déclenchées par des radicaux certes libres, mais si toxiques.

Chapitre 2

Les choix nutritionnels

Une importance décisive

LES NUTRIMENTS

Le grand principe d'équilibre et de variété

L'homme puise dans l'alimentation l'énergie et les éléments nécessaires pour vivre, assumer ses fonctions physiologiques, se développer, réparer ses cellules, lutter contre la maladie. Cette couverture des besoins par des aliments bien choisis est essentielle au maintien de l'équilibre qui définit la « SANTÉ ».

• Trois groupes de **nutriments**, substances apportées par l'alimentation, participent à la bonne marche de l'organisme : les **SUCRES** qui fournissent l'énergie, les **GRAISSES** qui la stockent, les **PROTÉINES** qui permettent de fabriquer les muscles.

Ces trois groupes de nutriments absolument indispensables à la vie, ou macronutriments, ont besoin non seulement d'être apportés régulièrement, mais en quantités bien définies et équilibrées. Mal choisis, mal répartis ou en excès, ils peuvent générer des radicaux libres dont nous venons de voir l'action délétère. Leur choix est par conséquent décisif pour rester en bonne santé ou précipiter vers la maladie. Ces notions à présent bien connues ont fait l'objet de nombreux ouvrages auxquels nous vous renvoyons, et dont vous trouverez quelques titres dans la bibliographie. Nous insisterons uniquement sur quelques points qui nous paraissent essentiels.

• Quatre groupes de **micronutriments** (voir Lexique) contenus dans les aliments ou leurs dérivés sont eux aussi d'une extrême importance puisqu'ils participent à de multiples fonctions essentielles de l'organisme. Ils sont présents dans chacune de nos cellules en faibles quantités, d'où leur appellation, mais sont très précieux à la santé.

— Les **VITAMINES** sont tout simplement indispensables à la vie.
— Les **MINÉRAUX** sont nécessaires au bon fonctionnement de nos cellules, nos globules, nos os...
— Les **ACIDES GRAS** et les **ACIDES AMINÉS**, longtemps en retrait des précédents, ont vu leur intérêt augmenter avec les progrès scientifiques réalisés en matière de nutrition.
— Les **ANTIOXYDANTS**, éléments essentiels aux réactions de défense de l'organisme, se recrutent principalement parmi les fruits

et légumes, aliments particulièrement riches en **vitamines A, C, E** et en minéraux (**sélénium, zinc**).

L'alimentation courante en France associe un « trop plein calorique » (trop de calories, trop de mauvaises graisses, trop de sucres rapides...) à un « manque micronutritionnel ».

▶ L'alimentation-santé telle que nous la définissons doit veiller à deux impératifs principaux : bien choisir les nutriments de base en s'inspirant du modèle crétois ; apporter des quantités suffisantes de micronutriments à action antioxydante.

Au point qu'il devient possible d'affirmer : « **Dis-moi ce que tu manges, je te dirai comment tu vas aller.** »

Les sucres

La source d'énergie majeure

Il est difficile d'aborder l'alimentation-santé sans évoquer le double rôle essentiel joué par les sucres, qui peuvent être à la fois la meilleure et la pire des choses : la meilleure lorsqu'ils apportent à l'organisme l'énergie immédiatement disponible indispensable à son fonctionnement ; la pire lorsqu'ils sont l'élément déclenchant de la réaction d'oxydation, dont nous savons à présent les dégâts importants qu'elle occasionne à la membrane cellulaire et aux vaisseaux. Une meilleure connaissance des sucres, leur utilisation plus rationnelle sont vite décisives dans une perspective-santé.

Consommation de sucre en France par personne et par an

1860 = 6,4 kilos
1960 = 25 kilos
1990 = 35 kilos

Le glucose, le substrat énergétique majeur

250 à 300 grammes de sucres (glucides) doivent nous fournir chaque jour **la moitié de la ration énergétique** moyenne comprise actuellement autour de 2 000 à 2 500 calories. Le glucose est l'élément le plus connu et le plus important, car il est directement utilisé par de nombreux tissus de l'organisme (globules rouges, poumons, muscles, cerveau...). Le sucre raffiné représente plus de 10 à 15 % de la consommation globale des glucides, ce qui équivaut à 30-40 grammes, soit 6 à 8 morceaux de sucre, ce qui est encore trop. Les réserves en sucres de l'organisme sont très limitées, de l'ordre de 300 grammes, principalement situées dans le foie et les muscles. L'apport régulier des sucres est donc une nécessité pour l'organisme puisqu'ils sont utilisés en permanence et peu stockés. Le foie se charge de distribuer le glucose pour maintenir un taux constant dans le sang et éviter en particulier les variations brutales d'hypo (chiffres vers le bas) ou d'hyperglycémie (chiffres trop élevés). En l'absence de sucre, le foie se tourne vers les acides aminés des protéines pour tenter, coûte que coûte, de maintenir la glycémie constante et continuer à approvisionner le cerveau.

DES « BONS » ET DES « MAUVAIS » SUCRES

Les termes « sucres », « glucides », « hydrates de carbone », utilisés respectivement par le public, le corps médical, les nutritionnistes, désignent en fait tous trois un même groupe de composés essentiels à notre alimentation.
Selon leur structure chimique, nous pouvons distinguer des sucres **simples** ou **complexes** : le premier groupe est composé du glucose, du saccharose, du fructose, du lactose... le second comprend l'amidon, la cellulose...
Ces deux groupes de sucres ont une fonction principale, produire de l'énergie et de la chaleur. Les « sucres **simples** » ou « sucres **rapides** » ou encore « **mauvais** sucres » sont absorbés et utilisés très vite par l'organisme, stockés sous forme de graisses. Les « sucres **complexes** » ou « sucres **lents** » ou encore « **bons** sucres » nécessitent quelques étapes chimiques intermédiaires avant d'être utilisables par l'organisme. Ils fournissent une énergie à libération prolongée et évitent les à-coups glycémiques des sucres simples puisqu'ils mettent quatre à dix heures pour être digérés. Ils doivent être préférés aux premiers.

Vous trouvez les sucres ***rapides*** *dans l'alcool, les biscuits, les boissons gazeuses, les bonbons, la confiture, la farine blanche, la fécule de maïs, le flan, les flocons de maïs, les gâteaux, la gelée, le pain blanc, les pâtes, la pomme de terre, le riz blanc, le riz soufflé, le sirop, le sucre...*

Vous trouvez les sucres à ***absorption lente*** *surtout dans les fruits (banane), les légumes frais ou secs, les légumineuses (fève, haricot, lentille, pois), les céréales complètes (pain complet au levain, pain aux céréales), les féculents (pâtes, riz)...*

— Les **sucres naturels** des fruits sont globalement tous lents à l'exception des fruits secs et de la datte qui contiennent des sucres rapides. Mais lorsque ces derniers sont associés au même repas, ils se comportent comme des sucres lents.
→ Quelques fruits secs pris à votre petit déjeuner ont ainsi une excellente valeur nutritive et vont vous éviter le « coup de pompe » de 11 heures. Attention par contre à la poignée de raisins secs pris seuls en milieu d'après-midi car ils ne vont pas vous « caler » bien longtemps.

— Les sucres des légumes et les féculents sont « lents » à l'exception de la carotte et de la pomme de terre qui sont de « faux lents », c'est à dire qu'ils doivent être associés à d'autres aliments pour se comporter véritablement comme des sucres lents.

→ Attention donc à la carotte croquée à jeun dans le cadre d'un régime, c'est un sucre rapide à haut index glycémique (voir plus loin), une vraie catastrophe ! Il vous faut impérativement la consommer lors d'un repas.

→ Essayez d'introduire *un féculent* à *chaque repas.*

Teneur en calories de quelques aliments courants à base de sucres rapides ou lents :

— Une assiette de pâtes cuites (200 g)	**280**
— Un bol de riz cuit (200 g)	**220**
— Un bol de flocons d'avoine (50 g)	**175**
— Cinq biscuits sablés	**140**
— Une tranche de pain, beurre, confiture	**120**
— Un petit bol de muesli (30 g)	**100**
— Une tranche de pain blanc	**65**
— Une tranche de pain complet	**60**
— Une crêpe	**50**

Quelques équivalences :

— Une pomme = une cuiller à thé de sucre.
— Une orange = trois morceaux de sucre.
— Une tasse de chocolat au lait = six cuillers à thé de sucre.
— Un verre d'orangeade = cinq morceaux de sucre.
— Une crème glacée = six cuillers à thé de sucre.
— Une demi tablette de chocolat noir = six morceaux de sucre et une bonne cuiller à soupe d'huile.
— Une grande boîte de petits pois = huit morceaux de sucre.
— Une part de tarte aux pommes = douze cuillers à café de sucre.
— Une part de gâteau au chocolat = quinze cuillers à café de sucre.
— Un quart de litre de vin = dix morceaux de sucre.
— Un litre de Coca ou une baguette de pain blanc = vingt-cinq morceaux de sucre.
— Notons qu'un morceau de sucre apporte sept grammes.
— Un Européen consomme en sucres l'équivalent de vingt pommes par jour.

UNE NOUVELLE NOTION, L'INDEX GLYCÉMIQUE

La classification en sucres rapides et lents est une simplification abusive : les sucres simples des fruits élèvent peu la glycémie alors que le pain, pourtant composé d'amidon, l'élève beaucoup plus. Les bons et les mauvais sucres ne doivent donc plus se définir en fonction de la taille de la molécule qui les compose, mais du retentissement qu'ils ont sur la glycémie. C'est pourquoi les nutritionnistes préfèrent parler de sucres à pénétration brutale et de sucres à pénétration progressive, ce dont tient fidèlement compte une notion nouvelle, l'**index glycémique**.

Index glycémique des aliments : donné en %, dans un ordre décroissant, par rapport au glucose qui sert de référence et se situe à 100 %.

— **glucose**	**100 %**	— **Coca, pain, riz blanc**	**70**
— **carotte**	**90**	— **banane**	**60**
— **miel**	**87**	— **haricot sec, lait, orange, pâtes complètes, pomme**	**40**
— **corn-flakes, raisin**	**85**	— **haricot blanc ou rouge**	**35**
— **pomme de terre**	**80**		

Parmi les bas indices :
— **lentille = 30**
— **soja = 15**

— Vous comprenez ainsi pourquoi une tartine de pain avec du miel au petit déjeuner n'a pas la longue action rassasiante des céréales complètes aux fruits, et qu'un plat de pâtes ou de lentilles pris au déjeuner vous permettent beaucoup mieux qu'un sandwich préparé avec du pain blanc de passer l'après-midi sans un petit creux inévitable vers 16 heures.

▶ Vous devez, si vous êtes sujet ou prédisposé à des problèmes cardio-vasculaires, non seulement faire attention aux sucres, mais également à présent vérifier leur index glycémique, et bien entendu éviter ceux qui ont l'index le plus élevé.

EN PRATIQUE
— Évitez de rajouter du sucre à votre alimentation : dans vos céréales, sur un pamplemousse, dans un yaourt ou un fromage blanc…
— Sucrez avec un peu de miel, composé lui aussi de sucres rapides, mais de fructose, ce qui est quand même mieux.
— Diminuez votre consommation de café pour ainsi limiter votre consommation de sucre.
— Évitez les aliments très sucrés : alcool, bonbon, chocolat, confiture, fruit au sirop, glace, miel, pâte de fruit, pâtisserie, sirop…
— Tenez compte dans vos choix de l'index glycémique des aliments.

Les fibres

Les composants-santé du transit intestinal

L'alimentation moderne a perdu une bonne part des nutriments pourtant essentiels à la bonne santé, et elle est en particulier actuellement relativement pauvre en fibres. Longtemps considérés comme des déchets alimentaires sans intérêt, leur rôle protecteur contre les maladies graves du côlon est régulièrement évoqué mais n'est pas absolument certain. La bonne santé des intestins et par conséquent de nous tous semble toutefois pouvoir être rattachée à une alimentation riche en fibres.

Définition

Les fibres constituent un groupe extrêmement varié de substances d'origine végétale, présentes en quantité dans l'intestin. Elles ne sont ni digérées, ni absorbées chez l'homme. Elles subissent néanmoins une fermentation par la flore du côlon, ce qui entraîne à la fois une augmentation du volume des selles mais également de la quantité des gaz. Elles sont extrêmement importantes puisqu'elles participent activement à la santé du côlon et par conséquent à la santé tout court. Leur mode d'action, leur efficacité, leur tolérance sont liés à leur caractère soluble ou insoluble et à leur fermentation plus ou moins importante dans le côlon.

Deux sortes de fibres

Les fibres alimentaires sont classées en fonction de leur consistance et leur solubilité.

— La **pectine** est une fibre tendre, soluble, doucement laxative, bien supportée, même par les intestins sensibles. Elle forme dans le tube digestif un gel épais et visqueux qui englue les aliments, empêche ou freine l'absorption des graisses (cholestérol), des sucres, des protéines mais aussi des micronutriments (calcium, fer, magnésium...) qui sont en partie éliminés dans les selles et doivent par conséquent être compensés par l'alimentation. La pectine se trouve en bonnes quantités dans la pomme ou la courgette.

— La **cellulose** et surtout la lignine sont des fibres dures. Elles sont insolubles, plus lentement dégradées par les bactéries du côlon qui ne possèdent pas l'enzyme capable de les attaquer. Elles se gorgent peu d'eau, fermentent moins bien, sont relativement irritantes pour l'intestin. La cellulose se trouve dans le son des céréales, les légumes secs, dans les fruits et légumes. Nous digérons plus facilement certaines formes d'hémi-cellulose des parties tendres des salades. les jeunes pousses, moins riches en lignine que les plus âgées, sont moins irritantes.

▶ Les aliments riches en fibres dures doivent être parfaitement cuits. Vous devez également les mastiquer longuement pour les imprégner au maximum de salive, et faciliter ainsi au mieux leur digestibilité.

Comment apporter la quantité nécessaire de fibres

▶ Vous pouvez au choix faire appel chaque jour, seuls ou en association, à : deux cuillers à soupe de son, quatre tranches de pain complet, trois cuillers à soupe de germes de blé, une tasse de légumineuses cuites, une barquette de framboises, cinq pruneaux cuits, trois dattes ou abricots secs, deux fruits frais, trois légumes.

▶ Vous devez veiller à boire suffisamment car les fibres absorbent beaucoup d'eau.

Teneur en fibres des légumes (en grammes pour 100 grammes) :

haricot blanc cuit	8	**brocoli, carotte, céleri, cresson, endive, poireau**	2,5
petit pois	6	**artichaut, aubergine, oignon**	2
céleri rave	5		
salsifis	4		
avocat, chou, épinard, fenouil, haricot vert, oseille	3		

Teneur en fibres des fruits (en grammes pour 100 grammes) :

figue sèche	9	**cassis, groseille**	4,5
abricot sec, datte	8	**noisette**	3,5
framboise, pruneau	7,5	**banane, fraise, kaki, kiwi, orange, pomme**	2,5
fruit de la passion, myrtille	7	**les autres fruits**	0,5-2
noix	6		

Teneur en fibres des céréales (en grammes pour 100 grammes) :

son	45	**pain de campagne**	5
pain complet	8,5	**riz brun**	4
flocons d'avoine	7	**corn-flakes**	3
maïs en grains	6	**pain blanc**	2,5

Les céréales

La grande source de sucres lents

Elles ont toujours représenté, depuis les époques les plus reculées, dans toutes les civilisations, sur tous les continents, la base de l'alimentation : le blé en Occident, le riz en Extrême-Orient, le maïs en Amérique. Après une longue période de disette, les céréales ont été redécouvertes depuis quelques années, d'abord par les adeptes des « médecines naturelles », puis progressivement par l'ensemble du public.

Importance des céréales dans l'alimentation

Les céréales complètes présentent un double avantage, qui leur a permis ce « retour » irrésistible dans nos assiettes : elles sont constituées pour l'essentiel de sucres lents, ce qui diminue d'autant les apports en sucres rapides tout à fait néfastes pour la santé; elles réduisent par leur effet rassasiant le recours à d'autres aliments plus riches en graisses, ce qui est un bénéfice indirect non négligeable.

Composition

— Elles contiennent en moyenne 70 % de glucides, principalement de l'amidon, qui en raison de sa structure chimique, est absorbé plus progressivement dans le sang que le glucose.
— Elles contiennent 10 % de protéines, de moins bonne qualité que les protéines animales (laitages, viandes) car elles sont dépourvues d'un acide aminé essentiel et indispensable, la lysine. Elles ne contiennent pas non plus un autre acide aminé essentiel, la méthionine, que possèdent par contre les légumineuses. Une nourriture à base exclusive de céréales ne permet pas la vie, l'association avec d'autres sources de protéines (laitages, légumes secs ou verts, oléagineux...) est une nécessité absolue.
— Elles contiennent peu de graisses (3 %), concentrées dans le germe.
— Elles contiennent des sels minéraux, des oligo-éléments et les vitamines B et E, mais les opérations de mouture effectuées afin d'éviter le rancissement de la farine emportent la plupart de ces éléments pourtant indispensables à la santé. → C'est la raison pour laquelle nous vous recommandons de recourir aux céréales complètes qui ne subissent pas cette « mutilation » nutritionnelle.

Propriétés

Elles sont, pour ce qui nous concerne, surtout intéressantes par leur action protectrice au niveau du côlon. Elles contiennent des fibres, dont nous ne pouvons malheureusement pas profiter, car nous ne possédons pas, contrairement aux ruminants, la clé de leur utilisation. Elles représentent néanmoins un lest formidablement important qui régule le volume des selles et augmente leur fonction de détoxification.

Teneur en fibres des céréales (en grammes pour 100 grammes) :

son	45	**pain de campagne**	5
pain complet	8,5	**riz brun**	4
flocons d'avoine	7	**corn-flakes**	3
maïs en grains	6	**pain blanc**	2,5

Inconvénients

Les céréales, surtout lorsqu'elles sont complètes, sont parfois difficiles à digérer et souvent irritantes pour les intestins sensibles, responsables alors de flatulences et de ballonnements.
Vous devez les introduire très progressivement dans l'alimentation et tenir compte des associations.

Associations

Les céréales se marient bien avec les légumes verts et secs, les huiles, les graisses. Elles s'associent beaucoup moins bien avec les protéines car elles provoquent une diminution de l'acidité gastrique, ce qui freine la digestion.
— Vous pouvez associer du riz et des légumes, comme le font les restaurants chinois.
— Vous pouvez associer des pâtes et des pois chiches, c'est calorique mais ça passe !
— Des pâtes à la bolognaise sont déjà beaucoup moins digestes.
— De la charcuterie, des pâtes, de la viande, du fromage au même repas sont un non-sens nutritionnel.

À PROPOS DES CÉRÉALES : QUELQUES RECOMMANDATIONS

— Les sucres doivent constituer la moitié des apports caloriques quotidiens, ils gagnent à être surtout « lents » et naturels.
— Les céréales complètes sont indispensables à votre équilibre alimentaire.
— Prenez des céréales au moins au petit déjeuner (muesli).
— Évitez de consommer uniquement des farines blanches (baguette).
— Ajoutez du pain complet au levain à un de vos trois repas.
— N'éliminez surtout pas les féculents de votre alimentation.
— Utilisez du riz complet une fois par semaine.
— N'oubliez pas la semoule de temps à autre.
— Pensez au maïs plus souvent.
— Mangez une fois par semaine des légumineuses (voir chapitre 4).

Les graisses

La source des acides gras « essentiels »

Les graisses sont considérées par beaucoup, surtout les dames, comme L'ENNEMI PUBLIC NUMÉRO UN. Elles ne méritent pas un jugement aussi sévère car, si elles sont effectivement très caloriques et parfois dangereuses, certaines d'entre elles sont tout à fait bénéfiques pour la santé et constituent même des substances essentielles au bon fonctionnement de l'organisme. Elles participent à l'architecture des structures vivantes, servent de réserve d'énergie, font partie des messagers chimiques et des hormones : la vie est d'ailleurs impossible sans elles. Mais il existe comme pour les sucres, des « bonnes » et des « mauvaises » graisses. Notons d'emblée, nous y reviendrons plus loin, qu'il est totalement faux de considérer que les graisses végétales sont bonnes pour la santé et que les graisses animales sont mauvaises : les huiles de coprah et de palme très riches en acides gras saturés sont à proscrire, les poissons dits « gras » figurent parmi les meilleurs **aliments-santé**.

DES ÉLÉMENTS TRÈS NUTRITIFS MAIS FORT UTILES

Les graisses sont un élément important de l'organisme à la fois en quantité et en qualité. Elles sont c'est vrai très caloriques et doivent être surveillées lors d'un régime amaigrissant. Elles jouent en effet un rôle énergétique majeur puisqu'elles apportent à poids égal deux fois plus de calories que les sucres ou les protéines (un gramme de graisses = neuf calories alors qu'un gramme de sucres ou de protéines = quatre calories). Elles sont un matériau de base destiné à faciliter le stockage d'énergie sous un minimum de place. Quinze pour cent du poids du corps est constitué de graisses qui servent à cimenter les organes et les maintenir en place. Elles permettent de conserver la chaleur corporelle et d'éviter les écarts brutaux de température. Elles sont indispensables au développement du cerveau et en particulier à sa maturation. Leur apport doit être suffisant pendant la grossesse, l'allaitement, la première enfance. Les laits second âge sont enrichis en cholestérol, dans l'intérêt des enfants.

▶ Supprimer les graisses constituerait une erreur grossière car elles apportent une grande partie des acides gras et vitamines dont le corps a un besoin absolu pour se construire et rester en bonne santé. Elles sont en particulier la source principale des **acides gras essentiels** que l'organisme ne sait pas synthétiser. Elles assurent en outre l'absorption des vitamines A, E, D, K dites liposolubles (solubles dans les graisses), dont nous allons voir l'importance plus loin.

Consommation des graisses

— L'apport des graisses est actuellement trop important globalement, autour de 40 % de la ration alimentaire (au lieu des 30 % conseillés), et il ne respecte plus les proportions idéales : 25 % d'acides gras saturés, 50 % d'acides gras mono-insaturés, 25 % d'acides gras poly-insaturés. Les 60 à 80 grammes de graisses nécessaires chaque jour représentent déjà l'équivalent de huit cuillers à soupe d'huile ou de dix cuillers à café de beurre, mais la consommation moyenne est bien plus importante comprise entre 110 et 140 grammes. Les disparités sont d'ailleurs importantes d'une région à l'autre, le Nord consomme plus de graisses que le Sud.

→ Réduire les apports de graisses et d'acides gras saturés tout en consommant davantage de fruits, de légumes, de légumineuses, de pain, de poisson est une mesure extrêmement profitable au coronarien.

Teneur en calories de quelques aliments gras courants :

— une demi-tasse de mayonnaise (50 grammes)	**360**
— une barre de chocolat	**250**
— une cuiller à soupe d'huile	**135**
— une cuiller à café de beurre	**50**

Les graisses cachées

Elles représentent les deux tiers de notre ration en graisses alors que nous avons surtout pour habitude d'éviter les graisses visibles (beurre, huile...). Elles font partie intégrante de nombreux aliments (fromage, lait, œuf, oléagineux, viande...) ou sont incorporées lors de la préparation des plats (biscuits, pâtisseries, prêts à consommer...). La grande majorité d'entre elles sont apportées par les viennoiseries depuis que la modification des habitudes alimentaires a réduit la consommation de viande.

LE CHOLESTÉROL Aucun produit ne justifie d'une aussi mauvaise réputation, à part peut-être le tabac. Il n'est pourtant responsable « que » du 1/5e des accidents cardiaques, ce qui le place loin derrière les autres « facteurs de risques ». Le traitement des chiffres élevés de cholestérol est une condition nécessaire mais pas suffisante à une bonne santé, des mesures alimentaires inspirées du modèle crétois (huile d'olive, céréales, fruits, légumes, poisson, un verre de vin par jour...) sont indispensables.

Rôle du cholestérol

Il conviendrait plus exactement de parler des rôles du cholestérol, tellement il intervient sur de nombreuses fonctions importantes de l'organisme : il est indispensable à la chimie du cerveau ; il est nécessaire à la formation des hormones sexuelles et surrénaliennes, participant ainsi à la reproduction et aux défenses immunitaires ; il est fort utile à la fabrication de la vitamine D, dont on connaît l'implication dans la fixation du calcium et par conséquent la minéralisation osseuse ; il est indispensable à la croissance du nourrisson, le lait maternel en contient d'ailleurs plus que le lait de vache ; il intervient dans la fabrication de la bile, substance essentielle à la digestion des graisses...

▶ C'est donc uniquement s'il est élevé ou si existent d'autres facteurs de risques cardio-vasculaires que vous devez vous méfier du cholestérol alimentaire.

Bon et mauvais cholestérol ?

Pour pouvoir circuler dans le sang, le cholestérol a besoin d'un transporteur car comme toutes les graisses il est insoluble. Il bénéficie de deux systèmes différents de transport, qui ont permis de dégager les notions de « bon » et de « mauvais » cholestérol. Le bon, c'est l'H.D.L. qui effectue un travail de ramoneur efficace et indispensable, en ramenant vers le foie le cholestérol en excès pour l'éliminer sous forme d'acides biliaires. Il a la propriété de ne pas se déposer sur la paroi des artères. Le « mauvais », c'est le L.D.L. qui effectue un travail de distributeur en apportant aux organes le cholestérol fabriqué par le foie. Il a tendance, lorsqu'il est en excès dans l'alimentation, à se fixer sur les vaisseaux, rétrécir leur diamètre, et créer les conditions propices à un caillot.

> *La surveillance du cholestérol, normalement compris entre 2,2 et 2,6 gramme par litre, se fait à l'aide d'une prise de sang comprenant également les dosages des H.D.L. (normalement supérieur à 0,40 gramme par litre) et L.D.L. (normalement inférieur à 1,7 gramme par litre), car le pronostic cardio-vasculaire dépend en grande partie d'eux. Les chiffres du cholestérol total augmentent de 0,1 gramme par litre par décennie. A partir de 70 ans, ils diminuent mais davantage chez les hommes que chez les femmes.*

GRAISSES, CHOLESTÉROL ET MORTALITÉ CARDIO-VASCULAIRE

Nous sommes à présent tout à fait sûr qu'il existe un rapport indiscutable entre des chiffres élevés du cholestérol et la mortalité coronaire. Les graisses et le cholestérol constituent un facteur de risque cardio-vasculaire essentiel : elles favorisent les dépôts sur les vaisseaux, ce qui diminue leur calibre par athérosclérose, et augmente d'autant le travail du cœur ; elles favorisent les caillots avec les risques d'accident vasculaire cérébral et d'infarctus du myocarde.

Contrairement à ce que l'on imagine, ce n'est pas le cholestérol alimentaire qui élève prioritairement le cholestérol sanguin mais les excès d'acides gras saturés (protéines animales), d'alcool et de sucre. Prétendre éliminer les risques cardio-vasculaires par un régime sans graisse ou sans cholestérol est donc excessif… surtout chez les bien portants.

Après 70 ans les chiffres du cholestérol ont peu à voir avec la mortalité puisque les causes les plus fréquentes ne sont ni l'infarctus, ni l'accident vasculaire cérébral mais le vieillissement (valvules, insuffisance cardiaque, troubles du rythme). Il convient simplement de s'assurer que l'alimentation est correcte et variée plutôt que de la limiter par des mesures finalement sans incidence directe sur le risque vasculaire. Il ne faut pas être trop restrictif à cet âge : un écart peut même être encouragé de temps en temps !

Quantité de cholestérol contenu dans quelques aliments courants (en mg) :

- **100 grammes de rognons 400**
- **100 g de foie 350**
- **un œuf 300**
- **100 g de caviar 300**
- **100 g de crabe 125**
- **un steak 100**
- **une part de poisson 80**
- **une part de camembert 30**
- **une noix de beurre 25**
- **une noisette de beurre .. 10**
- **une tasse de lait demi-écrémé 5**
- **une cuiller à soupe d'huile 0,2**

— La consommation de 500 mg de cholestérol par jour ne présente aucun danger.

▶ Nous avons insisté sur le rôle minime du cholestérol alimentaire dans l'augmentation des chiffres du cholestérol sanguin. Il n'y a en général pas de raison de supprimer de l'alimentation un groupe d'aliments qui en contiendraient raisonnablement.

▶ La consommation journalière moyenne de beurre (25 g) ne représente qu'une fraction très faible de l'apport de cholestérol alors qu'elle apporte le quart de la part de vitamine A : ce n'est pas le cholestérol du beurre qui est dangereux, ce sont ses acides gras saturés. Une publicité qui vous vanterait un beurre sans cholestérol ne présenterait en fait que peu d'intérêt.

Nous sommes à un tournant dans la prise en charge des problèmes cardio-vasculaires. Alors qu'elle n'intervenait jusqu'à présent qu'en complément des médicaments destinés à baisser les chiffres du cholestérol, l'option diététique inspirée du modèle crétois, affinée par les antioxydants, prend une toute nouvelle dimension et représente actuellement quasiment la base du traitement.

LES ACIDES GRAS DITS « ESSENTIELS »

L'huile de foie de morue est utilisée de façon empirique depuis fort longtemps à la fois contre le rachitisme bien sûr mais également contre les problèmes de peau. C'est dans les années 1930 qu'est fait le rapprochement entre l'apparition de certains eczémas et un déficit en acides gras dits « **essentiels** », appelés d'ailleurs dans un premier temps « **vitamines F** ». Ces substances sont en effet vitales pour l'organisme qui ne sait pas les fabriquer. Mais comme elles doivent être apportées en grandes quantités, contrairement à une vitamine, cette dénomination a été abandonnée. Elle a eu toutefois le mérite de souligner l'importance de ce groupe de corps gras.

RÔLE DES ACIDES GRAS ESSENTIELS

Ils interviennent sur l'équilibre du système nerveux, la qualité de la peau et des phanères (cheveux, ongles), la régulation hormonale et métabolique (diabète, cholestérol...), la sexualité, la circulation du sang (action fluidifiante grâce à un rôle anti-agrégant sur les plaquettes). L'absence des acides gras essentiels, observée chez des malades de réanimation nourris par voie intraveineuse ou chez des

nouveau-nés alimentés exclusivement avec du lait de vache, est responsable de troubles de la croissance ou de manifestations cutanées parfois graves.
Lorsque les acides gras des cellules sont endommagés par les radicaux libres, les membranes se flétrissent avec pour premier symptôme clinique, une peau sèche et terne. L'apport d'antioxydants au moyen de fruits et de légumes, et d'acides gras de bonne qualité (par exemple de la bourrache), sont deux mesures vite efficaces pour récupérer une belle peau.

Des « bonnes » et des « mauvaises » graisses

Il existe schématiquement, comme pour les sucres et le cholestérol, de « **mauvais** » acides gras dits « **saturés** », responsables de nombreux problèmes de santé, de « **bons** » acides gras dits « **insaturés** », qui ont une action protectrice.
De façon plus exacte, les graisses sont réparties en quatre groupes :
• Les **acides gras saturés**.
• Les **acides mono-insaturés** (encore appelés oméga-9 car leur unique double liaison est située sur le 9e carbone de leur molécule).
• Les **acides poly-insaturés oméga-6** (indiquant la place d'une double liaison chimique sur le 6e carbone de l'acide gras qui en contient entre 4 et 26).
• Les **acides poly-insaturés oméga-3** (indiquant la place d'une double liaison chimique sur le 3e carbone de l'acide gras).

▶ Une bonne alimentation doit contenir un quart d'acides gras saturés, la moitié d'acides gras mono-insaturés, un quart d'acides gras poly-insaturés… ce que fait naturellement le régime crétois sans qu'il soit nécessaire d'effectuer de savants calculs.

Un équilibre indispensable

Deux acides gras sont « essentiels » : l'**acide linoléique** chef de file des oméga-6, l'**acide linolénique** chef de file des oméga-3. Ils doivent être présents en quantité suffisante puisque tous les autres acides gras en dérivent. Si l'alimentation apporte une trop grande quantité de l'un de ces acides gras, sa transformation va se faire au détriment de l'autre. On a longtemps pensé que l'acide linoléique était le meilleur puisqu'il diminuait à la fois l'agrégation des plaquettes, prévenant ainsi les caillots (thromboses) dans les vaisseaux et les chiffres du cholestérol. On sait à présent que c'est l'équilibre entre les deux et l'apport conjoint d'acide linolénique, présent par exemple dans l'huile de colza, qui est important.

→ L'huile de tournesol est très bonne pour la santé à condition de ne pas en faire la source exclusive des graisses. Dès qu'elle est seule ou en excès, elle favorise la voie des oméga-6, ce qui entraîne une surproduction de substances pro-agrégantes et augmente le risque de thrombose vasculaire. L'huile de tournesol n'est donc pas mauvaise, c'est seulement son excès qui l'est, en empêchant le passage vers les oméga-3. Elle est tout à fait INDISPENSABLE... mais en petites quantités.

LES ACIDES GRAS SATURÉS

Ils possèdent un rôle purement énergétique apportant beaucoup de calories sous un faible volume. En France, ces acides gras d'origine principalement animale, au rôle athérogène avéré (dépôt de plaques d'athérome sur la paroi des vaisseaux), sont très prisés puisque leur consommation représente près de la moitié des graisses absorbées. Ils favorisent le surpoids et l'apparition du diabète, ils augmentent les chiffres du cholestérol et des triglycérides, ils élèvent la fréquence des maladies cardio-vasculaires (athérome, agrégation plaquettaire, thrombose...), ils interviennent dans les phénomènes inflammatoires et probablement dans certains cancers (une alimentation riche en graisses saturées favoriserait la prolifération et le volume des tumeurs du sein).

→ D'une manière générale, nous devons considérer les graisses saturées comme des ennemies et nous en passer car elles favorisent les maladies cardio-vasculaires et certains cancers.

Les principales sources d'acides gras saturés :
Vous les trouvez surtout dans :
— Le beurre, la crème fraîche, les graisses animales (lard...).
— La mayonnaise, les sauces à base de beurre.
— La charcuterie (pâté de porc, rillettes, saucisse, saucisson...).
— Les huiles d'arachide et de palme.
— Les fritures, la Végétaline®.
— Le fromage et les produits laitiers.
— La noix de coco.
— Les pâtisseries et viennoiseries, le chocolat, les crèmes glacées.
— Certaines viandes (cervelle, côtes d'agneau et de mouton, entrecôtes, peau des volailles...).

Les Esquimaux et les Japonais mangent certes du poisson mais ils consomment peu de graisses saturées, ce qui intervient également pour une part importante dans la protection cardio-vasculaire. Certains chercheurs vont même jusqu'à penser que les graisses saturées sont plus dangereuses pour le cœur que le poisson n'est bénéfique.

• **Le beurre**

S'il a des défauts, en particulier sa concentration en acides gras saturés (55 %), il n'en possède pas moins certaines qualités : il est riche en vitamine A (950 mcg pour 100 grammes) et surtout en bêtacarotène dont il est une des principales sources alimentaires. Ce serait une erreur d'interdire totalement le beurre.

→ Mais il doit être mangé CRU pour deux raisons fort différentes : le bêtacarotène est détruit lors de la cuisson, le beurre est très indigeste lorsqu'il est cuit.

• **La margarine**

Considérée autrefois comme l'archétype des produits-santé, elle n'a pas d'intérêt particulier en dehors du fait qu'elle apporte très peu de vitamine A (mais trois fois moins que le beurre) et un peu de vitamine E.

→ Si vous avez des problèmes de cholestérol, choisissez de préférence les pâtes à tartiner riches en oméga-3, type « Primevère® » ou Omégaline®...

LES ACIDES GRAS MONO-INSATURÉS (A.G.M.I.)

A la différence des acides gras saturés, les acides gras mono-insaturés ont une action intéressante sur la santé : ils interviennent de façon bénéfique dans le métabolisme du cholestérol, ils aident la vésicule à se débarrasser du cholestérol en excès, ils sont protecteurs des maladies cardio-vasculaires.

Leur chef de file est l'acide oléique, dont la source principale est l'huile d'olive, mais on trouve également ces acides gras mono-insaturés dans l'huile de colza, l'amande, l'avocat, le confit de canard et d'oie, le foie gras, la noisette, la noix de Macadamia, la volaille et même le porc.

La structure chimique des acides gras leur donne leur nom de famille : ils sont mono-insaturés si un bras du squelette de carbone de leur molécule est libre, ils sont poly-insaturés si plusieurs bras sont libres.

— Les huiles d'olive et de colza ont une composition qui se rapproche de celle des foies gras. Ces trois corps gras se caractérisent par une richesse en acide oléique, une faible concentration en acide linoléique. L'huile d'olive ne contient pas suffisamment d'acide linolénique que les crétois trouvent dans la noix, le pourpier et les escargots… Il y a beaucoup plus d'acide linolénique dans le colza que dans l'huile d'olive.

Les acides gras poly-insaturés (A.G.P.I.)

Ce sont les plus importants puisque deux d'entre eux sont essentiels et plusieurs sont indispensables : l'acide linolé**i**que, qui se trouve principalement dans les huiles végétales (maïs, pépins de raisin, tournesol…) fait partie des oméga-6, l'acide linolé**n**ique qui se trouve principalement dans les huiles de poissons gras (anchois, hareng, maquereau, sardine, saumon, thon, truite), et certaines huiles végétales (colza, lin, noix, soja…) fait partie des oméga-3.

Rôle des A.G.P.I.

Ils jouent un rôle fondamental dans la construction et le fonctionnement des cellules dont ils constituent une grande partie de la membrane, assurant même son étanchéité et ses échanges avec l'extérieur et les cellules voisines. Ils sont le maillon faible, la cible qu'attaquent les radicaux libres lors du « stress oxydatif ».
Ils interviennent dans le métabolisme des graisses en diminuant les chiffres du cholestérol et des triglycérides, en améliorant favorablement le rapport entre le bon (H.D.L.) et le mauvais (L.D.L.) ; Ils stimulent les défenses de l'organisme ; ils nourrissent la peau, lui donnant un meilleur aspect, et réparant les tissus ; ils aident les cellules nerveuses, en fabriquant la lécithine et la myéline, gaine isolante de la fibre nerveuse ; ils améliorent l'apprentissage et la mémoire, participent à la qualité de la vision ; ils préviennent enfin les maladies cardio-vasculaires et le cancer, ce qui leur vaut de figurer en très bonne place parmi les aliments-santé.

— Les **acides gras poly-insaturés oméga-6**, dont le chef de file est l'acide linoléique, se trouvent dans les huiles (arachide, colza, maïs, noix, pépins de raisins, soja+, tournesol++), les germes de céréales (blé)… L'excès de ces graisses serait toxique pour l'organisme au plan cardio-vasculaire, favoriserait la survenue de certains cancers.

— Les **acides gras poly-insaturés oméga-3** dont le chef de file est l'acide alpha-linolénique se trouvent surtout dans les poissons gras (anchois, anguille, hareng, maquereau, sardine, saumon, thon) mais aussi dans les huiles (colza, lin, noix, soja), les fromages de brebis ou de chèvre, les légumineuses (soja), les oléagineux (noisette, noix), le pourpier… Ils seraient apportés de façon insuffisante (150 à 200 mg par jour alors qu'il faudrait entre 750 mg et 1,25 gramme) alors qu'ils protègent l'organisme contre nombre de maladies principalement cardio-vasculaires par une action anti-thrombose et une amélioration de la circulation. C'est l'acide linolénique qui aurait un effet anti-cancéreux.

Dès 1960, il a été constaté que les Esquimaux, grâce à une alimentation riche en poisson (400 grammes par jour) et en viande de phoque et de baleine avaient une faible mortalité coronaire.
Il a été calculé récemment que la prise d'un gramme d'oméga-3 par jour pourrait sauver chez nous vingt vies pour mille patients traités. Ces chiffres seraient encore améliorés par la supplémentation de 300 mg par jour de vitamine E.

▶ Un conseil s'impose : vous devez augmenter votre consommation de poissons gras. Vous pouvez le faire déjà très simplement au moyen d'une boîte de sardines à l'huile d'olive vierge extra ou d'une boîte de thon ou de maquereau par semaine.

— La Lyon Diet Heart Study du professeur Renaud de l'Inserm vient de publier récemment un complément d'information aux premières études de 1994 : un régime méditerranéen prescrit dans les suites d'un premier infarctus du myocarde, permet de diminuer d'environ 70 % la survenue d'événements cardio-vasculaires et des décès d'origine cardiaque. Ces effets protecteurs ne sont ni liés aux concentrations sériques du cholestérol total, ni aux L.D.L. (mauvais cholestérol), ni aux H.D.L. (bon cholestérol) mais à des modifications des taux sériques en acides gras : augmentation des oméga-3 et de l'acide oléique, diminution de l'acide linolénique.
— Une autre étude de prévention secondaire a montré que le rapport entre les acides gras oméga-3 et oméga-6 devait être de un sur

cinq pour offrir une protection cardio-vasculaire optimale. Comme les oméga-6 augmenteraient le risque de cancer et les oméga-3 le diminueraient, la double nécessité de ne pas proposer une source exclusive d'huiles se confirme.

→ C'est une fois encore l'alimentation variée qui fait la santé, notion sur laquelle il nous semble très important d'insister.

A PROPOS DES GRAISSES : QUELQUES CONSEILS PRATIQUES

— Faites attention à l'ensemble des graisses saturées : charcuteries, fromages, laitages, pâtisseries, viandes grasses (agneau, mouton, porc).

— Utilisez surtout les huiles d'olive et de colza, en ajoutant de temps en temps de l'huile de tournesol ou une autre huile végétale de votre choix.

— Mangez un peu de beurre cru.

— Recourez aux pâtes à tartiner type Primevère® ou Omégaline®, plutôt qu'à la margarine.

— Choisissez votre lait totalement écrémé.

— Préférez les fromages de brebis ou de chèvre.

— Mangez des poissons gras, trois fois par semaine (anguille, flétan, hareng, maquereau, rouget, sardine, saumon, sprat, thon, truite, turbot...).

— Faites vous plaisir sans culpabiliser, avec une tranche de foie gras de temps en temps.

L'huile

Un aliment-santé à réhabiliter

Après avoir été mise à l'écart en raison de sa richesse calorique, l'huile ou plus exactement les huiles font un retour en force grâce à leurs qualités non seulement nutritionnelles mais également thérapeutiques. Les huiles végétales sont en effet nombreuses et fort différentes les unes des autres. La graine d'origine et le mode de fabrication entraînent de grosses variations dans leurs compositions, leurs utilisations... et leur intérêt. Les quatre « grandes », les huiles d'arachide, de maïs, d'olive et de tournesol monopolisent 80 % du marché. L'huile est une graisse très visible dont l'absorption ne passe guère inaperçue, ce qui fait que les quantités habituellement consommées sont faibles. Trente grammes par jour, soit trois cuillers à soupe, représentent une dose moyenne bénéfique. L'huile ne doit en aucun cas être supprimée totalement de l'alimentation.

Caractéristiques des huiles

Toutes les huiles ont des propriétés nutritionnelles différentes mais la même valeur calorique : elles contiennent 100 % de graisses, il n'y a pas d'huile plus « légère » qu'une autre ; elles renferment peu de minéraux ; elles contiennent les vitamines liposolubles (A, D, E, K) et les acides gras essentiels ; elles ne contiennent ni protéines, ni sucres ; aucune d'entre elles ne renferme les proportions idéales des différents acides gras, ce qui va imposer nécessairement de faire des mélanges ; plus une huile est insaturée, plus elle est fragile, moins elle se conserve, plus elle est chère...

Choix de l'huile

Les huiles vierges de *première pression à froid* sont toujours préférables, à condition qu'elles soient d'origine « bio », car elles ne contiennent que des acides gras de bonne qualité nutritive et sont vides de toute substance chimique produite ou ajoutée lors de la fabrication. Elles présentent trois inconvénients : elles sont beaucoup plus chères ; elles ne doivent pas être chauffées ; elles demandent à être conservées au froid et à l'abri de la lumière, car sinon elles rancissent. Mais c'est ainsi qu'elles dispensent le mieux leurs bienfaits et leurs saveurs.

A PROPOS DE L'HUILE : QUELQUES CONSEILS PRATIQUES

— Donnez la préférence aux huiles de première pression à froid. Vérifiez bien sur l'étiquette, les mentions « première pression à froid » ou « extra-vierge ».

— Choisissez une bouteille foncée qui protège de l'oxydation.

— Vous pouvez conserver l'huile d'olive à l'extérieur du réfrigérateur, mais à condition que la pièce soit fraîche et sombre.

— Ne gardez pas trop longtemps une bouteille ouverte, achetez au fur et à mesure de vos besoins.

— Jetez l'huile si elle sent le ranci.

— Évitez de faire cuire les huiles à l'exception de l'olive et du colza que vous pouvez utiliser à feu doux sans les faire fumer.

A PROPOS DES GRAISSES :
QUELQUES RECOMMANDATIONS INDISPENSABLES

— Faites attention aux aliments gras, car ils sont souvent toxiques pour la ligne et les vaisseaux.

— Préférez globalement les graisses crues aux graisses cuites.

— Évitez (sauf occasion exceptionnelle) les aliments frits, les plats en sauce, préférez les cuissons en papillote.

— Faites attention à l'association des graisses et des sucres rapides : méfiez-vous par exemple des crèmes glacées et des pâtisseries.

— Utilisez des associations d'huile, par exemple olive et colza.

— Ne chauffez pas trop les graisses de cuisson car elles se modifient en dégageant des corps toxiques ou cancérigènes.

Les protéines

Des aliments-santé totalement indispensables

Elles représentent un des éléments de base de l'organisme. Si les sucres fournissent le combustible, si les graisses assurent le stockage de l'énergie, les protéines remplissent plusieurs fonctions indispensables à la santé : elles jouent un rôle plastique, composant la trame servant à construire et renouveler les cellules de nos tissus et de nos organes ; elles participent à la transmission de l'influx nerveux et de nombreux messages chimiques : les anticorps, les enzymes, les hormones, les neuromédiateurs… ne sont rien d'autre que des molécules de protéines ultra-sophistiquées ; il est en fait impossible de survivre très longtemps sans consommer de protéines.

Un enchaînement d'acides aminés

Les acides aminés sont les constituants fondamentaux de toutes les protéines. Celles-ci se présentent sous la forme de longues chaînes dont chaque anneau est précisément un acide aminé. Leur ordre de succession fait la spécificité de chaque protéine. Les acides aminés décident du code génétique de chacun d'entre nous puis participent en permanence à toutes les fonctions biochimiques de l'organisme. Ils sont au nombre de vingt, dont huit sont dits « essentiels » : l'isoleucine, la leucine, la lysine, la méthionine, la phénylalanine, la thréonine, le tryptophane, la valine. Ils sont en effet indispensables à l'homme, ne peuvent être synthétisés par l'organisme, et doivent par conséquent être fournis par l'alimentation. Trois d'entre eux sont plus importants que les autres : la lysine, la méthionine, le tryptophane. Ils sont plus difficiles à trouver dans une alimentation traditionnelle et sont souvent le facteur « limitant ». L'absence d'un seul de ces acides aminés essentiels bloque toute la synthèse des protéines. L'organisme a besoin de digérer puis de décomposer les protéines pour récupérer les acides aminés. Ceux-ci sont alors libérés et utilisés pour construire de nouvelles protéines, réparer les tissus dégradés par le mode de vie ou l'usure des années. Lorsque l'organisme a épuisé ses réserves en sucres et graisses, il s'attaque à ses protéines, ce qui entraîne rapidement une fonte musculaire de mauvais augure.

▶ Il vous est plus facile d'équilibrer votre alimentation grâce au lait, au fromage, à la viande, aux œufs qui ont une haute valeur biologique : un de ces quatre aliments doit nécessairement se trouver chaque jour sur votre table. → Faites par conséquent bien attention à varier vos sources de protéines, c'est d'abord plus agréable mais c'est surtout une nécessité nutritionnelle.

Sources des protéines

— D'origine **animale** : elles se trouvent principalement dans la charcuterie, le fromage, le lait, les œufs, le poisson, la viande…

Teneur en protéines des aliments d'origine animale
(par ordre décroissant en grammes pour 100 grammes) :

viande de pot-au-feu, gruyère	30
côtelette de porc, chèvre sec	28
camembert, canard rôti, caviar, foie de volaille, steak haché cuit à 10 % de matières grasses	25
entrecôte	24
lapin, saucisson, saumon, thon	20
poisson maigre	10
œuf	6
chèvre frais	5

— D'origine **végétale** : elles proviennent surtout des céréales, des légumineuses (fève, haricot, lentille, pois) et des oléagineux (amande, noisette, noix, pistache…).
Elles sont pratiquement toujours incomplètes. Les céréales manquent de lysine et les légumineuses de méthionine. Se nourrir uniquement de pain, de riz ou de haricots conduit très vite à un état de dénutrition, encore observé malheureusement souvent dans le Tiers-monde.

Teneur en protéines des aliments d'origine végétale
(par ordre décroissant en grammes pour 100 grammes) :

cacahuète	25
amande	19
noisette	13
biscotte	10
pain, lentille	8
fève	6
pâtes	4
riz blanc	2,5
pomme de terre	1,5

Apports recommandés

Ils sont de *un gramme par jour* et *par kilo* de poids corporel, et doivent représenter environ 15 % de l'ensemble des calories. Un adulte de 60 kilos doit par conséquent impérativement absorber 60 grammes de protéines par jour, qui peuvent être apportés par 200 grammes de viande ou de poisson, ou les équivalences que vous pouvez calculer à l'aide de nos deux tableaux. Si les carences quantitatives sont rares dans les pays occidentaux, les carences qualitatives se produisent régulièrement, en particulier pour les acides aminés.

Teneur en calories de quelques aliments protéinés courants :

— une portion de boudin (120 g)	600
— une côte de porc moyenne (150 grammes)	500
— un steak haché (150 g)	400
— une côtelette de mouton (150 g), une petite portion de rillettes (50 g)	300
— une escalope de veau (150 g)	250
— une petite boîte de thon à l'huile (80 g)	230
— une saucisse de Francfort (60 g)	160
— une cuisse de poulet (100 g), une tranche de colin (120 g)	100
— un œuf	80
— une fine tranche de jambon (60 g)	75

Quelques équivalences utiles :
100 grammes de viande = 100 grammes de poisson = trois œufs = un demi-litre de lait = 80 grammes de gruyère.

Effets d'une alimentation carencée en protéines

Chez l'être humain, la carence en un seul acide aminé essentiel produit les mêmes effets à long terme qu'une carence totale en protéines. Si l'alimentation est trop pauvre, des signes de carence apparaissent : la masse musculaire fond, les performances physiques et intellectuelles baissent, la croissance peut ralentir ou stopper, les cheveux et les ongles prennent un aspect terne, deviennent cassants et tombent plus facilement, la vue est moins perçante, une fragilité ligamentaire occasionne des entorses, une décalcification peut s'installer, des infections à répétition se succèdent.

Effets d'une alimentation trop riche en protéines

Les protéines sont certes indispensables, mais de grandes quantités ne sont pas nécessaires pour rester en bonne santé. L'organisme est en effet incapable de les stocker, comme il le fait avec les sucres et les graisses. Il les élimine en occasionnant un surcroît de travail totalement inutile au foie et aux reins. Consommées en excès, les protéines sont détruites ou converties en graisses dans des circuits métaboliques « coûteux », qui font perdre jusqu'à 25 % des apports. Elles ont finalement pour seuls inconvénients d'apporter du choles-

térol et d'augmenter l'acide urique, ce qu'il convient de vérifier par une prise de sang lors d'utilisations intensives et prolongées.
→ Il vous faut donc bien les choisir, savoir ne pas en abuser, les varier régulièrement. Faites simplement attention à leur cuisson, qui à températures trop élevées peut libérer des dérivés toxiques.

LES ASSOCIATIONS IDÉALES

Les aliments protéiques se combinent bien avec des aliments riches en minéraux comme par exemple les légumes verts, à condition qu'ils ne contiennent pas trop d'amidon (courge, patate douce, pomme de terre).
Viande ou œufs ou poisson et salade ou légumes verts, c'est parfait.
Viande ou œufs ou poisson et pomme de terre ou spaghettis, c'est non.

A PROPOS DES PROTÉINES : QUELQUES CONSEILS PRATIQUES

— Mangez des protéines deux fois par jour.
— Variez vos apports.
— Évitez de manger trop de viande, n'en faites pas l'aliment de base autour duquel est bâti chaque repas. → Supprimez totalement les viandes les plus grasses.
— Dirigez-vous par contre vers les poissons dits « gras ».
— Attention aux régimes strictement végétaliens, sources de carences.

L'alimentation végétarienne se définit par l'exclusion de tout aliment issu de la chair animale. Le végétalisme n'autorise que la consommation de produits végétaux. Les végétariens sont très exposés aux carences en protéines. Il leur faut donc, outre les fruits et légumes, veiller à associer des oléagineux (amande, noisette, noix) et des légumineuses. Un régime végétalien strict chez l'enfant n'apporte pas tous les acides aminés indispensables : des retards de croissance peuvent se produire dès l'âge de 6 mois, des carences en vitamines, oligo-éléments et minéraux sont presque inévitables, avec des conséquences sur le développement psychomoteur. Aucune étude n'est pour le moment venue confirmer formellement les effets bénéfiques spécifiques de l'alimentation végétarienne sur la santé mais ce choix de vie, qui s'accompagne le plus souvent d'une meilleure hygiène (exercice physique, pas d'alcool et de tabac...) aurait une influence positive.

Quatre grandes sources de protéines

Une présence constante dans votre alimentation

LAIT ET LAITAGES
un intérêt inégal pour l'adulte

Ils représentent une classe importante d'aliments en terme de quantités consommées mais n'ont pas une grande valeur antioxydante. Ils sont une source modeste de magnésium et d'oligo-éléments, apportent surtout de la vitamine A, un peu des vitamines D et E. Ils sont riches en vitamines B1, B2, B5, B12, contiennent beaucoup de calcium. Ils sont des aliments surtout essentiels pour l'enfant.

LE LAIT

▶ Il ne peut prétendre faire partie des régimes-santé et ne figure d'ailleurs pas dans le régime crétois. L'homme est le seul « animal », avec le chat, à continuer à boire du lait après avoir été sevré. Cet aliment indispensable à la croissance de l'enfant gagne à être remplacé par des fromages et des yaourts maigres chez l'adulte.

LE YAOURT

Il est dans sa définition stricte le produit de la fermentation du lait par une bactérie, le lactobacillus bulgaricus. Il contient les vitamines B1, B2, B3, B9 et du calcium, beaucoup mieux absorbé que celui du lait. Un yaourt entier apporte autour de 70 calories, un yaourt maigre autour de 40 calories. Le yaourt fabriqué à partir de lait de brebis est préférable car il contient de l'acide alpha-linolénique, dont nous avons vu le rôle bénéfique pour la santé.

▶ La consommation d'un yaourt par jour semble une bonne recommandation : nous vous conseillons de le prendre de préférence au petit déjeuner ou lors d'une collation.

LES FROMAGES

Ce sont des aliments riches en graisses, en protéines, en calories, en cholestérol, en sel, en calcium. Ils font partie du régime crétois, à la différence du lait et des laitages.

▶ Nous vous conseillons certes d'en manger, mais pas plus d'une fois par jour.

Contenu en graisses des différents fromages
(en grammes pour 100 grammes comestibles) :

roquefort	35	brie	20
gruyère	30	chèvre	15
camembert	25	petit suisse	10

Apports en vitamine A de quelques produits laitiers
(pour 100 grammes comestibles) :

beurre	1 000 mcg	yaourt nature	10 mcg
crème fraîche	300 mcg	lait écrémé U.H.T.	0
lait entier pasteurisé	40 mcg		
yaourt au lait entier nature	30 mcg		

Teneur en calories du lait et de quelques laitages :

— un petit pot (100 g) de crème Chantilly	320	— un cornet de glace	130
— une tranche de gruyère (60 g)	230	— un quart de litre de lait écrémé	125
— un bol de fromage blanc (150 g)	180	— une portion (30 g) de camembert	90
— un quart de litre de lait entier	160	— une portion de Vache qui rit	70
— un yaourt aux fruits sucré	145	— un pot de yaourt nature	70

UN FROMAGE DONT ON PARLE BEAUCOUP, *LA FÊTA*

Elle est le plus souvent fabriquée à partir de lait de brebis mais il existe également de la fêta de chèvre ou de vache. Elle est partie prenante du régime méditerranéen, dont elle est certainement un des éléments importants. Elle est très volontiers utilisée dans les salades grecques, parfaites au point de vue nutritionnel.

Composition pour 100 grammes

Moins calorique que les autres chèvres, elle apporte 260 calories, 20 g de graisses mais de bonne qualité, 17 g de protéines, un gramme de sucres. Elle contient beaucoup de calcium (500 mg), de potassium (150 mg) et de sel (1,5 g), c'est son principal défaut. Elle apporte de la vitamine A (200 mcg), de la vitamine E (0,5 mg) et des vitamines du groupe B.

▶ Vous pouvez pour éviter son seul inconvénient, la laisser dessaler dans de l'eau pendant un ou deux jours.

A PROPOS DES FROMAGES : QUELQUES CONSEILS PRATIQUES

— Vous pouvez bien sûr en manger, mais pas plus d'une fois par jour.
— Choisissez-les de préférence de brebis ou de chèvre.
— Tâchez de ne pas associer viande et fromages au même repas.
— Ne rajoutez jamais de beurre sur la tartine de pain qui accompagne roquefort ou camembert.

LA VIANDE
une source de protéines irremplaçable

Elle occupe depuis toujours un rôle essentiel dans l'alimentation. L'homme des cavernes chasse pour se procurer de la viande, l'agriculture ne vient que beaucoup plus tard avec la sédentarisation. Les événements récents (« veaux aux hormones », « vache folle », « poulets à la dioxine »…), qui ont touché les différentes variétés de viandes, ont entraîné un rejet relatif du public. En dehors de ces « accidents » de l'industrie agro-alimentaire, la viande est un irremplaçable aliment-santé, une formidable source de protéines à haute valeur biologique, mais elle peut également être néfaste pour la santé. Il vous faut bien connaître les caractéristiques de chaque type de viande, respecter certaines règles de choix et d'utilisation pour profiter pleinement de cet aliment presque « INDISPENSABLE ».

Propriétés générales

Elle possède de nombreuses qualités : elle est riche en protéines et en particulier en acides aminés essentiels, avec un index chimique élevé ; elle est énergétique, recherchée par les sportifs et les travailleurs de force ; elle est très riche en fer et en vitamine B12 qui aide à l'absorber ; elle ne contient pas de sucres.
Mais elle a également plusieurs défauts : certains morceaux sont très caloriques ; elle est riche en graisses saturées ; elle est riche en cholestérol ; sa cuisson à hautes températures libère des composés cancérigènes, dont les benzopyrènes.

Le risque de cancer du côlon semble augmenter avec la consommation de viande. Le risque de maladies cardio-vasculaires augmente avec la consommation de viandes, surtout grasses.

▶ Vous pouvez, vous devez même manger de la viande, mais pas plus de cinq fois par semaine… en la choisissant maigre.

Valeur calorique de quelques morceaux
(en calories pour 100 grammes d'aliment) :

travers de porc	**300**
hamburger avec pain, viande pour pot-au-feu	**250**
selle d'agneau	**230**
côtelette et échine de porc, côtelette d'agneau avec son os	**210**
entrecôte grillée, steak haché à 15 % de matières grasses	**200**
faux filet grillé	**170**
bifteck grillé, rosbif	**150**
pot-au-feu	**140**
steak haché à 5 % de matières grasses, canard, poulet	**130**
filet maigre de porc	**110**
escalope de dinde	**100**

Charcuteries

Elles ont toujours occupé et occupent encore une place importante dans l'alimentation. Elles sont principalement tirées du porc mais pas exclusivement, ce qui explique qu'il existe de grandes disparités entre elles. Certaines, à condition d'être bien choisies, peuvent même être considérées comme de bons aliments-santé : elles sont certes riches en calories, mais aussi en protéines et en fer ; elles tendent à devenir de moins en moins grasses depuis quelques années ; elles sont riches en acides gras mono-insaturés (50 %) ce qui est bien, même si elles le sont également en acides gras saturés (40 %) ce qui est nettement moins bien ; elles contiennent environ 10 % de graisses poly-insaturées ; elles sont en général riches en sel.

→ Les charcuteries, à condition de ne pas être consommées accompagnées de grandes quantités de beurre, jouent finalement peu sur les chiffres du cholestérol.

Valeur calorique de quelques charcuteries
(en calories pour 100 grammes d'aliment) :

chorizo	**500**
foie gras, salami	**450**
rillettes	**430**
saucisson sec	**420**
chipolata	**340**
boudin noir, mortadelle, saucisson à l'ail	**320**
andouille, lardons, merguez, saucisses de Francfort ou Strasbourg	**300**
andouillette, jambon sec	**230**
jambon standard	**140**
bacon	**130**
jambon dégraissé	**110**

▶ Vous pouvez recourir au jambon blanc dégraissé ou cuit à l'os deux fois par semaine plutôt qu'au jambon cru, plus gras et plus salé. Deux tranches de jambon dégraissé pèsent autour de 120 grammes, ce qui apporte environ 150 calories de bon intérêt nutritionnel.

▶ Vous pouvez prendre une portion de boudin tous les quinze jours, car il est riche en fer bien absorbé, mais aussi en calories (voir tableau).

▶ Vous pouvez prendre un peu de foie gras pour le plaisir, mais attention aux calories.

A PROPOS DES VIANDES ET CHARCUTERIES

— Diminuez globalement votre consommation de viande et de charcuteries, sans la supprimer.
— Faites attention en particulier à l'agneau, au mouton, au porc.
— Donnez la préférence au cheval, à la dinde, au lapin, au poulet.
— Prenez du bœuf deux fois par semaine, de la viande de cheval, de temps en temps en remplacement du bœuf, de la volaille, deux fois par semaine, du jambon maigre, une fois par semaine, du foie, une fois par mois, du boudin noir, deux fois par mois.
— Évitez le lard, les charcuteries grasses, le saindoux.

L'ŒUF
une extrême richesse en minéraux et vitamines

Il a toujours occupé une place importante dans l'alimentation de toutes les civilisations car il est facile à trouver, agréable à manger, et bon marché. Il est considéré depuis l'Antiquité comme un symbole de fertilité, ce qui est normal puisqu'il contient tous les éléments nécessaires à la vie. Il est associé à de nombreux cultes païens ou religieux, souvenons-nous simplement des œufs de Pâques qui marquent le retour de la fécondité après l'hiver. Dans les pays occidentaux, sa réputation a souffert de sa richesse en cholestérol. Il ne demande qu'à être utilisé plus souvent, mais de manière plus rationnelle, car ses qualités nutritionnelles sont étonnantes. Il est avec le lait, le poisson, la viande, une des meilleures sources de protéines avec un index chimique fixé à 100.

QUELQUES CONSEILS POUR PROFITER PLEINEMENT DE L'ŒUF

La consommation de cinq œufs par semaine semble une recommandation-santé sage et bénéfique.

→ choisissez de préférence un œuf de poule élevée en plein air, au grain, car sa qualité nutritionnelle s'en ressent.
→ conservez-le au réfrigérateur, pointe en bas ; ne dépassez jamais la date limite de consommation ; ne le consommez jamais s'il est fêlé ou cassé ; jetez-le s'il dégage la moindre odeur douteuse.

LE POISSON
un aliment riche en micronutriments essentiels

Aliment fondamental pour l'homme depuis la préhistoire, mais longtemps moins respecté que la viande, considéré comme l'aliment du pauvre, le plat du carême. Son aspect, sa pâleur, son odeur jouent contre lui par opposition à la viande, riche, appétissante, d'une belle couleur rouge synonyme de force. Le poisson est également plus difficile à préparer, il contient des arêtes, sent fort à la cuisson. L'étal du poissonnier offre un large choix d'une centaine d'espèces différentes. Les efforts faits dans sa présentation pour le rendre plus attractif et la découverte de ses bienfaits-santé ont marqué son renouveau logique et mérité.

COMPOSITION

Il est moins calorique que la viande : les poissons maigres (cabillaud, colin, raie, sole...) apportent autour de 100 calories pour 100 grammes alors qu'une viande maigre approche 160 calories ; les poissons les plus gras atteignent à peine 200 calories alors que certaines viandes grasses peuvent grimper jusqu'à 350 voire 500 calories pour les morceaux les plus gras du porc. Le plus gras des poissons est donc moins gras qu'une viande ordinaire. Nous ne pouvons que regretter le terme « poissons gras » qui suggère le contraire, mais qui signale en réalité une richesse en acides gras bénéfiques pour la santé. Le poisson, surtout maigre, se digère facilement. Il ne « cale » pas, ce qui donne parfois l'impression qu'il n'est pas suffisamment nourrissant. Les protéines du poisson sont d'excellente qualité, de haute valeur biologique, équivalentes à la viande, toutes les études le prouvent.
— Les poissons les plus riches en protéines sont le thon rouge (27 grammes pour 100 grammes) et le maquereau.
— La plupart des poissons courants (bar, brochet, cabillaud,

carpe, colin, dorade, haddock, limande, merlan, raie, sole) contiennent moins de 2 % de matières grasses, les poissons semi-gras (espadon, mulet, rouget, turbot) entre 2 et 6 %, les poissons gras (anchois, anguille, hareng, maquereau, sardine, saumon, thon...) au dessus de 6 % et sous 15 % alors que la plupart des viandes contiennent entre 10 et 20 % de matières grasses.
— Les poissons des mers froides (hareng, maquereau, sardine, saumon, thon...) renferment beaucoup d'acides gras oméga-3, la référence absolue actuellement en matière de protection. La concentration de ces graisses bénéfiques est d'autant plus forte que le poisson est âgé et de grande taille, ce dont vous devez tenir compte lorsque vous allez chez votre poissonnier.
Le poisson contient deux fois moins de cholestérol que la viande, et pas du tout de sucres. A la différence des volailles, la graisse est répartie à l'intérieur de la chair et n'est pas concentrée dans la peau. Le poisson contient de la vitamine A, peu de vitamine C à l'exception du saumon, peu de vitamine E à l'exception du thon. Il apporte les vitamines B6 et B12, alors que la viande apporte surtout B1, B2 et B5. Sa richesse en phosphore en a fait l'aliment des périodes d'examen et des difficultés de mémorisation, sans qu'aucune preuve n'ait été apportée. Il fournit un peu de fer (un mg en moyenne pour 100 grammes).

Le plus riche des poissons en oméga-3 est le maquereau suivi du hareng, de l'anchois, de la sardine, du pilchard, du rouget. Il est deux fois plus riche que le saumon et le flétan. L'encornet, la crevette, le homard, les coquillages de mer sont également riches en oméga-3.

Propriétés

La consommation de poisson augmente les acides gras oméga-3, ce qui est intéressant chez les cardiaques, dans la prévention de certains cancers, mais également chez certains patients déjà atteints de métastases. La consommation quotidienne d'huile de poisson diminue de 40 % les chiffres des triglycérides et de 10 % ceux du cholestérol. Ces huiles se détériorent à l'air, ce qui fait qu'elles sont souvent représentées sous forme de capsules de médicaments.
Les poissons gras, et même la sardine en conserve à l'huile d'olive vierge extra, sont un des aliments-clés du régime-santé.

Apports recommandés

Une dose de 30 grammes par jour semble la dose optimale en matière de protection, ce qui fait autour de 200 grammes par semaine, l'équivalent de deux portions moyennes. Au delà, il ne semble pas y avoir d'effet protecteur supplémentaire.

Conservation

Toutes les présentations sont globalement bonnes : frais, au naturel, conserve, surgelé… Mais : un poisson surgelé outre sa consistance, perd une partie de sa vitamine A ; la conserve diminue les teneurs en vitamines A et B.
Il se conserve moins bien que la viande en raison de ses acides gras insaturés qui s'oxydent et rancissent, lui donnant une caractéristique et désagréable odeur d'ammoniac. Un poisson moins frais est plus souvent responsable de manifestations d'allergie. Thon et maquereau en particulier peuvent libérer de grosses quantités d'histamine.

Le problème des résidus chimiques

Les zones de pêche peuvent être contaminées par divers produits chimiques. Vous pouvez prendre quelques précautions simples pour éviter ou limiter leur toxicité.
— Les poissons les plus gros accumulent plus de mercure car ils vivent plus longtemps. → Choisissez de préférence les plus petits.
— Les poissons de rivières sont malheureusement plus souvent en contact avec des substances polluantes parfois déversées par l'industrie. → Si vous n'avez pas de certitude sur leur provenance et la propreté du cours d'eau, choisissez de préférence des poissons de mer.
— Les poissons qui vivent aux embouchures des fleuves ont plus de chances d'être contaminés. → Choisissez de préférence des poissons de haute mer.

Préparation

— Vous les achetez de préférence frais, en filets ou surgelés.
— Vous les laissez mariner dans du citron, de l'huile.

— Vous les faites cuire quelques minutes à la vapeur ou vous les laissez pocher 10 à 15 minutes dans un court bouillon à feu éteint.
— Vous évitez les cuissons à températures trop élevées, par exemple en papillotes, qui dénaturent leurs remarquables propriétés nutritionnelles.

Les poissons gras

Des aliments obligatoires

Longtemps interdits aux cardiaques, les poissons gras font actuellement partie de tous les régimes de prévention cardio-vasculaire.

Classification

Poissons semi-gras dans l'ordre croissant = truite, sardine, rouget, anchois, saumon fumé.
Poissons gras dans l'ordre croissant = maquereau, thon, saumon frais, hareng, anguille.

A titre d'exemples chiffrés : 100 grammes d'anguille apportent 8 à 20 grammes de graisses ; le thon, le maquereau en conserve 13 grammes ; la sardine à l'huile 11 grammes ; l'anchois 9 grammes.

Les principaux poissons gras

Anchois

Poisson de haute mer moyennement gras mais très riche en acides gras poly-insaturés, il est rarement consommé frais, le plus souvent conservé salé, au naturel, à l'huile, ou transformé (beurre, crème...). Sa chair a beaucoup de goût et se digère facilement.

Composition pour 100 grammes

En filet à l'huile d'olive, il apporte 160 calories, 10 g de graisses, 20 g de protéines. Avec l'anguille et le thon, il est un des poissons les plus riches en vitamine A (200 mcg). Il contient beaucoup de fer (3 mg), de potassium (300 mg), de magnésium (40 mg). Il apporte un peu de vitamine E (1 mg) et beaucoup des vitamines B3 et B9. Attention chez les cardiaques et les hypertendus à sa richesse en sel (5 g).

Préparation

Souvent associé dans de nombreuses recettes méridionales à l'huile d'olive, l'ail et le persil, tous trois très bons cardio-protecteurs.

Anguille

Poisson ou plus exactement serpent de mer et d'eau douce dont la longueur peut atteindre un mètre et le poids varier entre un et six kilos, c'est le plus riche et le plus gras de tous les poissons, ce qui explique qu'il se digère moins bien.

Composition pour 100 grammes

Cuite au four, elle apporte 230 calories, 24 g de protéines, 15 g de graisses. Elle est riche en acide oléique, très riche en vitamine A (1 mg), c'est avec l'anchois et le thon, un des trois poissons qui en contiennent le plus. Elle est riche en potassium (340 mg), moins riche en calcium (25 mg), en fer (0,5 mg) et en magnésium (20 mg). Elle est relativement riche en zinc (3 mg) et très riche en vitamine E (5,5 mg). L'anguille fumée, plus grasse encore que l'anguille fraîche, est plus difficile à digérer.
L'anguille est un poisson gras et calorique mais très riche en éléments antioxydants (vitamines A et E, zinc).

Hareng

Poisson gras des mers froides. Rarement consommé frais, il est le plus souvent salé, vinaigré ou fumé.

Composition pour 100 grammes

Sous la forme rollmops au vinaigre, il apporte 240 calories, 15 g de graisses surtout mono-insaturées, 16 g de protéines. Il contient 50 mg de cholestérol, 1 mg de fer, beaucoup de sel (900 mg), de la vitamine E (1,5 mg).
Le hareng est un des poissons les plus gras et les plus caloriques... mais moins que la viande. Il est très riche en acides gras poly-insaturés, notamment en oméga-3 très protecteurs. Il est en outre bon marché.

Présentations

— Mariné dans le vinaigre, allongé, c'est le hareng de la Baltique.
— Mariné dans le vinaigre, roulé, c'est le rollmops, moins salé que le précédent.
— Salé et fumé à froid, c'est le hareng saur.
— Salé et fumé à chaud, c'est le buckling.

Attention

— Le salage et la fumaison élèvent sa concentration en protéines et graisses, ce qui le rend moins digeste.
— Il est riche en sel, ce qui pose un problème aux cardiaques et hypertendus.
— Il est contre-indiqué chez les goutteux car il contient beaucoup de purines (70 mg pour 100 grammes).

Maquereau

Poisson gras d'eau de mer de couleur gris bleu, mesurant de 20 à 30 cm de long. Il ne bénéficie pas, tout comme le hareng, d'une excellente « image », alors qu'il possède d'indiscutables qualités nutritionnelles qui commencent à être reconnues.

Composition pour 100 grammes

Sous la forme de filet au vin blanc, il apporte autour de 200 calories, 16 g de protéines et 16 g de graisses, ce qui le rend vite rassasiant. Mais il est beaucoup moins gras que le thon à l'huile. Ses graisses sont en partie des acides gras poly-insaturés, notamment des oméga-3 essentiels à la bonne santé cardio-vasculaire. Il apporte entre autres du cholestérol (75 mg) et du fer (2 mg). Il contient peu de vitamine A (40 mcg) et de vitamines B.
Le maquereau en conserve possède la quasi-totalité de ses qualités nutritionnelles : une boîte par semaine peut faire partie de votre régime-santé.

Sardine

Ses propriétés nutritionnelles ont été redécouvertes avec les études scientifiques récentes concernant les acides gras. Elle peut être utilisée dans les régimes minceur. Elle est surtout un des piliers du régime crétois. Elle est présente dans les trois mers qui bordent la

France, mesure autour de 25 cm, est surtout pêchée au printemps et en été, lorsqu'elle s'approche des côtes pour frayer et lâcher ses œufs.

Composition pour 100 grammes

Elle apporte de 130 à 260 calories selon qu'elle est fraîche ou en conserve à l'huile. Elle contient alors de 5 g à 15 g de graisses, mais la même quantité de protéines (20 g). Elle est riche en acides gras poly-insaturés (20 à 30 %) et surtout en oméga-3 si précieux. Aliment finalement peu calorique mais rassasiant puisqu'une portion cuite apporte environ 200 calories. En conserve, elle est deux fois plus riche en cholestérol (70 mg) que le thon. Elle possède une haute valeur biologique, apportant pas mal de fer (1 à 3,5 mg) et du calcium, concentré dans les arêtes (de 35 mg à l'état frais à 400 mg pour la conserve à l'huile). Elle contient du bêtacarotène (140 mcg), les vitamines D et E (0,5 mg).
La sardine fait partie intégrante des aliments-santé, même lorsqu'elle est apportée en conserve.

→ 150 g de sardine couvrent 100 % des apports protéiques quotidiens recommandés et les besoins en vitamines D et E.

Préparation

— Grillée : son seul inconvénient est l'odeur dégagée dans la maison et pour les voisins.
— En escabèche : baignée dans une sauce à la tomate piquante et aillée.
— En marinade avec huile d'olive, persil, ail, citron… tous aliments-santé.
— Conserve à l'huile d'olive, bien entendu, pour décupler ses bienfaits cardio-protecteurs.

SAUMON

Poisson gras, d'abord de rivière puis de mer, à la chair rosée qui se consomme frais ou fumé. Les œufs sont pondus dans les rivières où les alevins séjournent deux ans avant de gagner les mers froides. Le saumon revient pondre et mourir dans la rivière où il est né. De nombreux films ont magnifié ce mystère des origines. La plupart des saumons consommés actuellement sont élevés, bien engraissés dans de grands bassins, loin du grand large. Il est possible toutefois de se procurer des poissons de pleine mer, plus savoureux, mais plus chers. Le goût et la consistance du saumon sont peu modifiés par la congélation, ce qui est fort apprécié et concourt à son succès.

Composition pour 100 grammes

Cuit à la vapeur, il apporte autour de 150 calories, 17 g de protéines et 9 g de graisses. Il est très vite rassasiant. Sa richesse en acides gras poly-insaturés, et tout particulièrement en oméga-3 (E.P.A. et D.H.A.), en fait un des piliers actuels du régime-santé. Il contient un peu de vitamine E (1,5 mg) et des vitamines B. Il est peu salé (50 mg), relativement pauvre en calcium (40 mg) mais riche en potassium (800 mg) et en magnésium (60 mg).
Le saumon fumé concentre les principaux constituants : il est plus riche en protéines (21 g) et en graisses (11 g). Il est surtout nettement plus salé (1,2 g). Et enfin, il se consomme souvent avec des blinis à la crème ou des tartines beurrées !
Considéré comme un aliment gras et calorique, le saumon n'est en réalité pas plus riche qu'un steak ordinaire.

Une précaution

Il est conseillé aux gros consommateurs de saumon fumé de découper la fine bordure de la tranche, de couleur plus soutenue, de ne pas la consommer car elle concentre des substances toxiques dégagées lors de la fumaison.

Modes de préparation

Ils sont nombreux, ce qui explique le succès de ce poisson : cru, mariné à l'aneth, en tartare, grillé à l'unilatérale, au four, fumé, en conserve... Tout est bon.

SPRAT

Petit poisson des mers froides, proche du hareng ou de la sardine. Il se consomme fumé ou mariné, est savoureux au goût.

Composition pour 100 grammes

Il apporte 170 calories, 20 g de protéines, 9 g de graisses surtout des oméga-3, et pas du tout de sucre. Il contient les vitamines A, D et E, du calcium, du fer, du magnésium.

THON

Puissant poisson de haute mer recouvert d'une peau bleue, les flancs grisâtres, le ventre blanc. De nombreuses variétés existent, qui se distinguent par la couleur de la chair : le thon blanc, variété germon (très fin et savoureux) ou albacore de l'Atlantique, le thon rouge beaucoup plus gros autour de 200-300 kilos, mais moins bon au goût, le petit thon ou bonite.

Composition pour 100 grammes

Il apporte 190 calories, 8 g de graisses, 30 g de protéines. C'est avec l'anguille le poisson qui contient le plus de calories d'où ATTENTION quand même. Il apporte un peu de vitamine A et E (1 mg), et également des vitamines B (surtout B3 et B9). Il est riche en acides gras poly-insaturés et surtout en oméga-3. Il contient 50 mg de cholestérol, qu'il soit frais ou en conserve, et du fer (1,5 mg). Le thon fait partie des recommandations-santé même s'il est assez calorique.

Présentation

En conserve :

— Le thon au naturel a une composition voisine de celle du thon frais, avec un peu plus de sel.

— Le thon à l'huile est très riche en calories (le double) passant à 20 g de graisses, et il contient beaucoup de sel (360 mg).

— Le thon en conserve contient deux fois plus de graisses saturées, ce qui doit faire préférer la forme thon frais.

Inconvénients

Sa chair vieillit mal, parfois responsable alors de réactions allergiques.

Truite

Poisson d'eau douce, considéré comme maigre ou semi-gras. Voisin du saumon, il est très sain, vit dans des eaux rapides et claires, détecte et fuit la moindre trace de pollution. Sa chair est très digeste.

Composition pour 100 grammes

Elle apporte entre 110 et 150 calories selon qu'elle est sauvage ou engraissée par l'élevage. Elle contient autour de 20 g de protéines, entre 2 et 7 g de graisses. Elle est moins riche en acides gras polyinsaturés et notamment en oméga-3 que les poissons des mers froides mais elle en contient quand même des quantités notables (environ 40 %). Elle apporte un peu de vitamine A (autour de 50 mcg) et E (1 mg), les vitamines B1, B2, B3, B6 et D.
La truite est très digeste, même pour les bébés.

Préparation

— Meunière, étuvée, accompagnée d'amandes effilées, en gelée...
— Fumée, elle peut remplacer le saumon car elle est moins grasse et moins salée.

Les modes de cuisson des viandes et poissons

Ils sont extrêmement importants car ils viennent ajouter leurs risques propres à vos aliments. La présence de produits de dégradation dangereux est constatée régulièrement avec de nombreuses sources alimentaires : viandes, poissons frits ou grillés. Ces substances induisent des tumeurs chez les rongeurs de laboratoire. Toutes les études qui dégagent un lien entre le risque de cancer du côlon et la consommation de viande rouge insistent sur l'importance de la température et du mode de cuisson.
→ Ne faites pas fumer les huiles de cuisson.
→ Recourez de préférence au bain-marie, à la cuisson à l'eau ou à la vapeur.
→ Choisissez le grill vertical, évitez le barbecue horizontal car les aliments qui cuisent se trouvent dans les « flammes graisseuses », pleines de benzopyrènes.
→ Évitez toujours le contact de la flamme avec l'aliment.
→ Ne laissez pas carboniser vos viandes et vos poissons, ne consommez pas les parties brûlées.
→ Laissez de côté le jus de cuisson des viandes. La cuisson au four altère autant l'huile que vingt cuissons à 220° C.

A CE STADE DE L'OUVRAGE :

▶ vous devez *diminuer* :
— La quantité totale des calories.
— Le sucre visible ou « caché ».
— Les aliments raffinés.
— La quantité totale de graisses absorbées.
— Surtout les graisses animales.
— Les viandes coupées dans la côte ou l'entrecôte, trop grasses.
— Les aliments riches en cholestérol.
— Le lait.

▶ vous devez *privilégier* :
— Une protéine à chaque repas.
— Les graisses mono et polyinsaturées.
— L'association de l'huile d'olive et de l'huile de colza.
— Les allégés.
— Les féculents et les sucres lents.
— Les aliments riches en fibres.
— Les poissons « gras » (trois fois par semaine).
— Les œufs (cinq par semaine).

Ces indications sont bien entendu très générales. Vous les affinerez avec les chapitres suivants, mais elles vous permettent d'ores et déjà de fixer un cap et de mesurer le chemin qu'il vous reste à parcourir pour parvenir à l'***alimentation-santé*** que nous avons définie comme devant être variée, équilibrée, riche en micronutriments et tout particulièrement en antioxydants.

CHAPITRE 3

Les ressources antioxydantes

Le moyen préventif et curatif

LES VITAMINES ET OLIGO-ÉLÉMENTS

A activité antioxydante

Face à des « assaillants » aussi organisés et dangereux que le sont les radicaux libres, la nature nous a dotés de plusieurs systèmes de défense pour les capter ou les neutraliser dès leur formation. Les vitamines et les oligo-éléments jouent en particulier un rôle fondamental dans cette étape essentielle au non-développement des lésions donc au maintien de la santé.

L'ORGANISME DISPOSE DE PLUSIEURS MOYENS POUR *PROTÉGER* SES *CELLULES* :
— La première ligne de défense composée des trois systèmes enzymatiques (S.O.D., catalase, G.P.O.) où interviennent comme cofacteurs, le cuivre, le magnésium, le manganèse, le sélénium, le zinc.
— La vitamine E, puis les vitamines C et A (surtout lycopène) pour lutter contre la production exagérée de radicaux libres et s'opposer aux phénomènes toxiques.
— Le glutathion (riche en soufre), le magnésium, le sélénium, le zinc, et la vitamine C pour augmenter l'élimination des toxiques (détoxification).

La présence des vitamines et minéraux est DÉTERMINANTE, assurée en premier lieu par une **alimentation saine et variée,** condition nécessaire mais pas toujours suffisante puisqu'une **supplémentation** s'avère le plus souvent fort utile. Cette démarche commence à être acceptée et mieux connue. Nous allons vous apporter toutes les informations et arguments indispensables à sa compréhension puis nous vous aiderons à sa mise en place effective.

Les vitamines

Éléments indispensables à la vie

Une utilisation différente et prometteuse

La seule utilisation des vitamines a longtemps consisté à les apporter à **faibles doses** pour prévenir ou guérir des maladies liées à leur **carence**, mais notre attitude à leur sujet a considérablement changé depuis plusieurs années. Nous vous renvoyons à l'ouvrage *Santé au naturel et compléments alimentaires*, éd. Marabout. Nous sommes à présent sûrs que des **quantités supérieures** des **vitamines A, C et E**, peuvent contribuer à prévenir la survenue des maladies cardio-vasculaires, à empêcher l'apparition de certains cancers ou en améliorer le pronostic, ou à retarder des phénomènes inéluctables tels que le vieillissement. Elles tendent donc actuellement à être utilisées plus largement, de façon à la fois **curative** ou **préventive**, à **doses** plus **fortes**, comme des **médicaments classiques**.

Les trois vitamines antioxydantes,

Un rôle essentiel

LA VITAMINE A (OU RÉTINOL),
un intérêt grandissant

Elle est utilisée empiriquement depuis la nuit des temps puisqu'est déjà conseillée sur des papyrus égyptiens vieux de 35 siècles et par Hippocrate à ses compatriotes grecs à travers la consommation de foie pour le traitement des cécités.

Un mot d'histoire

Si l'hypothèse d'un lien entre la xérophtalmie et la malnutrition est avancée dès le XIXe siècle, ce n'est qu'en 1913 qu'est extraite du beurre et du jaune d'œuf une substance qui prévient cette maladie. La vitamine A est décrite beaucoup plus tard, avant la Seconde Guerre mondiale, et synthétisée juste après. Longtemps cantonnés à leur rôle sur l'œil, la vitamine A et son précurseur (voir Lexique) le bêtacarotène ont vu leur champ thérapeutique s'élargir et leur intérêt grandir, sans que soient pour le moment perçues toutes les limites.

> *La **xérophtalmie** entraîne une sécheresse de la conjonctive de l'œil puis une opacification progressive de la cornée ou une destruction du cristallin. Elle est responsable d'environ un demi-million de cas de cécité dans le monde.*

Propriétés physico-chimiques

Insoluble dans l'eau, facilement soluble dans les graisses et les huiles, instable à la lumière et en milieu acide.
— Les « caroténoïdes », dont le chef de file est le bêtacarotène, résistent bien à la congélation mais beaucoup moins à la chaleur et la lumière, puisqu'ils perdent entre 20 et 30 % de leur contenu en vitamine A.
▶ Il vaut mieux faire cuire « al dente » les aliments qui en contiennent (brocoli, carotte, épinard, tomate…) et les consommer avec un filet d'huile d'olive.

A propos des propriétés physico-chimiques

Elles sont importantes à connaître car elles permettent de comprendre certaines précautions ou recommandations d'utilisation.
— **Insoluble dans l'eau** : l'eau de cuisson des aliments ne contient pas de vitamine A.
— **Soluble dans les graisses :** il est préférable d'absorber les aliments conseillés avec un peu d'huile.
— **Instable en milieu acide** : la vitamine A doit donc être apportée sous forme de capsules qui vont s'ouvrir dans l'intestin et pas dans l'estomac.
— **Instable à la lumière :** nécessité de flacons de conservation opaques ; le beurre rance ne contient plus de vitamine A.

Rôle « classique »

C'est véritablement la **vitamine de l'œil** puisque sa carence est dans le monde la première cause de cécité chez l'enfant. Elle intervient également sur la croissance, le développement et la protection de la peau (excellent cicatrisant). Les « rétinoïdes », substances très actives dont la formule chimique est proche du rétinol, ont investi la prise en charge de l'acné. Ils ont malheureusement des effets secondaires trop importants, difficiles à accepter pour une affection sans risque vital.

Nouvelles « propriétés »

Elle fait partie des trois vitamines douées de propriétés antioxydantes, c'est-à-dire qu'elle joue un rôle dans la prévention et la prise en charge des maladies cardio-vasculaires et du cancer, et qu'elle peut intervenir pour retarder, minimiser voire empêcher certains symptômes du vieillissement.
La vitamine A intéresse les chercheurs en raison d'une corrélation à peu près certaine entre la consommation de fruits et légumes et la diminution de la fréquence de survenue de certains cancers (ORL, œsophage, poumon). Les fumeurs ont des taux de bêtacarotène beaucoup plus bas que les non-fumeurs, ce qui diminue leurs réactions de défense et pourrait favoriser la survenue des cancers. Si l'on ajoute le fait que l'alcool, souvent associé au tabac, détruit les réserves de vitamine A stockée dans le foie, nous comprenons mieux que cette « association de malfaiteurs » soit si agressive pour la santé.

▶ Alors, si vous n'arrivez pas à arrêter de fumer et boire, mettez-vous au moins aux fruits et légumes.

Une étude publiée récemment a jeté le trouble en montrant que des supplémentations de bêtacarotène pouvaient augmenter le risque de cancer du poumon chez des fumeurs et des travailleurs de l'amiante, peut-être par un effet cocarcinogène (voir Lexique). L'hétérogénéité des résultats expérimentaux, la connaissance fragmentaire des mécanismes d'action, la modestie des données épidémiologiques, les risques toxiques pour des doses finalement modérées doivent par conséquent inciter à la prudence.

Les résultats semblent meilleurs avec les fruits et légumes qu'avec le bêtacarotène, ce qui pourrait suggérer l'intervention d'autres composés pour le moment non identifiés.

La communauté scientifique s'interroge et reste d'ailleurs divisée sur l'innocuité de donner du bêtacarotène autrement que sous forme alimentaire, et conseille de s'en tenir aux apports quotidiens recommandés au A.Q.R. (voir lexique).

En revanche, une chose est sûre : les vitamines A et E, grâce à leurs propriétés antioxydantes, protègent la peau, les muqueuses, les bronches, l'appareil digestif... et pas seulement le cœur et les vaisseaux.

Caroténoïdes

Ces quelque cinq cents substances et pigments différents, dont une cinquantaine peuvent être métabolisées en vitamine A chez l'homme, sont présents dans les fruits et légumes, leur procurent leur couleur (orange, rouge, jaune), leur goût, leur odeur... et leurs effets bénéfiques sur la santé.

— Longtemps considéré comme un simple précurseur de la vitamine A, le bêtacarotène a vu son importance s'individualiser très progressivement grâce à ses propriétés antiradicalaires.

— Le lycopène, qui n'est pas un précurseur de la vitamine A, possède une extraordinaire activité antioxydante supérieure au bêtacarotène, mais est répandu beaucoup moins largement : il se trouve principalement dans la tomate, mais aussi dans le pamplemousse rose, la papaye, la pastèque.

— La lutéine est surtout présente dans le maïs mais également dans le brocoli, le(s) chou(x), les légumes verts.

Métabolisme

Absorbée dans l'intestin grêle, elle passe dans la circulation, est stockée dans le foie, rejoint les différents organes où elle joue son rôle avant d'être éliminée dans les urines ou les selles.

Sources

On la trouve dans les aliments **d'origine animale** prête à être utilisée directement par l'organisme, mais également dans les **végétaux** sous forme de bêtacarotène ou provitamine A, qui en présence de graisses est transformée en vitamine A.

— La **vitamine A** est présente principalement dans les **foies animaux** (bœuf, lapin, porc, veau...), les **huiles de foies de poissons** (**flétan**, hareng, morue, requin...) les laitages (beurre, crème, lait entier, yaourt...) et fromages gras (emmenthal, gorgonzola...), le jaune d'œuf...

Les œufs des poules qui ont picoré dans les prés contiennent beaucoup plus de vitamine A que les œufs des poules nourries à la farine.

— Le **bêtacarotène** se trouve surtout dans les **végétaux** : **abricot**, brocoli, **carotte,** céleri, chou, courge, courgette, épinard, feuilles vertes des salades (laitue), lentille, mangue, melon, mûre, myrtille, orange, pamplemousse rose, papaye, pastèque, patate douce, pêche jaune, persil, piment rouge++, pissenlit, poivrons jaune et rouge, potiron, prune, **tomate**...

Teneur en bêtacarotène des fruits (en mg pour 100 g de fruit)

Mangue fraîche	2,9	Fruit de la passion	0,6
Melon	2	Clémentine, pastèque, pêche	0,5
Abricot sec	1,6	Cerise	0,4
Abricot frais, kaki, mangue en boîte	1,5	Prune	0,3
Pruneau	1	Orange, papaye en boîte	0,25
Papaye fraîche	0,9	Abricot en boîte, goyave en boîte, pruneau	0,15

Teneur en bêtacarotène des légumes (en mg ou mcg pour 100 g)

Carotte crue, pissenlit	8 mg	Chou	3
Carotte cuite	7,5	Oseille, potiron	2,5
Épinard, persil, mâche, patate douce	4	Thym	2
Paprika, poivron rouge	3,5	Tomate	1
		Pourpier – 0,9 mg – 900 mcg	

Cresson, tomate = 600 mcg
Courgette, poireau = 500 mcg
Brocoli = 450 mcg
Poireau = 400 mcg
Asperge, chou vert, de Bruxelles, haricot vert, laitue = 350 mcg
Petit pois = 300 mcg
Avocat, fenouil, fève, pois = 200 mcg

— Le **lycopène**, variété de caroténoïde, est surtout apporté par la tomate et ses dérivés (sauces, concentrés) mais aussi par la papaye, la pastèque, le pamplemousse rose. Il possède un rôle essentiel dans la chasse aux radicaux libres, puisqu'il est plus puissant que le bêta-carotène. Il a besoin de graisses pour être pleinement efficace ce qui explique que la sauce tomate ou la tomate cuite et mijotée soient plus protectrices que la tomate crue.

Les fruits riches en lycopène (en mg pour 100 grammes) :

Goyave fraîche	4,5	**Abricot sec**	0,6
Goyave (jus de), pamplemousse rose, pastèque	3		

Les légumes riches en lycopène (en mg pour 100 grammes) :

Jus de tomate	10	**Échalote**	1,5
Tomate	6	**Basilic frais**	0,6

Principales sources des apports alimentaires :
En rétinol : poisson, viande, œuf, produits laitiers.
En bêtacarotène : fruits et légumes.

Le pain et les céréales ne représentent que 0,5 % de l'apport en vitamine A, ce qui explique les cas de carence dans les pays d'Asie où le riz constitue la base de l'alimentation.

Besoins et supplémentation

— L'activité vitaminique a longtemps été exprimée en U.I. (**U**nité **I**nternationale) ; les experts préfèrent actuellement la notion d'équivalent-rétinol ou « E.-R. » qui a l'avantage de pouvoir être utilisé à la fois pour la vitamine A et le bêtacarotène, une U.I. = 0,3 E.-R. Certains continuent de compter en mg, 1 000 U.I. = 0,6 mg = 600 mcg = 30 E.-R.

— Les besoins quotidiens sont de 350 E.-R. pour un nourrisson, de 400 à 800 E.-R. pour un enfant (en fonction de l'âge), 1 000 E.-R. pour un homme adulte, 800 E.-R. pour une femme, 1 000 E.-R.

pendant la grossesse, 1 300 pendant l'allaitement. Les carences ne sont pas rares surtout chez les personnes qui suivent des régimes pauvres en matières grasses.

— 15 à 20 mg de bêtacarotène par jour, ce qui est très supérieur aux doses recommandées, sont nécessaires pour prévenir les maladies cardio-vasculaires, diminuer les conséquences du tabac… alors que la dose moyenne apportée n'est que de 4 mg par jour.

Principales sources de vitamine A
(en U.I. et en E.-R. pour 100 grammes) :

Huile de foie de morue .... **85 000 U.I.**
ce qui équivaut environ à 25 000 E.-R.
Foie de veau (cuit) .. **75 000 U.I.**
ce qui équivaut environ à 22 000 E.-R.
Œuf frais .... **1 800 U.I.**
ce qui équivaut environ à 550 E.-R.
Fromage gras .... **1 000 U.I.**
ce qui équivaut environ à 300 E.-R.
Lait entier .... **130 U.I.**
ce qui équivaut environ à 40 E.-R.

> *La dose moyenne d'huile de foie de morue ingurgitée par toute la génération des enfants de l'après-guerre correspond environ à 33 000 U.I.*

Teneur en vitamine A de quelques aliments courants
(en mcg pour 100 grammes) :

Beurre	**1 000**	**Lentille**	**60**
Crème	**300**	**Lait entier**	**30**
Fromage à pâte molle	**225**	**Yaourt**	**15**

> 3/4 de litre de lait entier apportent seulement 250 mcg de **vitamine A.**
> 25 g de beurre apportent seulement 250 mcg de **vitamine A.**
> 35 g de fromage apportent seulement 90 mcg de **vitamine A.**

Statut nutritionnel

D'après les différentes enquêtes réalisées, 35 à 45 % des adultes ont des apports en vitamine A très inférieurs aux doses préconisées : environ le tiers. Nous consommons en effet de plus en plus de graisses, pauvres en vitamines, sans que la consommation de fruits et légumes ne progresse pour le moment de façon spectaculaire.

Carence

— Le manque de vitamine A est responsable d'une atteinte de la **rétine** (dont la perte de la vision nocturne est un des premiers signes) et de la **cornée** qui va s'opacifier et entraîner la cécité.
— La peau devient sèche et rugueuse.
— Des signes d'anémie peuvent s'installer, même si le régime est riche en fer.
— Une grande fragilité aux infections peut apparaître car le manque de vitamine A déprime le système immunitaire.
— Les femmes sous pilule, les fumeurs, les alcooliques chroniques, les maladies d'Alzheimer ont des taux trop bas de vitamine A et ses dérivés.

Traitement préventif

Il repose sur une alimentation équilibrée qui couvre facilement les besoins.

Indications habituelles de la vitamine A

— La **dermatologie** principalement : certaines dermites sèches, fissurées (avec crevasses et gerçures), l'eczéma, l'acné, les problèmes de cicatrisation…

Les « nouvelles » indications de la vitamine A

— **Prévention** et prise en charge des **maladies cardio-vasculaires** et du **cancer**.
— Personnes à **risques** : alcool, tabac…
— Personnes **âgées**.

Contre-indications

— La grossesse, où les fortes doses sont interdites surtout au premier trimestre, mais il y a néanmoins intérêt à conseiller aux femmes enceintes de la vitamine A alimentaire, à l'exception des foies de porc et de morue beaucoup trop riches.
— L'insuffisant rénal qui passe au rein artificiel.

Toxicité

L'hypervitaminose, par surconsommation médicale le plus souvent (au delà de 15 000 E.-R. par jour pendant une longue période) est responsable de fatigue, de maux de tête, d'irritabilité, de nausées et de vomissements mais surtout de troubles hépatiques graves (cirrhose) ou cutanés et d'anomalies fœtales. Mais il faut dans ces cas-là, absorber des doses importantes autour de 3 500 E.-R. par jour, comme cela se voit parfois aux États-Unis.

▶ Vous devez **éviter** la prise continue de vitamine A sans avis médical et **stopper** immédiatement dès les premiers symptômes car un apport excessif est TOXIQUE.

Attention

— Les vitamines du commerce contiennent très vite trop de vitamine A. Il est donc tout à fait prudent de vérifier d'emblée leur concentration, surtout si la prescription concerne une femme enceinte.
— Le bêtacarotène apporté en excès n'est pas transformé en vitamine A par l'organisme. Il se dépose dans les tissus et donne une coloration orangée de la peau... mais encore faut-il manger plusieurs carottes à chaque repas pendant plusieurs semaines.

Les bonnes associations

— Vitamines C et E pour l'action antioxydante.
— Zinc.

Les antagonistes

— Laxatif huileux : la paraffine.
— Pansements gastriques.

En pharmacie

Arovit® : réservé à l'adulte et l'enfant au-dessus de 8 ans.
— Présentation : étui de 30 comprimés, un comprimé = 50 000 U.I.
— Posologie : un comprimé tous les 15 jours sans prolonger le traitement, sous surveillance médicale.

Rovigon® :
— Présentation : tube de 30 comprimés, un comprimé = 3 333 U.I. (associé à 70 mg de vitamine E).
— Posologie : un comprimé par jour en cures de 21 jours, deux trois fois par an.

> ▶ Si vous souhaitez apporter de la vitamine A à une femme enceinte, il est judicieux de commencer par les fruits (abricot, pêche jaune...) et légumes (brocoli, épinard, tomate...) riches en bêtacarotène.

▶ Vous pouvez vous procurer en pharmacie des compléments d'origine naturelle de **bêtacarotène** dosés à 25 000 U.I. (soit 15 mg) par gélule, ou de **lycopène** dosés à 10 mg par gélule.

VITAMINE C OU ACIDE ASCORBIQUE
la plus stimulante

Une des substances les plus connues du grand public, impliquée dans la bonne marche de la plupart des fonctions de l'organisme, ce qui dépasse très largement son cadre historique initial.

Historique

Pendant des siècles, le **scorbut** a représenté la principale cause de mortalité parmi les équipages de marins au long cours jusqu'à ce que soit découvert l'effet protecteur miraculeux du jus de citron. La vitamine C est d'abord extraite puis synthétisée en 1933. Son rôle semble indissociable de cette maladie jusqu'à ce que Linus Pauling, prix Nobel de médecine, jette le premier un pavé dans la mare en évoquant le rôle de cette vitamine contre l'infection et les maladies graves. Il est un des précurseurs de l'utilisation différente des vitamines, telle qu'elle se développe actuellement.

Rôle « classique »

Autrefois, l'absence de vitamine C a décimé par hémorragie ou infection, des équipages entiers de bateaux. Elle est en effet le cofacteur important de nombreuses réactions chimiques indispensables à la bonne marche des métabolismes des sucres et du fer, au fonctionnement endocrinien (surrénales...). Elle redonne le tonus aux personnes fatiguées. Elle possède un rôle essentiel sur l'immunité, la croissance, la résistance et la santé des tissus. Elle diminue la fatigue, l'anxiété, le stress, combat la dépression, réduit l'allergie...

Propriétés « nouvelles »

Elle fait partie des trois vitamines douées de puissantes propriétés antioxydantes, c'est-à-dire qu'elle joue un rôle dans la prévention et la prise en charge des maladies cardio-vasculaires et du cancer, et qu'elle peut intervenir pour retarder, minimiser voire empêcher certains symptômes du vieillissement.
Elle intervient très tôt au niveau du plasma pour piéger le maximum de radicaux libres. Elle est le « Samu » des antioxydants, la première sur les lieux, la plus efficace. Il est donc extrêmement important qu'elle soit toujours présente et en quantité suffisante avec son acolyte, le glutathion. Dès que l'un des deux baisse, le système de défense montre des signes de défaillance puisqu'ils alimentent la G.P.O (voir chapitre 1). Les personnes qui ne consomment pas assez de vitamine C possèdent peu de glutathion dans l'organisme, ce qui est préjudiciable à leur santé. La vitamine C permet en outre d'épargner le glutathion qui est un détoxifiant majeur mais « coûteux » en énergie. Si cette première ligne de défense est débordée, les radicaux libres attaquent les graisses et la vitamine E (liposoluble) entre en action. La vitamine C restaure alors la vitamine E consommée dans une parfaite complémentarité.
La vitamine C se comporte comme un agent double : elle est antioxydante lorsqu'elle est apportée par l'alimentation à des doses autour de 70 mg par jour. D'après certains chercheurs elle est plutôt oxydante lorsqu'elle est absorbée pure, à doses plus importantes, ou associée au cuivre et au fer. La consommation d'aliments riches en vitamine C protégerait des cancers du poumon et de l'estomac, mais la supplémentation médicamenteuse à doses plus importantes n'aurait pas d'effet préventif supplémentaire pour certains scientifiques.
Elle aide le système respiratoire à se protéger de la pollution. Le poumon est recouvert d'une fine couche épithéliale contenant des concentrations variables de vitamine C mais faibles chez l'asthmatique. La vitamine C protège le poumon des lésions dues aux radicaux libres mais elle préserve aussi directement la fonction pulmonaire.
La concentration de vitamine C dans l'œil est trente fois plus éle-

vée que dans les tissus avoisinants. Sa diminution augmente la fréquence des cataractes, les personnes supplémentées réduisent le risque d'environ 75 %.

Propriétés physico-chimiques

Substance acide, soluble dans l'eau, peu soluble dans l'alcool, stable à l'abri de la lumière et de l'humidité, instable au contact de l'air et surtout à la chaleur.

A propos des propriétés physico-chimiques :
— L'acidité de la vitamine C est bien sûr responsable de son goût.
— Le blanchiment des fruits et légumes avant la mise en conserve détruit presque totalement la vitamine C, ▶ il faut toujours préférer des fruits et légumes frais.
— Les taches brunes qui apparaissent sur les poires et les pommes exposées quelques jours à la lumière sont liées à la destruction de la vitamine C.
— A température ambiante, les épinards perdent 30 % de leur vitamine C en 24 heures.
— C'est la plus fragile des vitamines, pouvant être totalement détruite par la cuisson ou le réchauffage : des pommes de terre cuites une heure n'en contiennent quasiment plus.

Métabolisme

Absorbée au niveau de la partie basse de l'intestin grêle, concentrée dans les muscles et le foie sans véritable stockage, ce qui nécessite des apports quotidiens. Elle est éliminée dans les urines.

Sources

Elle est très répandue dans les **agrumes** (citron, orange, pamplemousse...), les fruits (ananas, **cassis**, **églantier**, goyave, **kiwi**, mangue, papaye, poire, pomme...) surtout rouges (cerise, fraise, framboise, groseille, tomate...), les légumes verts (céleri, choux, épinard, estragon, oseille, persil, poivron, raifort...), la pomme de terre, les salades (cresson, mâche), les abats (foie, rognon)... Le pain n'en contient pas du tout.

Tous les crucifères (brocoli, chou de Bruxelles, chou-fleur, blanc, rouge, vert ou chinois...) contiennent de la vitamine C.

— Une tomate jaune contient trois fois plus de vitamine C qu'une tomate orange et deux fois plus qu'une rouge.

Principales sources des apports alimentaires de la vitamine C :
Légumes et fruits frais.
Pomme de terre.

Teneur en vitamine C des fruits (en mg pour 100 g de fruit) :

Cassis	200
Goyave	180
Kiwi	80
Papaye	65
Fraise, litchi, orange	60
Orange	55
Citron	50
Clémentine, groseille, litchi frais, mangue fraîche, pamplemousse	45
Melon, framboise, fruit de la passion	25
Ananas, mûre, nectarine, salade de fruit maison, myrtille	20
Abricot, banane, cerise, datte fraîche, kaki, pêche, pastèque	10

Ce tableau vous montre l'importance des fruits exotiques pour la santé : ils sont tous très concentrés en antioxydants qui les protègent du soleil.

Teneur en vitamine C des légumes (en mg pour 100 g) :

Persil	200
Poivron rouge	170
Estragon, oseille, poivron vert, raifort	120
Chou de Bruxelles	100
Chou chinois, chou rouge, vert, fleur	75
Brocoli, cresson	60
Fenouil	65
Oseille	50
Épinard, mâche	40
Pissenlit	35
Asperge, petit pois	30
Courgette, navet, petit pois frais, pomme de terre, pourpier, tomate	20
Ail, haricot vert, oignon cru, patate douce, radis	15

Conseils pour conserver la vitamine C des aliments

— Gardez les fruits et légumes dans la partie basse du réfrigérateur.
— Épluchez-les juste avant l'usage.
— Lavez-les rapidement, ne les laissez pas tremper.

— Faites-les cuire « al dente », à la vapeur, épluchez les seulement après la cuisson.

Besoins

Ils sont très diversement appréciés selon que l'on souhaite simplement prévenir une carence ou optimiser les réactions de défense de l'organisme. Ils varient bien entendu en fonction de l'âge, l'état de santé, l'activité, le mode de vie… Un nourrisson jusqu'à 3 ans a besoin de 30 mg par jour, un adolescent de 60 mg, un adulte de 100 mg, mais le Pr Pauling préconisait des doses 20 à 40 fois supérieures.

Statut nutritionnel

10 à 50 % des Français reçoivent des quantités insuffisantes.

Carence

— Les signes du scorbut sont bien connus : fatigue, hémorragies, dents qui se déchaussent, œdèmes, mort par épuisement ou infection.
— Les états de subcarence entraînent des signes non-spécifiques avec fatigue, irritabilité, perte de l'appétit, moindre résistance aux infections, difficultés de cicatrisation, tendance aux hématomes… avant les hémorragies.

Traitement préventif

Il repose sur une alimentation équilibrée qui couvre facilement les besoins.

Indications habituelles de la vitamine C

— **Moindre résistance aux infections**.
— **Fatigue**, anxiété, stress, déprime.
— Convalescence.

« Nouvelles » indications de la vitamine C

— **Prévention** et prise en charge des **maladies cardio-vasculaires** et du **cancer**.

— Personnes à **risques** : alcool, tabac...
— Personnes **âgées**.

Contre-indications

Aucune pour des doses inférieures à un gramme par jour mais il ne faut pas en donner au nourrisson de moins d'un mois en raison de son interférence avec le fer.

Les bonnes associations

— Les autres antioxydants : bêtacarotène, vitamine E, sélénium, zinc.
— Calcium, magnésium.
— Vitamine B1.

Les antagonistes

— L'aspirine inhibe son absorption, poids pour poids : si vous prenez 500 mg d'aspirine, vous devez prendre 500 mg de vitamine C.
— L'alcool.
— Certains médicaments (antibiotiques, cortisone, pilule...).

Interactions médicamenteuses

— Amphétamines et antidépresseurs.
— Anticoagulants.
— Cuivre et fer *:* ils ne doivent pas être associés car ils risquent de constituer ce que certains ont appelé une « bombe oxydative », strictement contraire à l'effet antioxydant recherché.

> ▶ Il faut absolument éviter de donner ou d'absorber des complexes multivitaminiques et minéraux qui contiennent ensemble de la vitamine C, du cuivre et du fer, car ils sont potentiellement dangereux.

Toxicité

— Absente mais l'ingestion massive peut provoquer des troubles digestifs, des signes d'excitation nerveuse avec insomnie, des calculs rénaux (c'est d'ailleurs discuté) et des réactions allergiques (rarement).

— Des apports supérieurs à 500 mg par jour donnés sur de longues périodes pourraient pour certains chercheurs avoir une activité pro-oxydante, donc être finalement toxiques : le débat continue…

En pharmacie

▶ Vous pouvez trouver des suppléments de vitamine C sous de nombreuses formes, présentations et dosages, citons quelques *spécialités* :

Laroscorbine® **: un comprimé = 500 mg**
Midy vitamine C® **: un comprimé = 500 mg, un sachet = un gramme.**
Vitamine C Arkovital® **: une gélule = 250 mg**
Vitamine C Oberlin® **: un comprimé = 500 mg**
Vitamine C Pierre Fabre® **: un sachet = un gramme.**

— La vitamine C d'origine naturelle et la forme synthétisée sont en fait exactement la même molécule mais la seconde, plus concentrée et moins chère, est finalement celle que nous préconisons lorsque des doses importantes sont souhaitables.

Vitamine E (ou tocophérol), la plus antioxydante

Extraite de l'huile de germe de blé, préparée pour la première fois en 1936, elle est synthétisée deux ans après. Elle reste pendant longtemps cantonnée à son rôle sur la fécondité, comme le souligne son nom « tocophérol » dérivé du grec « tocos » = descendance et « pherein » = porter, ce qui pourrait signifier « permet une gestation normale ». Elle acquiert son statut d'élément nutritionnel essentiel dans les années 60, mais c'est la découverte peu après de ses extraordinaires propriétés **antioxydante**s qui fait sa grande notoriété. Elle est la plus puissante des vitamines protectrices.

Rôle « classique »

Indispensable classiquement aux fonctions de **reproduction**. Elle améliorerait les performances des athlètes, « doperait » le tonus sexuel en association avec le sélénium et le zinc. Elle serait stimulante de l'immunité, aurait une action anti-inflammatoire intéressante contre les douleurs de rhumatologie, inhiberait l'adhésion des plaquettes ce qui fluidifierait le sang.

Propriétés « nouvelles »

Elle fait partie des trois vitamines douées de propriétés antioxydantes, c'est-à-dire qu'elle joue un rôle dans la prévention et la prise en charge des maladies cardio-vasculaires et du cancer, et qu'elle peut intervenir pour retarder, minimiser voire empêcher certains symptômes du vieillissement. Elle est actuellement, surtout en raison de sa puissance d'action trois fois supérieure aux deux autres vitamines, au centre de très nombreuses études destinées à en préciser les modalités d'application optimales. Elle est normalement présente au niveau des membranes cellulaires où elle s'oppose au phénomène de la peroxydation lipidique, ce qui lui procure un effet protecteur sur de nombreuses maladies (voir chapitre Radicaux libres et antioxydants). L'oxydation du L.D.L. cholestérol est une étape capitale du processus de fragilisation de la plaque d'athérome, qui risque alors de se rompre et créer un caillot obstructif. La vitamine E joue un rôle clé à ce niveau.
Son activité protectrice semble également démontrée dans le cas d'agressions oxydantes par la pollution atmosphérique et la fumée de cigarettes. Mais il est pour le moment difficile de conclure sur une protection éventuelle contre le cancer. Elle serait intéressante dans certains cas (cancers digestifs et du poumon) mais elle pourrait faciliter la croissance d'une tumeur existante. La prudence est ici aussi de mise en attendant des travaux complémentaires.

Propriétés physico-chimiques

Insoluble dans l'eau, très soluble dans les graisses, peu sensible à la chaleur, la lumière et les acides, très sensible à l'air.

A propos des propriétés physico-chimiques :
— Les pertes en vitamine E sont relativement peu importantes lors de la cuisson sauf si elle a lieu à hautes températures.
— Les huiles qui la contiennent doivent être conservées dans des récipients opaques.
— Elle gagne à être absorbée lors d'un repas qui contient un peu d'huile ou des graisses.

Métabolisme

Absorbée à la partie moyenne de l'intestin, concentrée dans le tissu graisseux, le foie, les muscles, éliminée surtout dans les selles.

Sources

Elle est apportée à la fois par les **aliments d'origine animale et végétale**. Elle est surtout présente dans le beurre et la margarine, les céréales complètes, les fromages gras et les laitages, l'huile de tournesol mais aussi, bien qu'en moindre concentration, dans les huiles d'olive, de maïs, de colza.... On la trouve également dans les **germes de blé**, les légumes (asperge, avocat, maïs, soja, tomate...) et légumes verts à feuilles (chou, persil...), les oléagineux (amande, noisette, noix, noix de coco, pistache), les poissons gras (thon à l'huile)... Le pain blanc n'en contient que des traces.

Il y a, contrairement à ce que l'on peut penser, autant de vitamine E dans un kilo de pop-corn que dans un litre d'huile d'olive.

Principales sources des apports alimentaires en vitamine E :
Matières grasses végétales.
Fruits et légumes.
Œufs, poissons, viandes.

Teneur en vitamine E des aliments (en mg pour 100 grammes) :

Huile de germes de blé	135
Huile de tournesol	50
Amande, noisette	25
Germes de blé	22
Huile de foie de morue	20
Huile d'arachide, huile de maïs, huile de soja	17
Pop-corn nature	10
Noix du Brésil	7
Fenouil	6
Menthe fraîche, purée de tomate	5
Noix, noix de Pécan, patate douce	4
Muesli, petit pois, salsifis	3
Galette d'avoine, chou, graines de sésame	2,5
Pruneau	2,3
Avocat, épinard	2
Asperge, oseille, poivron	1,5
Brocoli, cresson, pain de seigle, poireau, tomate	1
Raisin	0,7

10 grammes d'huile de germes de blé, ou 20 g d'huile de tournesol, ou 30 g d'huile d'amande, ou 40 g d'huile de pépins de raisins, ou 60 g d'huile de colza, ou 100 g d'huile d'arachide ou de maïs, ou 120 g d'huile d'olive... couvrent la ration quotidienne en citamine E.
→ Il faudrait 600 grammes de beurre, ou plus d'une douzaine de gros œufs, ou un kilo de légumes, ou plus d'un kilo de poisson, ou deux kilos de viande, ou plus de deux kilos de fruits, ou douze litres de lait entier pour couvrir les besoins quotidiens en vitamine E.

Besoins

7 à 15 U.I. pour un enfant, 12 à 15 U.I. pour un adulte, mais ces chiffres devraient être revus à la hausse car ils sont notoirement insuffisants.

Une cuiller à café d'huile de germes de blé contient 40 U.I. de vitamine E.

Statut nutritionnel

Les apports alimentaires sont, chez un Français sur deux, inférieurs aux recommandations. Certains considèrent que l'ensemble de la population est carencé. Comme il existe de fortes présomptions en faveur de l'action protectrice, il semble important d'atteindre voire de dépasser les A.Q.R. mais il n'y a pas à l'heure actuelle d'arguments formels pour les augmenter.

Carence

Elle s'inscrit toujours dans un tableau de malnutrition globale ou dans une situation pathologique particulière (prématuré, maladie génétique...). Elle se manifeste par des signes neurologiques et musculaires, une atteinte de la rétine.

Traitement préventif

Une alimentation équilibrée couvre facilement les besoins mais certains traitements que subissent les aliments par l'industrie agroalimentaire détruisent une grande partie des vitamines et principalement la vitamine E.

Indications habituelles de la vitamine E

— Problèmes de **fertilité**, impuissance.
— Le sportif puisqu'elle diminue la fatigue, améliore les performances physiques...
— Moindre résistance aux infections.

« Nouvelles » indications de la vitamine E

— **Prévention** et **prise en charge** des maladies cardio-vasculaires et du cancer.
— Personnes à **risques** : alcool, tabac...
— Personnes **âgées.**

Contre-indication

Aucune.

Bonnes associations

— Les autres antioxydants : caroténoïdes, vitamine C, sélénium, zinc.

Les antagonistes

— L'huile de paraffine qui empêche sa réabsorption.
— Les antiacides.

Interactions médicamenteuses

— Pilule.
— Anti-épileptiques.
— Cuivre et fer car existe un risque pro-oxydant.

Toxicité

Aucune en principe, même à des doses supérieures à cent fois l'apport recommandé.

Une remarque

La vitamine E doit être prise de préférence sous forme naturelle que vous trouvez à présent très couramment.

Les oligo-éléments,

Une présence indispensable

Comme les vitamines, ces micronutriments contribuent sous un apport alimentaire globalement faible, au maintien de la santé qui dépend bien sûr de leur présence mais également de leur équilibre. Leur accumulation ou leur diminution perturbent le fonctionnement de l'organisme et permettent à la maladie de s'installer.

Alimentation ou supplémentation ?

Une alimentation équilibrée et variée apporte théoriquement à l'organisme **tout** ce dont il a besoin pour sa construction, son fonctionnement et son maintien en bonne santé. C'est d'ailleurs l'avis de nombreux scientifiques. Mais elle nous semble toutefois insuffisante pour faire face au « stress oxydatif », à l'origine d'un certain nombre de troubles ou de maladies graves. La supplémentation est non seulement bien souvent nécessaire mais la plupart du temps INDISPENSABLE.

Deux oligo-éléments seulement, le **sélénium** et le **zinc**, répondent à la définition d'un antioxydant et seront largement développés ici. Mais il est impossible de passer sous silence le rôle essentiel de quatre d'entre eux, le **cuivre**, le **magnésium**, le **manganèse**, le **soufre**, très impliqués dans le système de défense des antioxydants. Leur carence a un retentissement immédiat sur le fonctionnement de l'ensemble.

Les deux oligo-éléments
A activité antioxydante

LE SÉLÉNIUM,
l'élément le plus antioxydant

Longtemps considéré uniquement comme un élément toxique et par conséquent rejeté par les chercheurs, il est entré en grâce dans les années soixante-dix et il est depuis adulé par la plupart des scientifiques. De nombreux travaux lui ont en effet été consacrés et ont confirmé son rôle absolument essentiel en montrant qu'il était le plus antioxydant des oligo-éléments.

Utilisation industrielle

Ses qualités pour transporter et transformer l'énergie lui ont permis d'envahir notre environnement domestique : il entre aussi bien dans la fabrication des transformateurs, du téléphone sans fil, des cellules photoélectriques que des panneaux à énergie solaire.

Répartition

Il accompagne dans la nature le soufre dont il possède des caractéristiques voisines. Il est présent dans les plantes, absorbé par les animaux qui s'en nourrissent. Il peut se montrer toxique si le sol en contient de trop grandes concentrations comme c'est le cas dans certaines régions des États-Unis et du Canada, ou en est quasiment dépourvu, ce qui peut se voir dans certaines provinces de Chine ou de Nouvelle-Zélande. La quantité totale contenue dans l'organisme est de 3 à 15 mg, mais elle varie en fonction des sols et de l'alimentation.

Rôle « classique »

Alors que sa toxicité était connue depuis le siècle dernier, son rôle d'élément indispensable à la vie est reconnu depuis un quart de siècle. Ses propriétés thérapeutiques ont été mises en évidence pour la première fois par des scientifiques chinois qui ont réussi en 1979, en l'apportant en supplément, à prévenir la maladie de Keshan. Cette affection cardiaque grave est endémique d'une province chinoise dont le sol est quasiment dépourvu en sélénium.
Il protège et stimule le système immunitaire, neutralise les toxines,

aide à éliminer les métaux lourds (plomb, mercure), intervient au niveau du phénomène d'agrégation des plaquettes pour fluidifier le sang, favorise la fabrication des spermatozoïdes, prévient le vieillissement.

Propriétés « nouvelles »

Le sélénium est, nous l'avons vu, indispensable au fonctionnement de la glutathion peroxydase, une des trois enzymes de défense des antioxydants. Il permet donc de stopper « l'oxydation » des graisses à l'origine de problèmes cardio-vasculaires plus ou moins graves. Nous avons à présent confirmation qu'un taux bas de la glutathion peroxydase dans l'organisme favorise la survenue d'un problème cardiaque et nous savons qu'une concentration basse en sélénium diminue le glutathion. Ceci prouve à l'évidence son rôle de protecteur cardio-vasculaire. Des travaux effectués en 1998 en Israël ont montré qu'une supplémentation en sélénium augmente d'un tiers le glutathion présent dans l'organisme, tout en diminuant de près de 50 % l'oxydation des acides gras.

▶ Il devient donc impératif chez les patients déjà atteints ou à risques, à la fois de rechercher des aliments riches en glutathion, et de veiller à un apport suffisant en sélénium.

> *Les **aliments** suivants sont intéressants pour **augmenter le glutathion** dans l'organisme : **ail**, asperge, artichaut, avocat, betterave, brocoli, cannelle, carotte, choux divers, **haricot**, noisette, œuf, **oignon**, pissenlit, poire, pomme.*

De nombreuses études effectuées partout dans le monde semblent confirmer que de faibles apports alimentaires en sélénium augmentent le risque d'apparition de certains cancers alors qu'une supplémentation régulière et adéquate est capable de les prévenir ou d'en réduire la mortalité. Il serait globalement plus protecteur dans les phases précoces d'induction du cancer. Il semblerait que le sélénium protège surtout des cancers où l'agression oxydative (voir chapitre 1) est importante : ceux du poumon et de la vessie à cause du tabac, celui de l'estomac en raison des nitrosamines. Il n'aurait pas d'action dans les cancers des organes reproducteurs (sein, utérus).

Une étude pratiquée en Arizona sur la prévention des cancers de la peau au moyen de 200 mcg de sélénium par jour n'a pas été concluante. Elle a toutefois montré une diminution de près de 50 % de l'ensemble des cancers, en particulier du poumon, de l'œsophage, du côlon et surtout de la prostate. Ces résultats ont été confirmés par une autre grande étude épidémiologique américaine qui a duré 12 ans et porté sur 30 000 personnes. L'association à la vitamine E et aux autres antioxydants donne de meilleurs résultats. Le sélénium serait plus efficace chez l'homme que chez la femme. Il est possible que ce soit non pas lié au sexe mais peut-être aux facteurs de risques masculins : habitudes alimentaires, alcool, tabac. Ceci confirmerait une des données précédentes sur l'efficacité plus grande du sélénium, chaque fois qu'existe un « stress oxydatif » (voir Lexique).

Attention

Les cellules cancéreuses sont friandes de sélénium pour fabriquer l'A.D.N. Donner du sélénium ou du zinc en grandes quantités pourrait présenter des risques dans le cas d'une tumeur débutante ou installée. Les patient(e)s atteint(e)s absorberaient mieux le sélénium, ce qui pourrait participer à la croissance des tumeurs.

Sélénium et VIH

Des relations semblent effectives entre le sélénium et le VIH (**V**irus de l'**I**mmunodéficience **H**umaine) :
— Le sélénium participe à l'action des lymphocytes qui permettent de lutter contre le virus.
— Il potentialise l'action de l'interleukine, neuromédiateur naturel de défense et l'un des traitements actuels du sida.
— Il inhibe au laboratoire (in vitro) la multiplication du virus.
— Des taux bas sont régulièrement retrouvés, surtout aux premiers stades de la maladie, chez les patients atteints.
— Certains pensent que le stress oxydatif serait une des causes de la replication virale et que les antioxydants pourraient par conséquent être une des armes pour la diminuer ou l'empêcher.
— La prise de sélénium retarderait le passage vers la maladie.
Il semble par conséquent raisonnable de conseiller aux patients séropositifs de veiller à apporter des antioxydants alimentaires, tout en évitant certains suppléments médicamenteux trop dosés.

Métabolisme

Absorbé par le duodénum, il se fixe de préférence dans le foie, le rein, la thyroïde, et est stocké dans le squelette. Il se concentre également chez l'homme dans les glandes sexuelles, est excrété lors de l'éjaculation. Il est pour l'essentiel éliminé par les urines, une faible partie l'est par la sueur.

Sources

On le trouve surtout dans les aliments **d'origine animale** : poissons de mer (hareng, thon…) et crustacés (huîtres), œufs, viande (foie, rognons). On le trouve également dans certains **végétaux** mais sa concentration varie énormément en fonction des sols de culture : les céréales et farines complètes (orge), les germes de blé, quelques légumes (ail, asperge, brocoli, carotte, cèpe…), la levure de bière, la noix du Brésil, le vinaigre de cidre… en contiennent un peu. Le lait et les produits laitiers en contiennent très peu. Les fruits en sont quasiment dépourvus.

Teneur moyenne en sélénium de quelques aliments
(en mcg pour 100 grammes de poids frais) :

- **Végétaux** : tomate = 0,5 mcg, pomme de terre = 0,7 mcg, salade = 0,8 mcg, carotte = 2 mcg, champignon = 13 mcg.
- **Fruits** : pomme = 0,4 mcg, banane = 1 mcg, orange = 1,3 mcg.
- **Céréales** : blé = 0,4 mcg, farine = 19 mcg, pain = 27 mcg, orge = 70 mcg.
- **Laitages** : lait écrémé = 4 mcg, fromage = 9 mcg.
- **Œufs** = 20 mcg
- **Viandes** : poulet = 10 mcg, côtelette d'agneau = 20 mcg, côtelette de porc = 25 mcg, bœuf = 35 mcg, rognon d'agneau = 150 mcg, rognon de porc = 200 mcg.
- **Poissons** : morue = 40 mcg, crevette = 60 mcg, homard et huître = 65 mcg.

Besoins

Ils se situent autour de 60 mcg pour les femmes et 80 mcg pour les hommes, ce qui équivaut environ à 1 mcg par kilo de poids. La supplémentation est particulièrement indiquée chez les sportifs, mais aussi chez tous ceux dont la résistance et l'endurance sont diminuées, comme par exemple les personnes convalescentes, âgées ou simplement fatiguées. La dose moyenne apportée par l'alimentation se situe autour de 45 mcg, ce qui est insuffisant. Les « doses antioxydantes » devraient en effet atteindre 150 à 200 mcg par jour.

Carence

Elle est bien sûr en France exceptionnellement responsable de problèmes cardio-vasculaires (hypertension artérielle, accidents vasculaires cérébraux, insuffisance cardiaque…) comme ceux de la maladie de Keshan. Une diminution des défenses immunitaires est par contre beaucoup plus fréquente.

Excès

C'est un poison à fortes doses :
— L'intoxication aiguë, observée essentiellement en milieu industriel lors de l'inhalation de fumées et poussières riches en sélénium, entraîne des maux de tête, des troubles digestifs (nausées, vomissements), des lésions oculaires et cutanées.
— L'intoxication chronique entraîne des troubles digestifs et cutanés.

Interactions

— Son absorption est favorisée par les vitamines A, C, E, dont il potentialise l'action : ceci est une très bonne chose pour les réactions de défense de l'organisme.
— Son absorption est diminuée par l'argent, le cuivre, le cobalt.

Toxicité

Elle existerait peut-être, mais pour des apports élevés jamais atteints en supplémentation. Des doses autour de 500 mcg par jour sur de longues périodes n'ont entraîné aucun trouble. Tout au plus les médecins peuvent-ils se méfier si le patient signale un goût métallique dans la bouche, une haleine fétide, des cheveux et des ongles cassants.

Principales utilisations médicales du sélénium

— La **prévention** des maladies cardio-vasculaires, du cancer, du vieillissement pathologique... ce qui passe par la prise en charge des personnes et des comportements à risques (alcool, tabac...).
— Des personnes qui ont de nombreux plombages en bouche peuvent relever d'une supplémentation en sélénium.

En pharmacie : citons deux spécialités.

Selenium ACE® :
— COMPOSITION : 75 mcg de sélénium par comprimé et vitamines A, C, E.
— PRÉSENTATION : boîte de 30 comprimés.
— POSOLOGIE : un comprimé par jour.

Granions® de Selenium :
— COMPOSITION : 960 mcg de sélénium par ampoule.
— PRÉSENTATION : boîte de 10 ampoules buvables.
— POSOLOGIE : une ampoule par jour.

Le zinc,
l'élément d'actualité

Longtemps méconnu, c'est l'élément sur lequel travaillent actuellement le plus les chercheurs du monde entier.

Utilisation industrielle

Sa résistance à l'humidité le fait utiliser pour les toitures, les canalisations, les boîtes de conserve…

Répartition

L'organisme en contient au total 2,5 grammes, répartis pour les deux tiers dans les muscles et pour le tiers restant dans les os.

Rôle « classique »

Il réalise une **protection** considérable de l'organisme par sa présence dans quelque deux cents réactions chimiques, en particulier celles nécessaires à la **synthèse des protéines**, au métabolisme des acides nucléiques, à la S.O.D. dont nous avons vu l'importance dans le chapitre « RADICAUX LIBRES ET ANTIOXYDANTS ». Il est également actif sur la croissance, la respiration, le système endocrinien, l'immunité, l'inflammation, la cicatrisation, la reproduction, la sexualité…
Une étude récente réalisée aux États-Unis montre qu'une supplémentation en zinc durant la grossesse est associée à une augmentation du poids de naissance et du périmètre crânien du bébé et une mortalité moindre : ceci plaiderait pour une supplémentation systématique des femmes enceintes.

Propriétés « nouvelles »

Le zinc aurait une action préventive de certains cancers : les déficiences graves seraient associées à des taux élevés de cancers de l'œsophage, des bronches, de la prostate. L'excès à l'inverse semble augmenter la fréquence des cancers du sein et du côlon. Les cellules cancéreuses sont friandes de zinc pour fabriquer l'A.D.N. Donner du zinc ou du sélénium en grandes quantités pourrait présenter des risques, dans le cas d'une tumeur débutante ou installée. Les patient(e)s atteint(e)s absorberaient mieux le zinc, ce qui pourrait également participer à la croissance des tumeurs. Il semble donc pour le moins inutile de proposer des suppléments de zinc pour prévenir le cancer chez des personnes dont le régime n'est pas carencé.

Métabolisme

Absorbé par l'intestin, stocké dans le foie, éliminé principalement dans les selles.

Sources

Répandu dans de très nombreux aliments mais surtout les **huîtres** et coquillages, le poisson. On le trouve aussi dans les céréales, le foie gras, le gingembre, le jaune d'œuf, quelques légumes (brocoli, champignon, épinard, haricot), la levure de bière, la noix, le pain complet, le pâté de foie, la viande.

Les aliments les plus riches en zinc
(en mg pour 100 grammes de produit frais) :

Huître	16
Foie de veau, foie de porc	9
Germes de blé	7
Pain complet, noix de cajou grillée	5
Amande grillée, graines de tournesol, jaune d'œuf, viande de bœuf,	4
Cacahuète, flocons d'avoine, soja	3
Haricot blanc, lentille, noix, volaille	2,5
Crustacés, pois cassé, poissons gras	2

Besoins

Ils sont de l'ordre de 10 mg par jour chez l'enfant jusqu'à 10 ans, de 15 mg chez l'adulte, de 20 mg pendant la grossesse… Ils ne sont probablement pas parfaitement couverts par une alimentation même variée. Mais l'activité antioxydante requiert des doses quotidiennes plus élevées, autour de 30 mg.

Carence

Elle serait plus fréquente qu'annoncée, aggravée par la consommation d'alcool, de diurétiques, certaines maladies intestinales ou rénales, un régime végétarien ou la consommation de pain complet… Les pays du Tiers monde qui consomment surtout des végétaux sont plus volontiers carencés en zinc que les pays occidentaux. Cette carence peut entraîner des troubles digestifs, des ulcérations cutanées, la chute des cheveux, les ongles cassants, une sensibilité aux infections, des troubles de la vue, du goût, de l'odorat, et dans certains cas un retard de croissance ou un nanisme chez l'enfant.

Interactions

— Les aliments riches en phytates, surtout le pain complet et le pain au son, mais aussi les germes de blé, le haricot, le maïs, le soja... diminuent son absorption, tout comme l'alcool, les tanins, certains antibiotiques, la pilule...
— Le zinc entre en compétition avec le calcium, le cuivre et le fer.
— Un régime riche en cuivre entraîne une diminution du zinc et inversement.

La S.O.D. a besoin d'un rapport constant zinc/cuivre pour fonctionner de façon optimale : un apport trop important de zinc gêne l'absorption du cuivre et freine le fonctionnement du principal système enzymatique de défense, ce qui est pour le moins fâcheux.

— Le thé et le café font fuir le zinc, le vin et les protéines riches en acides aminés soufrés facilitent son absorption.

Les céréales complètes sont riches en zinc mais leur contenu en fibres et en acide phytique nuit à leur absorption. Le zinc est d'ailleurs avec le fer, l'oligo-élément que l'organisme a le plus de mal à absorber (moins de 10 % des quantités ingérées). Le zinc des protéines animales est mieux assimilé que celui des végétaux, ce qui explique les carences souvent observées chez les végétariens.

Conseils pratiques

— Donnez la préférence au pain au levain plutôt qu'au pain complet qui inhibe son absorption.
— Évitez au même repas pain complet ou au son, maïs, soja.
— Si vous supplémentez, éloignez les prises de zinc, de fer et de vitamine C.

Excès

Aucun signe dans les conditions normales.

Toxicité

Il n'y a pas de réelle toxicité, mais il n'est pas nécessaire de dépasser des doses de 150 mg par jour car des troubles digestifs apparaissent et qu'il n'est pas bien absorbé.

Principale utilisation médicale du zinc

— La **prévention** des maladies cardio-vasculaires, du cancer, du vieillissement pathologique... ce qui passe par la prise en charge des personnes et des comportements à risques (alcool, tabac...).

D'autres indications classiques du zinc

— Rôle **anti-infectieux** et stimulant de l'immunité.
— Pré-diabète où il peut être utilisé seul, diabète avéré où il est associé aux traitements classiques.
— États de fatigue car il est dynamisant sur le plan général et la sexualité en particulier.
— Retards de croissance.
— Problèmes de peau (acné, psoriasis, taches blanches sur les ongles) et de cicatrisation.
— Pertes du goût et de l'odorat.
— Arthrite, grâce à son rôle anti-inflammatoire.
— Décalcification, ostéoporose.

> *La prise de zinc doit être suspendue provisoirement lors d'un épisode infectieux aigu, car elle risque de favoriser l'épisode en permettant aux germes de se multiplier plus facilement.*

En pharmacie

Il existe sous de nombreuses formes : *Granions*® (ampoules buvables), *Microsol*® (flacons unidoses buvables), *Oligo-essentiel*® (solution buvable), *Oligogranul*® (granules à sucer), *Oligosol*® (ampoules perlinguales), *Oligostim*® (comprimés à sucer)...
— POSOLOGIE : une dose de l'un de ces produits, une à deux fois par jour.

Quatre cofacteurs importants des antioxydants

Bien qu'ils ne possèdent pas une activité antioxydante au sens strict de la définition, il est impossible de ne pas parler ici du cuivre, du manganèse, du magnésium et du soufre, car ces quatre oligo-éléments interviennent de façon prépondérante dans les transferts d'énergie et les systèmes enzymatiques. Leur carence a des répercussions immédiates sur le fonctionnement du système de défense en augmentant rapidement la sensibilité aux infections. Leur prescription est souvent décisive pour aider l'organisme à se dégager de problèmes chroniques ou répétitifs.

Le cuivre
un anti-infectieux majeur

C'est le plus anti-infectieux de tous les métaux, essentiel pour l'être humain. Il est malheureusement également doté d'effets tantôt simplement ennuyeux, tantôt parfois véritablement toxiques.

Rôle

Anti-allergique et **anti-infectieux** majeur, il active la formation des anticorps, freine le développement des bactéries et virus, est actif sur la fièvre, est indispensable à la croissance des cellules. Il est indispensable, associé au zinc, au fonctionnement de la S.O.D., ce qui justifie sa place ici. Il possède une activité **anti-inflammatoire** utile en rhumatologie, les bracelets de cuivre sont appréciés par de nombreux douloureux chroniques. Il est essentiel à la fabrication des globules rouges. Il joue un rôle dans les mécanismes de protection de la peau en favorisant la formation de la mélanine, d'où son utilisation dans le vitiligo et les troubles de la pigmentation. Il intervient dans les métabolismes des graisses et des sucres, la synthèse de nombreuses hormones.

Sources

Présent en petites quantités presque **partout** sauf dans le lait qui en contient très peu, on le trouve surtout dans le **foie** (veau, mouton), les produits de la mer (algue, coquille Saint-Jacques, homard, huître, œufs de poissons), l'amande, l'avocat, le cacao, les céréales (blé entier et riz complet), le champignon, les fruits secs, les légumes verts, la noix, la prune, le soja, le thé...

Besoins

Deux mg par jour, en général apportés en quantité suffisante par une alimentation variée.

En pharmacie

Il existe sous de nombreuses formes et présentations : *Granions*® (ampoules buvables), *Microsol*® (flacons unidoses buvables), *Oligo-essentiel*® (gouttes buvables), *Oligogranul*® (granules à sucer), *Oligosol*® (ampoules perlinguales), *Oligostim*® (comprimés à sucer)...
— POSOLOGIE : une dose de l'un de ces produits, une à deux fois par jour.

LE MAGNÉSIUM,
l'élément le plus sédatif

Son nom provient de cette ville d'Asie Mineure connue depuis l'Antiquité pour ses mines de magnésie blanche. Il est utilisé dès le Moyen-Age pour ses propriétés laxatives, qui ne sont qu'un tout petit pan de son importante activité thérapeutique, et représente le plus souvent un effet secondaire indésirable.

Rôle « classique »

Les propriétés laxatives des sels de magnésium continuent d'être utilisées mais il est surtout connu pour son action neurosédative, c'est véritablement la « superstar des anti-stress ». Sa carence entraîne rapidement des manifestations de **spasmophilie**, car il est essentiel au phénomène de la contraction musculaire, à la régulation du rythme cardiaque, à la transmission de l'influx nerveux, au stockage et à l'utilisation de l'énergie.

Propriétés « nouvelles »

Il interfère dans le mécanisme de nombreuses hormones, participe au total à plus de trois cents réactions métaboliques, dont le système enzymatique de défense des antioxydants, puisqu'il est un cofacteur de la catalase.

Le déficit en magnésium entraîne une rétention sodique (de sel), une pénétration excessive du calcium et une accumulation de fer dans la cellule, ce qui favorise la fabrication de radicaux libres et par conséquent l'accélération des phénomènes dégénératifs liés au « stress oxydatif ».

Un risque diminué de cancers, en particulier du côlon et de l'œsophage, semble exister chez les consommateurs réguliers de magnésium. Cela plaide indiscutablement en faveur de la prise presque en continu de cet élément non toxique et de toutes façons très bénéfique.

Sources

Présent dans presque **tous les aliments**, mais malheureusement surtout dans ceux qui sont riches en calories... : on le trouve principalement dans les agrumes, la banane, les céréales complètes (flocons d'avoine, son...), le cacao et le **chocolat** (290 mg pour 100 grammes), les crustacés (bigorneau, crevette, huître, palourde...) et poissons gras, les escargots, la figue, les fromages durs, les **fruits secs** (amande, cacahuète, noisette, noix...), les légumes (épinard, haricot sec et vert, maïs, pois cassé, soja...), le pain complet (90 mg pour 100 grammes contre 30 mg pour le pain blanc)...

La principale source de magnésium est fournie en France par les céréales, puis viennent ensuite les laitages, les légumes, la viande.

Une **portion moyenne** d'amandes apporte 80 mg de **magnésium.**
Une **portion moyenne** de haricots verts apporte 55 mg de **magnésium.**
Une **portion moyenne** de noix apporte 40 mg de **magnésium.**
Une **portion moyenne** de lentilles apporte 40 mg de **magnésium.**
Une **portion moyenne** de pain complet apporte 35 mg de **magnésium.**
Une **portion moyenne** de pommes de terre apporte 30 mg de **magnésium.**

Les aliments les plus riches en magnésium
(en mg pour 100 grammes de produit frais) :

cacao en poudre	410	**arachide, haricot blanc**	170
soja	300	**noix**	140
amande	250	**pain complet**	130

maïs	**120**
riz complet	**115**
banane sèche	**100**
lentille, oseille	**90**
datte sèche, figue fraîche	**70**
épinard	**60**
avocat, banane, pissenlit	**35**
artichaut, persil	**30**
betterave, petit pois	**25**
cresson, haricot vert, pomme de terre, salsifis	**20**

Besoins

250 mg par jour pour l'enfant, 300 à 500 mg par jour pour l'adulte mais les besoins quotidiens peuvent aller jusqu'à 700 mg en fonction de l'âge et de différents facteurs comme le stress, le sport, l'alcoolisme, les régimes carencés, la prise de certains médicaments (diurétiques, pilule, traitement hormonal…).

Carence

Elle toucherait 50 à 60 % de la population française. Ceci est lié au fait que nous consommons moins de céréales, de pain complet, de légumes secs, de fruits secs et plus de sucres raffinés et d'alcool. La supplémentation s'impose si le patient est stressé, sportif, prend certains médicaments, et s'alimente mal. La carence en magnésium fournit une des symptomatologies les plus riches qu'il soit possible d'observer et celle qui se traite parfois le mieux… même si le tableau clinique est chronique, désespérant, ou inquiétant. Elle ne nécessite aucun dosage sanguin car leur intérêt diagnostique est discutable.

Principales utilisations médicales du magnésium

— **troubles neurovégétatifs** : spasmophilie, déprime, insomnie.
— cardio-protection, troubles du rythme.

D'autres utilisations médicales du magnésium

— **moindre résistance aux infections**.
— grossesse.
— croissance.
— arthrose, arthrite.

Toxicité

Surtout rénale si l'apport quotidien est supérieur à un gramme par jour : risques de précipitation de sels phospho-magnésiens dans les urines.

En pharmacie

Il existe sous de nombreuses formes et présentations : *Granions*® (ampoules buvables), *Microsol*® (flacons unidoses buvables), *Oligo-essentiel*® (gouttes buvables), *Oligogranul*® (granules à sucer), *Oligosol*® (ampoules perlinguales), *Oligostim*® (comprimés à sucer)...
— POSOLOGIE : une dose de l'un de ces produits, une à deux fois par jour.

LE MANGANÈSE, un élément indispensable de la première ligne de défense

Il est historiquement important puisqu'il était au début du XXe siècle, le premier oligo-élément métallique reconnu comme essentiel à la vie.

Rôle « classique »

Il est doté d'une **activité considérable** dans l'organisme puisqu'il est nécessaire à la synthèse des protéines, de l'hémoglobine, des acides nucléiques, du cholestérol. Il participe à la coagulation du sang, aux sécrétions hormonales. Il aurait une action hypoglycémiante. Son rôle anti-allergique permet de le proposer dans l'asthme, le rhume des foins, l'eczéma...

Propriétés « nouvelles »

Il intervient dans de nombreuses réactions enzymatiques de protection et de régulation puisqu'il est nécessaire au fonctionnement de la S.O.D. (voir chapitre 1) ce qui lui confère une fonction antiradicalaire indiscutable. Il joue un rôle dans le métabolisme des graisses, évitant leur oxydation et par conséquent leur dépôt sur la paroi des vaisseaux. Il est utile aux buveurs, fumeurs, intoxiqués divers...

Sources

Surtout présent dans les **végétaux**, il se trouve principalement dans les céréales complètes, le chocolat, les fruits secs (amande, noix, noisette), les germes de blé, certains condiments (clou de girofle, gingembre, thym), les légumes (betterave, châtaigne, haricot, petit pois, soja), le thé... Il est quasiment absent de la nourriture animale (viande, poisson, œuf) et des fruits frais.

Besoins

Entre 2 et 6 mg par jour, largement couverts par les apports alimentaires, ce qui rend les carences très exceptionnelles chez l'homme. Certains préconisent néanmoins une supplémentation, surtout si la consommation d'aliments énergétiques n'est pas très importante.

Principales utilisations médicales du manganèse

— prise en charge des personnes et des **comportements à risques** (alcool, tabac...).
— allergie.

En pharmacie

Il existe sous plusieurs formes et présentations : *Granions®* (ampoules buvables), *Oligo-essentiel®* (gouttes buvables), *Oligogranul® (granules à sucer), Oligosol®* (ampoules perlinguales), *Oligostim®* (comprimés à sucer)...
— POSOLOGIE : une dose de l'un de ces produits, une à deux fois par jour.

Le soufre
l'anti-infectieux d'hier et d'aujourd'hui

Présent dans toutes les cellules de l'organisme dont il est un des constituants principaux, il participe à de nombreuses réactions qui lui ont valu d'être considéré autrefois presque comme la panacée.

Rôle « classique »

Utilisé empiriquement depuis fort longtemps pour les voies respiratoires, la peau et les phanères (cheveux, ongles), le foie, les articulations, il est présent au cœur même des cellules, est nécessaire à de multiples réactions chimiques, intervient sur de nombreuses fonctions. Il possède entre autres une activité anti-infectieuse au niveau des muqueuses, est doué d'un rôle indiscutable sur le cartilage dont il est un élément structurel.

Propriétés « nouvelles »

S'il ne possède pas à proprement parler une activité antioxydante, il est essentiel car il dynamise le glutathion. Nous pouvons considérer que tous les aliments qui contiennent du soufre possèdent une indiscutable activité antioxydante. Le soufre, en gênant considérablement le phénomène d'oxydation, prévient les mécanismes de « caramélisation » du sang à partir des graisses et du sucre. Il freinerait l'évolution du cancer de la prostate, et probablement d'autres localisations, comme l'a montré une étude in vitro (au laboratoire) réalisée à l'aide d'une supplémentation d'extrait d'ail, riche en soufre : les cellules cancéreuses mettraient alors deux à quatre fois plus de temps pour se multiplier.

Sources

Surtout présent dans les **acides aminés soufrés**, donc dans les protéines. On le trouve principalement dans les **œufs** (165 mg pour 100 grammes de jaune), la viande et le poisson, mais aussi dans l'ail, l'amande, l'asperge, l'avoine, le brocoli, le chou (fleur, Bruxelles), la ciboulette, l'échalote, la figue, les germes de blé, le haricot sec, la lentille, la noix de cajou, l'oignon, la papaye, le poireau, le radis noir...

Besoins

Autour de 850 mg par jour. Un œuf entier en apporte environ 70 mg soit un peu moins du dixième des besoins quotidiens.

Principales utilisations médicales du soufre

— Problèmes de **peau** et des phanères.
— Rôle **anti-infectieux** surtout O.R.L.
— Arthrose, arthrite.
— Reconstituant de la flore intestinale après un traitement antibiotique, ce qui procède probablement de l'action antiradicalaire.

Toxicité

Essentiellement d'origine industrielle, avec pour cibles préférées la peau et les poumons.

En pharmacie

Il existe sous de nombreuses formes et présentations : *Granions*® (ampoules buvables), *Microsol*® (flacons unidoses buvables), *Oligo-essentiel*® (gouttes buvables), *Oligogranul*® (granules à sucer), *Oligosol*® (ampoules perlinguales), *Oligostim*® (comprimés à sucer)...
— POSOLOGIE : une dose de l'un de ces produits une à deux fois par jour.

EN PRATIQUE :
Les micronutriments sont fournis par une alimentation suffisante et variée. De mauvaises habitudes alimentaires peuvent entraîner des déficits et favoriser ou entraîner certaines maladies, ce qu'il est actuellement envisageable de prévenir par une *supplémentation* adaptée. Dans l'état actuel des connaissances, les *quantités conseillées* de *vitamines* et *minéraux* dans un but antioxydant sont d'environ :
— 15 mg de bêtacarotène.
— 15 mg de lycopène.
— 500 mg à 1 gramme de vitamine C.
— 100 à 200 mg de vitamine E.
— 75 mcg à 200 mcg de sélénium.
— 30 mg de zinc.

CHAPITRE 4

Les fruits et légumes :

Les deux grandes sources naturelles d'antioxydants

LES FRUITS ET LÉGUMES

Les deux sources naturelles d'antioxydants

Comme pour beaucoup de plantes, les vertus des **fruits et légumes** ont été au fil des siècles tour à tour vantées, exagérées, oubliées, déniées ou sous-estimées. Ils tiennent leur revanche depuis quelques années puisque leur importance dans l'équilibre nutritionnel est à présent confirmée. Ils jouent en effet un rôle essentiel dans la santé puisqu'ils contiennent, le plus souvent sous un apport calorique relativement faible, les trois vitamines (A, C, E) et les deux oligo-éléments (sélénium, zinc) antioxydants. Ils sont également riches en minéraux (calcium, fer, potassium, phosphore), en vitamines du groupe B et en fibres, éléments indispensables au fonctionnement optimum de l'organisme. Ils apportent enfin des sucres naturels de bonne qualité nutritionnelle et sont globalement pauvres en graisses. Il représentent donc un **concentré-vitalité** inégalable et figurent actuellement en première ligne des **aliments-santé**.

D'après les conclusions provisoires de l'étude Suvimax (voir lexique), trois quarts des hommes et deux tiers des femmes font une consommation insuffisante de fruits et légumes.

LES FRUITS

Vous allez trouver *trois groupes* :

- **les trente fruits-santé**
- **les fruits secs**
- **les oléagineux**

Les fruits,

Des concentrés en micronutriments-santé

Les **fruits** fournissent principalement de l'énergie, de l'eau, des fibres, des minéraux et des vitamines, tous éléments dont nous connaissons à présent l'importance pour le bon fonctionnement de l'organisme.

Définition d'un fruit

Un fruit est défini par sa culture en verger et le fait qu'il est le résultat sucré d'une fécondation. Mais sa définition peut varier selon qu'elle est fournie par un scientifique ou un cuisinier. Ainsi l'aubergine, le pois, la tomate sont biologiquement des fruits mais vous les trouverez classés parmi les légumes. L'avocat est un fruit mais il est le plus souvent classé parmi les légumes, ce que nous ferons également. Le melon et la pastèque sont des légumes pour le botaniste mais toujours des fruits pour les consommateurs.

Caractéristiques générales

- Les fruits sont riches en **eau**, autour de 85 % de leur poids total, ce qui explique leur rôle souvent désaltérant, rafraîchissant et diurétique : la palme revient au melon avec 95 % d'eau, suivi de très près par la fraise et le pamplemousse, puis par tous les autres.
- Les fruits sont riches en **sucres** (surtout rapides), entre 5 et 20 % de leur poids total :

Richesse des fruits en sucres :
— Les fruits les *plus riches* en sucres (entre 15 et 20 grammes pour 100 grammes de fruit) : banane, mangue, certaines pommes, raisin.
— Les fruits *très* sucrés (entre 12 et 15 g pour 100 g) : abricot, cerise, pêche, prune.
— Les fruits *moyennement* sucrés (10 g pour 100 g) : ananas, citron, clémentine, orange, poire, certaines autres pommes.
— Les fruits *pauvres* en sucres (moins de 10 g pour 100 g) : fraise, framboise, kiwi, melon, pastèque.

- Les fruits sont pauvres en **protéines.**
- Les fruits sont quasiment dépourvus de **graisses**.
- Les fruits sont plus ou moins **caloriques** :

Teneur en calories de quelques fruits courants
(pour 100 grammes ou une portion) :

Dix amandes (5 g chacune)	300	Un kiwi (150 g)	80
Un demi-avocat	190	Un demi-melon (250 g)	75
Cinq noix	150	Une orange	70
Une banane (150 g)	140	Un demi-pamplemousse (150 g)	60
Une petite grappe (150 g) de raisins	100	Dix noisettes décortiquées	60
Une barquette de framboises (200 g)	80	Une cuiller à soupe (10 g) de raisins secs	30

• Les fruits sont riches en **vitamine A** ou en son précurseur, le **bêtacarotène** :

— La plus grande partie de la **vitamine A** absorbée chaque jour est d'origine animale mais quelques fruits en contiennent des quantités notables et peuvent servir de sources d'apports non négligeables : la mangue, le melon, l'abricot…

Teneur des fruits en bêtacarotène (en mg pour 100 g de fruit) :

Mangue fraîche	2,9	Fruit de la passion	0,6
Melon	2	Clémentine, pastèque, pêche	0,5
Abricot sec	1,6	Cerise	0,4
Abricot frais, kaki, mangue en boîte	1,5	Prune	0,3
Pruneau	1	Orange, papaye en boîte	0,25
Papaye fraîche	0,9	Abricot en boîte, goyave en boîte, pruneau	0,15

Classification très simple (par ordre alphabétique) **:**

— Les fruits riches en bêtacarotène : mangue, melon.

— Les fruits assez riches en bêtacarotène : abricot, fruit de la passion, kaki, papaye.

— Les fruits moyennement riches en bêtacarotène : cerise, clémentine, pastèque, pêche, prune, pruneau.

— Les fruits quasiment dépourvus de bêtacarotène : citron, framboise, pamplemousse, poire pochée, pomme, raisin.

— Les fruits dépourvus de bêtacarotène : litchi, poire en boîte.

Les fruits riches en lycopène (en mg pour 100 grammes) :

Goyave fraîche	4,5	Abricot sec	0,6
Goyave (jus de), pamplemousse rose, pastèque	3		

Le seul fruit riche en lutéine et xanthine :

Goyave (jus de) = 20 mg.

La goyave est une mine d'antioxydants (bêtacarotène, lutéine, lycopène). Elle doit de façon régulière et presque *obligatoire* intégrer vos corbeilles de fruits et vos tables.

• Les fruits sont riches en **vitamine C** :

Richesse des fruits en vitamine C :
— Les fruits très riches en vitamine C : cassis (compote de), goyave.
— Les fruits riches en vitamine C : citron, clémentine, mélange de jus de fruits en boîte, fraise, groseille, kiwi, litchi frais, mangue, orange, papaye.
— Les fruits moyennement riches en vitamine C : ananas, framboise fraîche ou en boîte, fruit de la passion, melon, mûres (compote de), myrtille, nectarine, salade de fruits maison.
— Les fruits pauvres en vitamine C : abricot frais ou en boîte, banane, cerise, coing, datte fraîche, framboise en boîte, kaki, pastèque, pêche fraîche ou en boîte, poire, pomme, prune, raisin, rhubarbe (compote de).
— Les fruits dépourvus de vitamine C : fruits secs, figue, poire en boîte, pruneau.

Teneur des fruits en vitamine C (en mg pour 100 g de fruit) :

Cassis	200	Melon, framboise, fruit de la passion	25
Goyave	180	Ananas, mûre, nectarine, salade de fruit maison, myrtille	20
Kiwi	80	Abricot, banane, cerise, datte fraîche, kaki, pêche, pastèque	10
Papaye	65		
Fraise, litchi, orange	60		
Citron	50		
Clémentine, groseille, mangue fraîche, pamplemousse	45		

• Les fruits sont plus ou moins riches en ***vitamine E*** :

Teneur des fruits en vitamine E (en mg pour 100 g de fruit) :

Pruneau	2,3	Banane	0,3
Raisin	0,7	Pamplemousse	0,25
Pêche, poire, prune	0,5	Fraise, framboise, orange	0,2
Tarte aux fruits	0,45	Ananas, cerise, melon	0,1

— A titre de comparaison, souvenons-nous qu'une huile végétale apporte autour de 17 mg, l'amande environ 25 mg, la noisette environ 25 mg, la noix 7 mg.

• Les fruits sont globalement très pauvres en ***sélénium*** et en ***zinc***.
— Seuls les oléagineux contiennent un peu de zinc, mais que l'organisme a beaucoup de mal à absorber.

Teneur de quelques fruits en zinc (en mg pour 100 grammes) :

Noix de cajou grillée	5	Cacahuète	3
Amande grillée	4	Noix	2,5

• Les fruits sont également souvent riches en **minéraux** tels le ***magnésium*** et le ***potassium*** qui sont, en association avec le calcium, reminéralisants et alcalinisants (le contraire d'acidifiants). Le potassium s'oppose en outre à l'action du sodium (sel) et contribue par conséquent à diminuer la tension artérielle.

Teneur des fruits les plus riches en magnésium
(en mg pour 100 grammes) :

Noix de cajou	265	Datte sèche	70
Amande	250	Noisette	60
Arachide	170	Pruneau	40
Noix	140	Banane, raisin sec	35
Pistache, noisette	130	Betterave, kiwi, mûre	25
Figue sèche	90		

Teneur des fruits les plus riches en potassium
(en mg pour 100 grammes) :

Abricot sec	1 600	Banane	400
Figue sèche	1 000	Noisette	350
Pistache, pruneau	950	Abricot, figue fraîche, kiwi, melon, myrtille, raisin	300
Amande, raisin sec	800	Cerise, prune	250
Datte	650		
Noisette, noix	600		

• Les fruits sont globalement pauvres en **fer**, même si certains comme par exemple les oléagineux en contiennent un peu (autour de 4 mg) mais mal résorbé.

• Certains fruits sont riches en **calcium**, ce qui peut être intéressant pour les personnes qui n'aiment pas ou ne supportent pas les laitages.

Teneur de quelques fruits en calcium (en mg pour 100 grammes) :

Amande	250	Datte	70
Noisette	190	Cacahuète, figue fraîche	60
Figue sèche	160	Citron, pruneau	50
Noix du Brésil	150	Raisin	45
Noix	90	Clémentine, fraise, framboise, kiwi, noisette, orange	40
Abricot sec	80		

— A titre de comparaison, souvenons-nous qu'un grand verre de lait apporte 300 mg de calcium.

La teneur des fruits en minéraux dépend largement de nombreux facteurs : leur variété, la composition du sol, le climat, l'état de maturité... Ceci explique que les chiffres donnés puissent être différents selon les sources et les auteurs.

• Les fruits enfin sont riches en **fibres**, ce qui leur procure une action de prévention indiscutable sur les maladies du côlon :

Teneur des fruits frais en fibres (en grammes pour 100 g) :

Framboise	7,5	Banane, fraise, kaki, kiwi, orange, pomme	2,5
Fruit de la passion, myrtille	7	Cerise, pêche, poire	2
Coing, goyave	6	Fruits en général	0,5-2
Cassis, groseille, mûre	4,5		
Abricot, figue fraîche	3		

Teneur d'une portion de fruits en fibres (en grammes) :

Une portion de myrtille	7	Une orange	2,3
Une portion de fraises	4,5	Une banane	2
Une poire	4	Une pêche	1,5
Une pomme	3	Une poignée de cerises	1
Un kiwi	2,6		

Teneur des fruits secs et oléagineux les plus riches en fibres (en grammes pour 100 g) :

Figue sèche	9	Noix	6
Abricot, datte	8	Noisette	3,5
Cacahuète, pruneau	7,5	Amande	3
Raisin sec	7		

Fruits de saison et de région

Il nous semble préférable de vous conseiller des fruits (et des légumes) de saison et de région. Lorsqu'ils proviennent de pays lointains, ils sont souvent recueillis verts pour pouvoir être transportés plus facilement et mûrissent ensuite dans des chambres froides, ce qui n'est pas la meilleure façon de leur conserver tous leurs principes actifs et leurs propriétés. Les pays d'origine n'ont pas tous la même législation, ce qui permet à certains engrais interdits en France de se retrouver sur ou dans vos fruits. Le lavage ou l'épluchage n'y changeront rien, vous risquez ainsi de perdre les bénéfices-santé que vous êtes en droit d'attendre, en fabriquant de nombreux radicaux libres lors du contact avec ces produits chimiques surajoutés.

Quelques inconvénients des fruits

La digestion des fruits et légumes fait intervenir des processus et des systèmes enzymatiques différents. Consommés crus au cours ou en fin de repas, les fruits peuvent gêner ou freiner la digestion, favoriser la fabrication de gaz, eux-mêmes responsables de ballonnements.

▶ Tous ceux d'entre vous qui sont ennuyés par ces troubles digestifs, doivent les absorber à distance des repas, soit trente minutes avant ou deux heures après.

▶ Si cela s'avère insuffisant, nous vous conseillons de les choisir très mûrs ou de les consommer cuits.

▶ S'ils continuent à poser problème, parlez-en à votre médecin traitant.

Seuls l'ananas et la pomme (à un degré moindre) contiennent des substances qui facilitent la digestion. Ils peuvent par conséquent être pris à la fin du repas.

CALENDRIER DES FRUITS

JANVIER :
Clémentine, orange, poire, pomme…

FÉVRIER :
Orange, poire, pomme…

MARS :
Orange, poire, pomme…

AVRIL :
Orange, poire, pomme…

MAI :
Cerise, fraise…

JUIN :
Abricot, cerise, figue, fraise, prune…

JUILLET :
Abricot, figue, fraise, framboise, groseille, melon, myrtille, pastèque, prune…

AOÛT :
Abricot, figue, framboise, groseille, melon, myrtille, pastèque, pêche, prune, raisin…

SEPTEMBRE :
Abricot, figue, fraise, framboise, melon, noix, pastèque, pêche, poire, pomme, prune, raisin…

OCTOBRE :
Noix, poire, pomme, raisin…

NOVEMBRE :
Noix, orange, poire, pomme…

DÉCEMBRE :
Clémentine, kaki, litchi, noix, orange, poire, pomme…

▶ Vous pouvez ainsi varier vos sources d'antioxydants : surtout profitez du bêtacarotène au printemps et en été (abricot, melon, pastèque…), de la vitamine C en automne et en hiver (agrumes), de la vitamine E toute l'année (pruneaux…). Vous pouvez également vous tourner plus largement vers les fruits exotiques très riches en antioxydants qui leur permettent de se protéger d'un soleil de plomb qui sans cela les carboniserait.

Les trente fruits-santé,

Riches en sucres naturels, en micronutriments, en fibres

Les fruits sont globalement tous bons pour la santé, nous en avons néanmoins dégagé trente qui nous semblent posséder des qualités nutritionnelles supérieures. Nous allons étudier leurs principales caractéristiques pour vous aider à mieux les choisir en fonction de vos goûts et vos objectifs. Vous allez trouver ici, classés par ordre alphabétique : ***abricot, ananas, banane, cassis, cerise, citron, coing, figue, fraise, framboise, fruit de la passion, goyave, groseille, kaki, kiwi, litchi, mandarine, mangue, melon, mûre, myrtille, orange, pamplemousse, papaye, pastèque, pêche, poire, pomme, prune (et pruneau), raisin (et raisin sec).***

▶ Nous vous conseillons bien entendu de les consommer régulièrement, en les intégrant à une alimentation équilibrée et variée.

ABRICOT

Originaire de Chine, introduit en Europe par Alexandre le Grand, il s'est répandu dans les pays méditerranéens par l'intermédiaire des Arabes. Longtemps considéré comme dangereux, responsable en particulier de fièvre et de diarrhée, il n'est en fait consommé que depuis peu. Fruit de l'été, présent sur les marchés de juillet à septembre, il doit être acheté à point pour être mangé de suite. Il est en effet plus digeste et meilleur au goût lorsqu'il est juste à maturation, cesse de mûrir après la cueillette, et s'abîme rapidement.

Composition pour 100 grammes de fruit comestible

Sous la forme d'abricot frais, il apporte 50 calories, 10 g de sucres, un gramme de protéines, très peu de graisses. Il est constitué de 85 % d'eau, contient 3 g de fibres. Il est assez riche en potassium (300 mg), contient un peu de magnésium (10 mg) et de fer (0,5 mg). Il apporte beaucoup de bêtacarotène (1,5 mg), un peu de vitamine C (10 mg), des vitamines du groupe B (B1, B2, B3 en particulier). L'abricot sec est encore plus riche en bêtacarotène (près de 5 mg), en calcium (80 mg), en magnésium (50 mg), en potassium, et bien sûr en calories (200). L'abricot en boîte est très riche en sucres (40 g pour 100 grammes) mais il a perdu en grande partie ses vitamines A (600 mcg) et C (3 mg).

L'abricot frais est un fruit moyennement sucré, moyennement calorique, riche en fibres, exceptionnellement riche en bêtacarotène qui lui donne sa belle couleur orangée. C'est, après la mangue et le melon, le fruit le plus riche en vitamine A.

▶ Vous devez en consommer largement tout l'été.

Deux abricots d'environ 100 grammes chacun couvrent nos besoins journaliers en vitamine A.

Propriétés médicales

— La présence de deux de nos trois vitamines antioxydantes et surtout sa concentration en bêtacarotène lui valent de figurer dans le peloton de tête des fruits-santé.
— Il est nutritif et très reminéralisant, considéré tout à la fois comme un tonique physique et intellectuel.
— Il est rafraîchissant et diurétique.
— Il est à la fois antidiarrhéique et doucement laxatif.
— Il protège la peau et les tissus grâce à sa vitamine A, prépare ou facilite le bronzage, améliore la vision nocturne.
— Il est un équilibrant nerveux et un allié naturel du sommeil.

Attention

L'abricot est un fruit fragile, volontiers soumis à des traitements chimiques « généreux ». Ces produits se retrouvent très concentrés sur les fruits secs, que nous vous conseillons d'éviter, sauf si vous en connaissez la provenance et ou avez la certitude d'une culture biologique.

▶ Évitez le réfrigérateur qui casse son parfum, lavez-le tout particulièrement avant de le consommer.

Ananas

Fruit d'une plante herbacée originaire d'Amérique du Sud, il est découvert par Christophe Colomb lors de ses voyages. Mais il lui faut toutefois attendre le développement des transports et de la conservation pour qu'il devienne l'aliment populaire que nous connaissons. Il est disponible toute l'année, principalement importé de Côte-d'Ivoire.

Composition pour 100 grammes de fruit comestible

Il apporte 60 calories, 11 à 15 g de sucres suivant la maturité, très peu de protéines (0,5 g), quasiment pas de graisses. Il est constitué de 85 % d'eau, contient environ un gramme de fibres. Il est moyennement riche en potassium (100 mg), contient un peu de calcium (20 mg), de fer (0,5 g) et de magnésium (10 mg). Il apporte peu de bêtacarotène (30 mcg), un peu plus de vitamine C (25 mg), peu de vitamine E (0,1 mg), des vitamines du groupe B. L'ananas en sirop est bien entendu plus riche puisqu'il apporte 65 calories, 16 g de sucres. Il contient la même quantité de magnésium (10 mg), plus de bêtacarotène (50 mcg), moins de vitamine C (10 mg).

L'ananas est un fruit modérément énergétique, l'équivalent d'une pomme, mais essentiellement composé de sucres, surtout concentrés sous l'écorce et à sa base.

▶ Il suffit de l'éplucher largement pour diminuer sa valeur calorique de façon notable.

Propriétés

— La présence, certes en faibles quantités, de nos trois vitamines antioxydantes, lui vaut de figurer parmi les fruits-santé.
— Il est nutritif et reminéralisant.
— Il facilite la digestion grâce à une de ses enzymes, la broméline, qui découpe les chaînes protéiques. C'est la présence de cette substance qui a donné à l'ananas la fausse réputation non seulement de faire maigrir mais surtout de faire fondre les graisses.
— Il est rafraîchissant, désaltérant, désintoxiquant et diurétique.
— Il est très légèrement laxatif.

L'ananas était considéré autrefois comme le remède des empoisonnements divers.

Attention

Comme beaucoup d'autres fruits exotiques, il est parfois responsable d'allergies plus ou moins sévères.

Les fruits que nous trouvons en France sont malheureusement souvent durs, fades ou passés. Ils ont été ramassés verts pour pouvoir être transportés, mûris artificiellement, stockés alors que l'ananas se déguste surtout à pleine maturité et sans séjourner au réfrigérateur.

Banane

Découvert en Chine par Marco Polo mais originaire en fait d'Indochine, le plantain est à l'origine des nombreuses espèces de bananiers qui poussent partout dans le monde. La banane arrive en Europe au XVIIIe siècle mais il faut attendre le développement des transports et de la conservation au début du XXe siècle pour qu'elle devienne un aliment populaire partout dans le monde. Elle est disponible sur nos marchés toute l'année. Chaque Français en consomme actuellement sept kilos par an.

A la différence de l'abricot, elle mûrit sous surveillance après sa cueillette dans des établissements spécialisés. Elle peut s'acheter ferme mais doit être conservée à l'abri du froid et de la chaleur : ni au-dessus de 20° C, ni au réfrigérateur.

Composition pour 100 grammes de fruit épluché
(poids moyen d'une banane) :

Elle apporte 90 calories, 20 g de sucres, 1,5 g de protéines et des traces de graisses. Elle est constituée de 75 % d'eau, contient 2,5 g de fibres. Elle est riche en potassium (400 mg) et en magnésium (30 mg), un peu moins en fer (0,5 mg). Elle apporte très peu de bêtacarotène (70 mcg), des vitamines du groupe B (surtout B5, B6 et B9), peu de vitamine C (10 mg), peu de vitamine E (0,3 mg). La banane est un fruit très calorique et riche en sucres (deux fois plus que l'abricot, trois fois plus que le pamplemousse). La banane séchée est extrêmement calorique puisqu'elle apporte (pour 100 grammes de fruit) 250 calories et 60 g de sucres. Elle est très digeste sous cette forme, ce qui en fait un aliment intéressant pour le sportif en période de compétition.

Propriétés médicales

— La présence, certes en très faibles quantités, de nos trois vitamines antioxydantes, lui vaut de figurer parmi les fruits-santé.
— Elle est très énergétique et reminéralisante, intéressante chez l'enfant et le sportif, beaucoup moins chez la personne qui souhaite entreprendre un régime.
— Elle est doucement laxative.
— Elle est peu diurétique par rapport aux autres fruits.

Au choix

Plus la banane mûrit, plus elle s'enrichit en sucre, l'amidon se transformant de façon croissante en sucres rapides. Il est donc bon de consommer une banane encore verte avant un effort sportif car elle est plus riche en sucres lents.
Deux cas, avec leurs inconvénients propres, s'offrent à vous : une banane verte se digère beaucoup moins bien ; une banane bien mûre est beaucoup plus calorique.

Un truc

Pour éviter qu'elle ne noircisse une fois épluchée, arrosez-la d'un filet de citron.

CASSIS

Baie noire de l'été, proche de la groseille, le cassis doit une partie de sa notoriété au fait que sa crème au parfum délicieux entre dans la composition du « Kir ». Ce fruit très acide, s'il n'est pas bien mûr, se conserve mal, ce qui freine sa consommation. Il est présent sur nos marchés l'été mais pendant très peu de temps.

Composition pour 100 grammes de fruit comestible

Il apporte 60 calories, 14 g de sucres, un gramme de protéines. Il est constitué de 85 % d'eau, fournit 4,5 g de fibres (surtout de cellulose). Il est très riche en potassium (700 mg), assez riche en calcium (60 mg) et en fer (1,3 mg), peu riche en magnésium (15 mg). Il contient peu de bêtacarotène (150 mcg) mais est extrêmement riche en vitamine C (200 mg). Il possède un goût très acide dû à la présence de 3 grammes d'acide citrique.

Le cassis est un fruit intéressant mais trop sucré, dont le prix élevé limite malheureusement la consommation.

Le cassis, un des fruits les plus riches en vitamine C, ne se consomme que rarement frais, ce qui en limite l'intérêt.

Propriétés médicales

— La présence d'énormément de vitamine C lui vaut de figurer parmi les meilleurs fruits-santé.
— Il stimule l'immunité, est un bon antifatigue, un très bon reminéralisant.
— Il est laxatif grâce à la présence de beaucoup de fibres.
— Il est rafraîchissant et très diurétique.
— Il est considéré par la tradition comme antiarthritique et antirhumatismal.

Le cassis était déjà considéré au XVIIIe siècle comme un des fruits favorisant la longévité.

CERISE

Originaire d'Asie, longtemps considérée comme un fruit précieux réservé aux cérémonies et aux fêtes, elle commence à être cultivée plus largement sous Louis XV, mais ne se démocratise qu'au début du XXe siècle. Elle est présente sur nos marchés de mai à juillet. Il en existe près de 200 variétés classées en acides, sauvages, douces : les cerises acides, les griottes sont principalement destinées aux préparations à l'eau de vie ; les cerises anglaises, les marmottes servent aux confitures ; les cerises douces sont destinées à la table : (la bigarreau, la burlat, le reverchon ; la variété Acérola : originaire des Antilles et de la mer des Caraïbes, le Malpighia punicifolia est un arbuste qui porte des fruits dont la couleur et la forme rappellent nos cerises d'où leur nom). Ce fruit au goût acidulé agréable est très riche en vitamine C. C'est d'ailleurs un de ceux qui en contiennent le plus.

Les Français consomment un kilo de cerises par personne et par an, principalement la variété « bigarreau ».

Composition pour 100 grammes de fruit comestible

Elle apporte 65 calories, 15 g de sucres, un peu plus d'un gramme de protéines, 0,5 g de graisses. Elle est constituée de 80 % d'eau, contient près de 2 g de fibres. Elle est assez riche en potassium (250 mg), apporte un peu de calcium (20 mg), de fer (0,5 mg) et de magnésium (12 mg). Elle contient du bêtacarotène (400 mcg), des vitamines du groupe B, de la vitamine C (15 mg) et E (0,1 mg). Elle est riche en pigments anthocyanidiques qui lui donnent sa belle couleur et lui procurent certaines de ses propriétés.
La cerise est un fruit moyennement calorique, riche en eau et surtout en sucres rapides. Elle a « l'inconvénient » de se grignoter très facilement et d'apporter très rapidement un nombre appréciable de calories.

Propriétés

— La présence, certes en faibles quantités, de nos trois vitamines antioxydantes lui vaut de figurer parmi les fruits-santé.
— Elle possède la réputation d'être à la fois calmante au plan nerveux et reconstituante.
— Elle améliore les réactions de défense.
— Elle est très reminéralisante.
— Elle protège les veines et les capillaires grâce à sa richesse en pigments.
— Elle est doucement laxative et très dépurative.
— Elle est rafraîchissante et diurétique, contribue à drainer l'appareil urinaire : l'infusion de queues de cerises est d'ailleurs régulièrement utilisée à cet effet.
— Elle est anti-arthritique et antirhumatismale.

Les fruits à noyau et pépins (abricot, cerise, pêche, prune, raisin...) sont en général de bons compléments alimentaires.

Attention

Elle est parfois difficile à digérer et responsable de ballonnements et fermentations :

▶ vous devez éviter d'absorber de l'eau en même temps et la consommer cuite si cette recommandation est insuffisante.

Citron

Originaire de l'Inde, cet agrume fruit du citronnier a été introduit en Europe par les Arabes qui l'implantèrent d'abord en Espagne et au Portugal. Il s'est répandu partout à partir du XVe siècle. Il est actuellement disponible toute l'année, 80 % des citrons que vous trouvez sur les marchés français viennent d'Espagne. Le citron vert provient lui principalement des Antilles ou d'Amérique du Sud.

La consommation de citron est de deux kilos par Français et par an.

Composition pour 100 grammes de fruit comestible

Il apporte 30 calories, 3 g de sucres, 0,5 g de protéines, des traces de graisses. Il est constitué de 90 % d'eau, contient 2 g de fibres. Il est surtout riche en calcium (50 mg), contient un peu de potassium (150 mg) et peu de magnésium (10 mg). Il apporte beaucoup de vitamine C (50 mg) et des vitamines du groupe B (en particulier B3 et B9). Il est quasiment dépourvu de bêtacarotène (10 mcg) et de vitamine E. Son acidité tient à sa teneur en acide citrique.
Le citron est le moins sucré des agrumes et un des fruits les moins caloriques qui soient. Il remplace avantageusement le vinaigre dans la cuisine car il est parfaitement supporté sur le plan digestif, même par ceux qui souffrent de l'estomac.

Le jus d'un citron frais couvre la moitié des besoins en vitamine C.

Propriétés

— Sa richesse en vitamine C lui vaut surtout de figurer parmi les fruits-santé.
— Il aide à éliminer les dépôts calcaires (cristaux, calculs…) ce qui laisse parfois penser qu'il est décalcifiant, il contribue au contraire à fixer le calcium.
— Il est bactéricide et antiseptique, fort utile lors des épidémies, d'autant qu'il est également un excellent antifatigue.
— Il stimule la digestion, est très désaltérant et diurétique.

— Il est anti-goutteux et anti-rhumatismal.
— Il s'oppose à l'influence acidifiante de certains aliments (alcool, graisses, viande...).
— Il éloigne les moustiques et calme leurs piqûres.

Une contre-indication

L'ulcère d'estomac en raison de son acidité importante.

Un truc

Le citron trempé cinq minutes dans de l'eau chaude rend plus de jus. Celui-ci empêche entre autres vos fruits et légumes de foncer.

Le terme d'agrumes regroupe les fruits à saveur acide tels le citron, la clémentine, la mandarine, l'orange, le pamplemousse.

Attention

Le citron traité au diphényl doit être bien lavé et réservé aux jus.

Coing

Fruit du cognassier, petit arbre originaire d'Iran, considéré là-bas comme un symbole d'amour et de fertilité. Il est assez peu consommé en France alors que ses qualités justifieraient qu'il le soit plus souvent. Son jus est le composé principal du ratafia.

Composition pour 100 grammes de fruit comestible

Il apporte 30 calories, 6 g de sucres, 0,5 g de protéines, des traces de graisses. Il est constitué de 85 % d'eau, fournit 6 g de fibres (surtout de la pectine). Il est assez riche en potassium (200 mg), peu riche en calcium (15 mg) et quasiment dépourvu de magnésium. Il contient peu de bêtacarotène (25 mcg) et de vitamine C (15 mg) mais des tanins.
Le coing est un fruit peu calorique, peu sucré, riche en fibres.

Propriétés

— La présence, certes en faibles quantités, de deux de nos trois vitamines antioxydantes, de fibres et de tanins lui valent de figurer parmi les fruits-santé.

— Malgré sa richesse en fibres, il est efficace contre la diarrhée grâce à ses tanins et à sa pectine.
— Il est désaltérant et diurétique.
— Il est apéritif, régularise l'appétit, diminue l'inflammation des intestins.

Attention

Il est quasiment impossible de le manger cru s'il n'est pas très mûr car sa chair est alors dure, âcre et cotonneuse. Il est presque toujours réservé aux compotes, confitures, gelées…

FIGUE

Originaire de la Méditerranée, ce fruit est connu et utilisé depuis l'Antiquité à la fois comme aliment et comme traitement de certaines affections. Il en existe de multiples variétés, de différentes couleurs : noires (les plus fréquentes, les moins fragiles), vertes (assez rares, à chair rouge et sucrée), violettes (les meilleures, mais les plus rares et les plus fragiles). Ces dernières servaient à l'usage médicinal.

La figue fait partie avec l'amande, la noisette, le raisin sec, des « quatre mendiants », en souvenir des quatre ordres (augustins, carmes, dominicains, franciscains) qui n'acceptaient que ces seuls fruits comme offrande.

Composition pour 100 grammes de fruit comestible

Elle apporte sous la forme fraîche 100 calories, 16 grammes de sucres, un gramme de protéines, 0,5 g de graisses. Elle est constituée de 85 % d'eau, fournit 3 g de fibres. Elle est riche en calcium (60 mg) et en potassium (300 mg), moins riche en fer (1,5 mg) et en magnésium (20 mg). Elle apporte du bêtacarotène (40 mcg), des vitamines du groupe B (B3, B9) mais quasiment pas de vitamine C.
Elle apporte par contre sous la forme séchée 250 calories, 55 g de sucres, 3 g de protéines, un peu plus d'un gramme de graisses. Elle est constituée de 30 % d'eau, fournit 9 grammes de fibres. Elle concentre bien entendu les minéraux et vitamines (le double de bêtacarotène soit 80 mcg).
La figue est un fruit-santé très riche en fibres et minéraux surtout sous sa forme séchée, mais gare aux calories !

Propriétés

La présence de bêtacarotène, de très peu de vitamine C, et de beaucoup de fibres lui valent de figurer parmi les fruits-santé.
— Elle est énergétique, tonifiante et reminéralisante.
— Elle est diurétique sous sa forme fraîche.
— Elle représente le traitement de choix de la constipation en association avec le pruneau.
— Elle est classiquement utilisée dans les affections respiratoires pour ses vertus pectorales.

En cas de constipation, vous laissez tremper toute la nuit dans un demi-verre d'eau cinq figues soigneusement lavées. Vous absorbez l'ensemble le matin au moment du petit déjeuner.

FRAISE

Un des fruits les plus répandus et les plus prisés dans le monde grâce à sa saveur et son parfum. Il en existe actuellement des centaines de variétés, cultivées dans tous les pays, sur tous les continents. La fraise que nous connaissons a été rapportée du Chili au XVIIIe siècle par un certain capitaine Frezier, ça ne s'invente pas ! On la trouve sur nos marchés toute l'année mais elle est tout particulièrement succulente en mai.

Composition pour 100 grammes de fruit comestible

Elle apporte 35 calories, 7 g de sucres de bonne qualité (lévulose), moins d'un gramme de protéines, 0,5 g de graisses. Elle est constituée de 90 % d'eau, fournit 2,5 g de fibres (pectine et lignine pas toujours bien supportée). Elle contient un peu de magnésium (15 mg), de calcium (40 mg), de fer (0,5 mg) et de potassium (150 mg). Un gramme d'acide citrique lui donne sa saveur acidulée. Elle contient un peu de bêtacarotène (40 mcg), apporte beaucoup de vitamines B (B9 surtout) et C (60 mg), mais peu de vitamine E (0,2 mg).
La fraise est un fruit très peu calorique, peu sucré, contrairement à ce que l'on imagine au goût, plus riche en vitamine C que l'orange.

125 g de fraises, bien moins qu'une portion habituelle moyenne, couvrent les besoins quotidiens recommandés en vitamine C.

Propriétés

— Elle contient sous un faible apport calorique nos trois vitamines antioxydantes, surtout la vitamine C, ce qui lui vaut de figurer en bonne place parmi les fruits-santé.
— Elle est rafraîchissante, désaltérante et diurétique.
— Elle est dépurative et reminéralisante.
— Elle est à la fois calmante et tonique, utile chez les angoissés et les déprimés.
— Elle stimule les réactions de défense et possède une action anti-infectieuse propre.
— Elle régularise les fonctions digestives, est légèrement laxative.
— Elle aide à traiter les rhumatismes car elle contient également des précurseurs naturels de l'aspirine.
— Elle est intéressante dans certaines anémies.

Attention

— Elle fait partie des aliments qui libèrent de l'histamine, ce qui la rend allergisante, responsable d'urticaire chez certains.
— La fraise est un fruit qui se conserve difficilement, choisissez par conséquent la catégorie « Extra ».

Framboise

Originaire d'Asie, ce fruit délicat, fragile, donc cher, est présent sur les marchés seulement de juillet à septembre. Elle est très proche de la fraise dans sa composition et ses propriétés.

Composition pour 100 grammes de fruit comestible

Elle apporte 35 calories, 7 g de sucres de bonne qualité (lévulose), un peu plus d'un gramme de protéines, 0,5 g de graisses. Elle est constituée de plus de 80 % d'eau, fournit 7,5 g de fibres (surtout de cellulose), ce qui est considérable. Elle contient un peu de fer (0,7 mg) et de magnésium (20 mg), un peu plus de calcium (40 mg) et de potassium (200 mg). Elle apporte peu de bêtacarotène (10 mcg), plus de vitamine C (25 mg), très peu de vitamine E (0,2 mg). Elle est riche en acide folique (40 mcg).

La framboise est un des fruits les moins énergétiques et les plus riches en minéraux qui soient. Elle est acide mais bien tolérée sur le plan digestif.

La framboise contient environ deux fois plus de calcium que la plupart des autres fruits. Parmi les fruits rouges, la framboise et la groseille sont les moins caloriques, le cassis et la cerise les plus caloriques.

Propriétés

— Elle contient sous un faible apport calorique nos trois vitamines antioxydantes, surtout la vitamine C, mais aussi des minéraux et beaucoup de fibres, ce qui lui vaut de figurer parmi les meilleurs fruits-santé.
— Elle est un des fruits les plus toniques qui existent, autrefois utilisé contre la fièvre.
— Elle est rafraîchissante, désaltérante et diurétique.
— Elle est également dépurative et reminéralisante.
— Elle possède la réputation d'être un bon draineur cutané, bien qu'elle puisse provoquer de l'urticaire.
— Elle stimule les réactions de défense et possède une action anti-infectieuse propre.
— Elle calme les douleurs arthritiques car elle contient des précurseurs naturels de l'aspirine.
— Elle est laxative, parfois irritante d'ailleurs, en raison de sa richesse en fibres de cellulose.

Attention

Fruit parmi les plus fragiles, elle doit se consommer le jour de l'achat.

N'achetez pas de framboise les jours d'orage car elles « tournent » alors très vite.

La meilleure façon de consommer les fruits rouges est de les manger crus, nature, en saison. Étant donné leurs qualités nutritionnelles, il nous paraît tout à fait superflu de les servir avec de la crème ou du sucre. S'ils entraînent quelques gaz ou des troubles digestifs, nous vous conseillons de les absorber à environ une heure des repas.

Fruit de la passion

Originaire du Brésil, ce fruit des pays tropicaux doit son nom aux Espagnols qui trouvaient une ressemblance entre ses fleurs et la couronne d'épines de la Passion du Christ. Il en existe plusieurs centaines de variétés dont trente environ sont comestibles. Les deux plus connus sont le maracuja et la passiflore.

Composition pour 100 grammes de fruit comestible

Il apporte 70 calories, 9 g de sucres, 2 g de protéines, 0,5 g de graisses. Il est constitué de 75 % d'eau, fournit 7 g de fibres… surtout présentes dans les graines. Il est acidulé voire acide. Il contient un peu de fer (0,8 mg), de magnésium (30 mg), de potassium (230 mg). Il est riche en bêtacarotène (600 mcg) et moyennement riche en vitamine C (25 mg).
Le fruit de la passion est calorique et riche en sucres mais son acidité le fait parfois utiliser dans les régimes-minceur pour combattre les fringales.

Seuls la mangue fraîche, le melon, l'abricot, le kaki, la papaye ont une teneur en bêtacarotène supérieure au fruit de la passion. C'est souligner l'intérêt des fruits exotiques pour la santé, d'autant que la goyave, le kiwi, la papaye sont parmi les plus riches en vitamine C.

Propriétés

— La présence de beaucoup de bêtacarotène, de quantités notables de vitamine C, de fibres, lui valent de figurer parmi les très bons fruits-santé.
— Il est très énergétique et reminéralisant.
— Il est désaltérant et diurétique.
— Il est antispasmodique malgré son acidité, utilisé en Amérique du Sud contre les douleurs intestinales.

GOYAVE

Fruit exotique originaire d'Amérique du Sud, actuellement cultivé également en Afrique. Il ressemble à un gros citron mais à peau lisse. Il contient une pulpe rose parfumée qui rappelle d'assez loin la fraise, et des gros grains noirs non comestibles.

Composition pour 100 grammes de fruit comestible

Elle apporte 50 calories, 6 g de sucres, un gramme de protéines, 0,5 g de graisses. Elle est constituée de plus de 85 % d'eau, fournit près de 6 g de fibres (plus ou moins bien tolérées). Elle contient peu de fer (0,5 mg) et de potassium (120 mg). Elle est exceptionnellement riche en vitamine C (180 mg) juste devant le kiwi. Elle perd 25 % de cette vitamine lorsqu'elle est en boîte.
La goyave est un fruit en fait peu calorique, une véritable mine de vitamine C.

La goyave apporte trois fois plus de vitamine C qu'une orange, deux fois plus qu'un kiwi.

Propriétés

— Sa richesse en vitamine C en fait un puissant antioxydant, la présence conjointe de minéraux et de beaucoup de fibres lui valent de figurer parmi les meilleurs fruits-santé.
— Elle est anti-infectieuse et reminéralisante.
— Elle est désaltérante, rafraîchissante et diurétique.
— Elle est laxative mais vite irritante.
— Elle est intéressante chez les femmes anémiées qui souffrent d'une carence en fer.

GROSEILLE

La baie du groseillier originaire du Nord est arrivée en Europe avec les Vikings. Il en existe de nombreuses variétés regroupées en deux familles nommées l'une « à grappes » et l'autre à « maquereau ». Les premières sont rouges et ressemblent au cassis, les secondes sont plus grosses et plus vertes.

Les Anglais ont cultivé cette baie pour préparer une sauce acide qui accompagne les maquereaux, d'où leur nom.

Composition pour 100 grammes de fruit comestible

Elle apporte 35 calories, 7 g de sucres, 1,5 g de protéines, des traces de graisses. Elle est constituée de 90 % d'eau, fournit 4,5 g de fibres irritantes. Elle est assez riche en calcium (35 mg) et en potassium (280 mg). Elle apporte très peu de bêtacarotène (20 mcg), plus de vitamine C (45 mg). La groseille à maquereau apporte douze fois plus de bêtacarotène (250 mcg) et la même quantité de vitamine C sous un apport calorique à peine plus important (40 calories).
La groseille est un fruit intéressant, peu calorique, riche en calcium et en vitamine C.

La groseille est, avec le cassis et la myrtille, un des trois fruits rouges les plus acides.

Propriétés

— La présence de deux de nos trois vitamines antioxydantes, de minéraux, de fibres lui valent de figurer parmi les fruits-santé.
— Elle est tonique, renforce les réactions de défense.
— Elle est apéritive, digestive, décongestionnante du foie et dépurative.
— Elle est désaltérante, rafraîchissante et diurétique.
— Elle est laxative.
— Elle est intéressante pour éviter ou diminuer la décalcification (ostéoporose) chez ceux qui n'absorbent pas suffisamment de laitages.

Attention

— Elle se conserve mal, doit être consommée rapidement après cueillette ou achat.
— Elle est parfois mal supportée au plan intestinal, raison pour laquelle beaucoup la réservent au coulis.

Kaki

Originaire du Japon, il a progressivement colonisé le pourtour du bassin méditerranéen. Les progrès de l'agriculture ont permis la mise au point de variétés moins filandreuses et plus douces qu'autrefois. Sa chair est très sucrée lorsqu'il est très mûr, beaucoup plus âcre lorsqu'il est trop vert. Il est présent sur les marchés français en fin d'année.

Composition pour 100 grammes de fruit comestible

Il apporte 65 calories, 15 g de sucres, un peu plus d'un gramme de protéines, 0,5 g de graisses. Il est constitué de 80 % d'eau, contient près de 2,5 g de fibres. Il contient un peu de calcium (20 mg) et de potassium (170 mg). Il est extrêmement riche en bêtacarotène (1,5 mg) et beaucoup moins en vitamine C (10 mg).
Le kaki est un fruit calorique et sucré mais bon pour la santé.

Propriétés

— La présence d'énormément de bêtacarotène et d'un peu de vitamine C en fait un bon antioxydant.
— Il est diurétique et décongestionnant urinaire.
— Il est légèrement laxatif.

Kiwi

Il est au départ le tout petit fruit d'une liane sauvage originaire de Chine où elle est connue depuis deux mille ans et cultivée jusqu'au siècle dernier comme plante ornementale. La Nouvelle-Zélande l'a importé, puis a réussi à force de repiquages à obtenir le fruit que nous connaissons à présent. Elle lui a donné le nom de son oiseau emblématique, puis l'a exporté vers l'Europe au début du XXe siècle. Il en existe de très nombreuses variétés. La France en est actuellement le quatrième producteur mondial. Le marché français est approvisionné à 70 % par la production nationale qui vient de Corse, d'Aquitaine, du Languedoc-Roussillon, des vallées de la Garonne et du Rhône. Il est disponible de novembre à mai. De mai à novembre, nous faisons appel aux kiwis de l'hémisphère sud.

Composition pour 100 grammes de fruit comestible

Il apporte 50 calories, 10 g de sucres, très peu de protéines et quasiment pas de graisses. Il est constitué de 85 % d'eau, apporte 2,5 g de fibres bien supportées (pectine). Il est assez riche en calcium (40 mg), en magnésium (25 mg) et en potassium (300 mg). La présence d'acides naturels lui confère son goût acidulé. Il contient peu de bêtacarotène (50 mcg), des vitamines B (B, B2, B6 et B9), énormément de vitamine C (250 mg), et beaucoup de vitamine E (près de 2 mg).
Le kiwi est le fruit qui sous un faible apport énergétique (40 calories pour un fruit moyen) présente la plus forte densité en éléments nutritifs.

Le kiwi est beaucoup plus riche en vitamine C que le citron ou l'orange. Un seul fruit (environ 80 grammes) apporte largement la quantité journalière recommandée de vitamine C, ce chiffre est stable d'un fruit à l'autre. Il fournit également le quart des apports recommandés en vitamine E.

Propriétés

— La présence en bonnes quantités de deux de nos trois vitamines antioxydantes, la richesse en minéraux et en fibres lui valent de figurer parmi les meilleurs fruits-santé.
— Il est tonifiant, revitalisant et très reminéralisant.
— Comme l'ananas, il coupe les chaînes protéiques de la viande, favorisant sa digestion.
— Il est diurétique, intéressant contre l'hypertension artérielle.
— Il est doucement laxatif, à condition d'éliminer les petits grains irritants pour certains intestins sensibles.

Attention

Comme beaucoup de fruits exotiques, il est parfois responsable d'allergies plus ou moins sévères.

Litchi

Fruit d'hiver originaire de Chine, et d'ailleurs principalement consommé en France dans les restaurants chinois. Il arrive frais chez nous à Noël en provenance de la Réunion. Il possède une écorce rose qui devient plus foncée avec la maturité. Il est disponible toute l'année, mais en boîte.

Composition pour 100 grammes de fruit comestible

Frais, il apporte 65 calories, 15 grammes se sucres, un gramme de protéines, quasiment pas de graisses et un peu plus d'un gramme de fibres. Il est riche en vitamine C (60 mg), en potassium (150 mg) et en vitamine B9, beaucoup moins riche en magnésium (10 mg) et en fer (0,4 mg).
En boîte, il apporte 70 calories, plus de sucres (17 g) mais perd ses minéraux et la plus grande partie de sa vitamine C (10 mg).
Le litchi est un fruit-santé, surtout lorsqu'il peut être consommé frais.

Propriétés

— La présence de bonnes doses de vitamine C en fait un bon fruit-santé.
— Il renforce les réactions de défense, permet de lutter contre la fatigue.
— Il est tonifiant et reminéralisant.
— Il est désaltérant, rafraîchissant et diurétique.
— Il est doucement laxatif.

MANDARINE, CLÉMENTINE

Fruit du mandarinier, arbre qui nous vient de Chine. Longtemps cultivé exclusivement en Asie, il est introduit en Europe au XXe siècle, surtout autour de la Méditerranée. La clémentine, variété sans pépins originaire d'Algérie, croisement très réussi entre la mandarine et l'orange amère, l'a quasiment supplantée en France. La mandarine possède pourtant un parfum plus prononcé, qui la fait souvent préférer pour la pâtisserie.

La clémentine est cultivée en Corse, en Espagne ou au Maroc. La mandarine vient principalement d'Espagne et du Brésil.

Composition pour 100 grammes de fruit comestible

Elle apporte 45 calories, 10 g de sucres de bonne qualité, 0,5 g de protéines, quasiment pas de graisses. Elle est constituée de près de 90 % d'eau, fournit un gramme de fibres tendres bien supportées. Elle contient beaucoup de calcium (40 mg), un peu de fer (0,7 mg), de magnésium (20 mg), de potassium (150 mg). Elle est assez riche en bêtacarotène (500 mcg) et en vitamine C (45 mg). Elle contient en outre des vitamines B (en particulier B3). Elle est moins acide que les autres agrumes.
La clémentine est un fruit peu calorique (deux clémentines n'apportent que 50 calories), très riche en sucres et en vitamine C.

La consommation de deux mandarines couvre la totalité des besoins quotidiens recommandés en vitamine C.

Propriétés

— La présence de bonnes doses de bêtacarotène et de vitamine C en font un bon fruit-santé.
— Elle renforce les réactions de défense, permet de lutter contre la fatigue.
— Elle est tonifiante et reminéralisante.
— Elle est désaltérante, rafraîchissante et diurétique.
— Elle est doucement laxative.
— Elle est légèrement sédative.
— Elle protège les capillaires et les vaisseaux.

MANGUE

Originaire des forêts de l'Inde, le manguier est un arbre vénéré puisque Bouddha venait se recueillir sous ses grandes feuilles. Le fruit est introduit en Afrique dès le XVIe siècle, puis en Amérique centrale et du Sud grâce aux navigateurs portugais. La mangue est actuellement cultivée dans tous les pays tropicaux, disponible en France toute l'année.

Composition pour 100 grammes de fruit comestible

Elle apporte 60 calories, 15 g de sucres (surtout du saccharose mais aussi du fructose et un peu de glucose), 0,5 gramme de protéines, quasiment pas de graisses. Elle est constituée de 85 % d'eau,

contient 2 g de fibres (essentiellement de cellulose). Elle est assez riche en fer (plus de 1 mg), moyennement riche en potassium (150 mg). Elle contient surtout du bêtacarotène (jusqu'à 3 mg selon la maturité), les vitamines C (45 mg) et E (1,5 mg) mais aussi des vitamines du groupe B.
La mangue est un fruit moyennement calorique et très riche en éléments nutritifs, c'est dire son importance. Elle est agréable à déguster en raison de son parfum. Elle est d'ailleurs le plus souvent facilement acceptée par les enfants.

La mangue est le fruit le plus riche en bêtacarotène devant le melon puis l'abricot puisqu'elle couvre la totalité des besoins quotidiens. Elle est plus riche en vitamine C que les agrumes, couvrant les deux tiers des besoins recommandés. Elle contient, tout comme le kiwi, beaucoup plus de vitamine E que tous les autres fruits frais. Les mangues africaines contiennent généralement plus de sucre que les fruits américains.

Propriétés

— La présence en bonnes quantités de nos trois vitamines antioxydantes en fait un fruit-santé INCONTOURNABLE.
— Elle est désaltérante et diurétique.
— Elle stimule les réactions de défense, tonifie l'organisme.
— Elle est très digestive et légèrement laxative.

Attention

Comme beaucoup de fruits exotiques, elle est parfois responsable d'allergies plus ou moins sévères.
▶ Elle peut se conserver au réfrigérateur mais ne mûrit plus.

Melon

Originaire d'Asie, il est cultivé en Europe depuis le début de l'ère chrétienne. Il nécessite simplement du soleil et de la chaleur, c'est donc un fruit de l'été, un légume pour les botanistes, que l'on trouve sur nos marchés de juin à septembre. Il en existe deux variétés principales : le « cantaloup » ou « charentais », très parfumé, à écorce lisse mais de conservation délicate, le « melon brodé », plus ferme, à écorce épaisse donc moins fragile.

Composition pour 100 grammes de fruit comestible

Il apporte 40 calories, 8 g de sucres, plus de 0,5 g de protéines, des traces de graisses. Il est constitué de 95 % d'eau, fournit un gramme de fibres de bonne qualité (hémicellulose et pectine). Il est très riche en potassium (300 mg), moins riche en magnésium (15 mg) et en calcium (15 mg). Il contient beaucoup de bêtacarotène (2 mg) et de vitamine C (25 mg), très peu de vitamine E (0,1 mg).

Le melon est un fruit peu calorique, même s'il paraît sucré au goût en raison de sa faible acidité. Il est un des principaux fournisseurs de bêtacarotène.

Une portion de 200 g de melon fournit la dose quotidienne de vitamine A recommandée par les scientifiques (4 mg) et la moitié de la dose de vitamine C (50 mg). Un melon à chair orangée peut contenir 10 à 20 fois plus de bêtacarotène qu'un melon jaune ou vert.

Propriétés

— Il contient de bonnes quantités de deux (A et C) de nos trois vitamines antioxydantes, ce qui lui vaut de figurer en bonne place parmi les fruits-santé.

— Il est désaltérant, rafraîchissant, diurétique et reminéralisant.

— Il stimule les réactions de défense.

— Il est apéritif, d'ailleurs souvent servi en entrée.

— Il est irritant intestinal s'il n'est pas mûr, laxatif doux lorsqu'il est bien choisi.

— Il aurait une action contre la goutte et les rhumatismes.

Attention

— L'association « melon-jambon », si fréquente, peut provoquer ballonnements et difficultés de digestion, surtout si le melon est servi trop froid.

Cueilli trop tôt, il cesse de mûrir, ne s'adoucit pas, ne sera jamais vraiment savoureux. Il ne doit jamais être conservé au réfrigérateur qui « tue » son goût et son parfum.

Mûre

Cette baie au goût agréable pousse toute seule sur les ronces (ou mûrier sauvage) au bord des chemins. Les enfants adorent la consommer sur place, ce qu'ils peuvent d'ailleurs faire en juillet et août. La mûre de culture pousse sur un arbuste, le mûrier noir.

Composition pour 100 grammes de fruit comestible

Elle apporte 60 calories, 11 g de sucres, un gramme de protéines, 0,5 g de graisses. Elle est constituée de 85 % d'eau, fournit de bonnes quantités de fibres dures (4,5 g). Elle est assez riche en calcium (30 mg), en fer (1,5 g), en magnésium (25 mg), en potassium (250 mg). Elle contient un peu de bêtacarotène (10 à 200 mcg) et de vitamine C (20 mg). Elle est très acide lorsqu'elle n'est pas tout à fait à maturité, contenant alors énormément d'acide citrique.
La mûre est un fruit intéressant moyennement calorique, très sucré, bien équilibré en minéraux.

L'acidité masque le goût puisque la mûre contient plus de sucres que le melon.

Propriétés

— La présence, en quantités convenables, de deux (A et C) de nos trois vitamines antioxydante, de minéraux, de fibres lui valent de figurer parmi les aliments-santé.
— Elle est désaltérante et diurétique.
— Elle est dépurative, tonique, très reminéralisante, utile contre la fatigue et dans les périodes de convalescence.
— Elle est vite laxative car ses fibres sont moyennement bien tolérées.

Attention

Les mûres situées au bord des routes peuvent être polluées par le plomb des gaz d'échappement.
▶ Il vous faut par conséquent plutôt les cueillir sur les petits chemins qu'en bordure d'autoroute.

Myrtille

Baie noire très parfumée mais fragile. Elle fait partie de la grande famille des airelles, surtout cultivées en Amérique du Nord. Elle pousse toutefois à l'état sauvage dans nos forêts de montagne.

Composition pour 100 grammes de fruit comestible

Elle apporte 20 calories, 3 g de sucres, 0,5 g de protéines et de graisses. Elle est constituée de 85 % d'eau, fournit 7 g de fibres. Elle est riche en potassium (300 mg), quasiment dépourvue en magnésium (4 mg). Elle contient peu de bêtacarotène (30 mcg), plus de vitamine C (20 mg). Elle est acide au goût.
La myrtille est un fruit peu énergétique, peu sucré, très riche en fibres.

Propriétés

— La présence, certes en faibles quantités, de deux (A et C) de nos trois vitamines antioxydantes, de minéraux et de fibres lui permettent de figurer parmi les fruits-santé.
— Elle est très bactéricide, intéressante contre toutes les gastro-entérites, les cystites.
— Elle est, suivant les quantités absorbées, constipante ou laxative.
— Elle est désaltérante et diurétique.
— Elle stimule la vésicule biliaire, facilitant ainsi la digestion.
— Elle protège les capillaires et les vaisseaux.

Son goût acidulé, sa rareté, sa conservation limitée font qu'elle est plus souvent utilisée pour la confiture ou la pâtisserie. La myrtille est un des fruits les plus fragiles qui soient : elle ne supporte même pas d'être lavée.

Attention

Elle peut parfois provoquer des réactions allergiques à type d'urticaire chez certains.

Orange

Originaire de Chine, connue depuis plus de deux mille ans sous ses formes amères et médicinales, l'orange douce arrive en Europe, rapportée par les croisades. Longtemps réservée et cultivée à la cour, fruit de luxe jusqu'au XIXe siècle, elle ne s'est en fait démocratisée que depuis quelques dizaines d'années. Elle est le fruit du bigaradier dont il existe deux variétés : l'une douce qui fournit nos oranges, l'autre amère qui donne l'huile essentielle de fleur d'oranger. Elle est actuellement l'un des fruits les plus consommés partout dans le monde. Elle est disponible sur nos marchés toute l'année, mais considérée comme un fruit d'hiver.

Composition pour 100 grammes de fruit comestible

Elle apporte 45 calories, 8 g de sucres, un gramme de protéines, quasiment pas de graisses. Elle est constituée de 85 % d'eau, fournit 2,5 g de fibres (surtout pectine de très bonne qualité). Elle contient beaucoup de calcium (40 mg), de potassium (180 mg), de phosphore (25 mg) et un peu de fer (0,2 mg) et de magnésium (10 mg). Elle apporte un peu de bêtacarotène (120 mcg), plus de vitamine C (40 à 80 mg), peu de vitamine E (0,2 mg). Elle contient également les vitamines du groupe B (B3, B5 et surtout B9). Elle est plus ou moins acide au goût selon les variétés, il en existe une centaine.
L'orange est un fruit peu calorique, assez sucré, très riche en vitamine C puisqu'une orange moyenne couvre la totalité des besoins recommandés par les scientifiques.

Une belle orange fournit 75 calories, ce qui est l'équivalent d'un yaourt allégé, mais avec infiniment plus de vitamines antioxydantes.

Propriétés

— La présence de nos trois vitamines antioxydantes, de fibres de bonne qualité, en fait un fruit totalement INDISPENSABLE.
— Elle est tonique et anti-infectieuse, renforce les réactions de défense, est très reminéralisante.
— Elle est rafraîchissante, désaltérante et diurétique.
— Elle est digestive, doucement laxative.
— Elle protège les capillaires et les vaisseaux.

— Elle s'oppose à l'influence acidifiante de certains aliments (alcool, graisses, viande...).
— Elle draine la peau.
— Elle améliore la fixation du fer, ce qui est intéressant chez les femmes aux règles abondantes.
— Sa richesse en calcium bien assimilé en fait une bonne solution pour les personnes qui n'aiment pas ou ne supportent pas les laitages.

L'orange est pour l'ensemble des Français la principale source alimentaire de vitamine C.

Précaution

Parfois difficile à digérer par certains, elle doit alors être consommée en dehors des repas.

PAMPLEMOUSSE

Fruit du pamplemoussier, arbre originaire d'Asie, connu depuis des millénaires. Ce que nous nommons ainsi est en fait un pomelo parfumé et doux, car le vrai pamplemousse, que l'on trouve surtout en Asie et en Polynésie, est un fruit difficilement consommable, amer, bourré de pépins. Le pomelo, croisement d'un pamplemousse et d'une orange, est cultivé dans de nombreux pays du monde (Afrique du Sud, Chine, États-Unis, Inde, Israël...). Il est modifié génétiquement puisque de nouvelles variétés apparaissent régulièrement avec des couleurs, des saveurs et même des formes différentes. Nous avons tous le souvenir, il n'y a pas si longtemps, de la nécessité de saupoudrer de sucre son demi-pamplemousse pour pouvoir le déguster. Les variétés actuelles plus douces se dispensent facilement de cet ajout de calories inutiles.

Composition pour 100 grammes de fruit comestible

Il apporte 35 calories, 6 g de sucres, un peu plus de 0,5 g de protéines, quasiment pas de graisses. Il est constitué de 90 % d'eau, fournit 1,5 g de fibres. Il est pauvre en magnésium (10 mg), moyennement riche en calcium (20 mg), plus riche en potassium (150 mg). Il contient peu de bêtacarotène (15 mcg), beaucoup plus de vitamine C (45 mg), très peu de vitamine E (0,2 mg). Il

contient des vitamines B (B3, B9). La variété rose est plus riche en bêtacarotène.
Le pomelo est un fruit très peu calorique (60 calories pour une portion moyenne), peu sucré, dont l'apport se fait sous un gros volume, ce qui le rend intéressant dans les régimes amaigrissants.

Un demi-pomelo fournit en vitamine C les trois quarts des apports quotidiens recommandés.

Propriétés

— La présence de nos trois vitamines antioxydantes, tout particulièrement la vitamine C, et de minéraux lui valent de figurer parmi les fruits-santé.
— Il stimule les réactions de défense, possède une action tonique voisine du citron et de l'orange.
— Il est désaltérant, rafraîchissant et diurétique.
— Il stimule la digestion et draine le foie. Il est beaucoup plus digeste que l'orange.
— Il protège les capillaires et les vaisseaux.

Attention

Il est souvent traité au diphényle, qui fort heureusement se concentre sur la peau… qu'il est rare de consommer.
▶ Ne mordez pas dedans à pleines dents pour l'éplucher.
▶ Le jus de pamplemousse interfère d'autre part avec la prise de nombreux médicaments. Il doit donc être pris à distance et ne pas servir à les avaler.

Papaye

Fruit exotique du papayer, palmier originaire d'Amérique du Sud, mais cultivé actuellement dans de nombreux pays tropicaux (Afrique, Antilles, Inde…), elle ressemble à une grosse poire jaune ou orange poussant par bouquets. Elle se situe à mi-chemin au point de vue du goût entre la mangue, le melon et la pastèque… mais en plus fade. Elle est mangée comme dessert à Tahiti après avoir été cuite au four, elle est utilisée comme un légume en Nouvelle-Guinée. Le latex extrait de la papaye verte sert à la fabrication du chewing-gum.

Composition pour 100 grammes de fruit comestible

Elle apporte 40 calories, 8 g de sucres, 0,5 g de protéines, des traces de graisses. Elle est constituée de 85 % d'eau, fournit 1,5 g de fibres bien tolérées. Elle est moyennement riche en calcium (20 mg) et en potassium (200 mg). Elle contient beaucoup de bêtacarotène (0,9 mg) et de vitamine C (65 mg). Elle contient une enzyme, la papaïne, qui facilite la digestion des protéines.
La papaye est un fruit aussi sucré et aussi peu calorique que le melon, mais deux fois plus riche en vitamine C.

La moitié d'une papaye apporte à un adulte la dose quotidienne recommandée de vitamine C.

Propriétés

— Elle contient en bonnes quantités deux de nos trois vitamines antioxydantes, ce qui lui vaut de figurer parmi les fruits-santé.
— Elle est diurétique.
— Elle est légèrement laxative, les graines sont parfois encore utilisées comme vermifuges.
— Elle facilite la digestion.

Au Mexique et au Brésil, un morceau de viande dure est enveloppé quelques heures dans des feuilles de papayer pour « l'attendrir ». La papaïne qui sert en médecine à traiter certaines hernies discales est extraite de la papaye.

PASTÈQUE

Variété de melon originaire d'Afrique, mais à pulpe rouge et graines noires. Elle est introduite en Europe à l'époque des croisades. Elle est surtout cultivée en Espagne et dans le Maghreb. Elle est botaniquement un légume mais est toujours classée parmi les fruits. Elle possède une pulpe rouge et des grains noirs. Il en existe plusieurs dizaines de variétés. Elle est un fruit de l'été recherché surtout pour ses vertus désaltérantes.

Composition pour 100 grammes de fruit comestible

Elle apporte 30 calories, 6 g de sucres, 0,5 g de protéines et très peu de graisses. Elle est constituée de 90 à 95 % d'eau, contient un gramme de fibres. Elle est relativement peu riche en calcium (10 mg) et en potassium (70 mg). Elle contient une bonne quantité de bêtacarotène (500 mcg) mais peu de vitamine C (10 mg). La pastèque est un fruit fort peu calorique, surtout extrêmement riche en eau, alors qu'elle paraît sucrée au goût lorsqu'elle est bonne.

Propriétés

— La présence d'une bonne quantité de bêtacarotène et d'un peu de vitamine C lui vaut de figurer parmi les aliments-santé mais elle se situe loin derrière son proche parent le melon.
— Elle est désaltérante, rafraîchissante et diurétique.
— Elle est très dépurative et légèrement reminéralisante.

Précaution

Pour rester digeste, la pastèque doit se consommer de préférence en dehors des repas.

PÊCHE

Originaire de Chine, elle est le fruit du pêcher et de nos étés. Elle est cultivée en France depuis le XVe siècle. Il en existe de nombreuses variétés, issues de croisements et sélections auxquels elle se prête particulièrement bien. La pêche classique est à peau rugueuse. Elle prend le nom de brugnon ou de nectarine, hybrides obtenus avec la prune, et acquiert alors une peau lisse.

Composition pour 100 grammes de fruit comestible

Elle apporte 40 calories, 10 g de sucres, 0,5 g de protéines, des traces de graisses. Elle est constituée de près de 90 % d'eau, fournit autour de 2 g de fibres bien supportées (pectine). Elle est pauvre en calcium (10 mg), en fer (0,4 mg), en magnésium (10 mg), plus riche en potassium (200 mg). Elle contient de bonnes quantités de bêtacarotène (500 mcg), des vitamines du groupe B (surtout B3 et B9), peu de vitamine C (10 mg) mais plus de vitamine E (0,5 mg). Elle est très légèrement acidulée. La pêche au sirop est beaucoup plus riche

en calories... de sucres : elle apporte en effet 70 calories, avec 17 g de sucres, sans que la teneur en minéraux et vitamines s'en trouve renforcée. Elle peut être consommée occasionnellement l'hiver.
La pêche est un fruit peu calorique, contrairement à ce que l'on imagine. Attention par contre à la pêche-melba pour clôturer un bon repas.

Une pêche moyenne apporte 50 calories, l'équivalent énergétique d'un yaourt maigre.

Propriétés

— Elle contient plus de bêtacarotène dans la variété jaune et un peu de vitamine C, ce qui lui confère des propriétés antioxydantes et lui permet de figurer parmi les fruits-santé.
— Elle est énergétique et reminéralisante.
— Elle est rafraîchissante, désaltérante, diurétique.
— Elle s'oppose à l'influence acidifiante de certains aliments (alcool, graisses, viande...).
— Elle est doucement laxative grâce à ses fibres de pectine.
— Elle protège les vaisseaux grâce à la présence de pigments flavonoïdes.

Deux précautions utiles

▶ Le bêtacarotène qui lui donne sa belle couleur et la vitamine C sont malheureusement concentrés dans sa peau. Nous vous recommandons prudemment de ne pas la consommer... surtout dans les variétés à peau rugueuse qui fixent bien les pesticides et autres engrais. La pêche à peau lisse peut se contenter d'être lavée.
▶ Ne laissez pas les enfants sucer le noyau, car outre le fait qu'ils peuvent l'avaler, son amande contient une substance toxique.

Poire

Originaire d'Asie centrale, elle n'apparaît en France qu'au Moyen Age. Fruit de toutes les saisons, les formes, les couleurs, les goûts..., citons la « beurrée Hardy » (juteuse, parfumée, sucrée), la « Comice » (très grosse, fondante et sucrée), la « conférence » (très allongée, juteuse et acidulée), la « Guyot » (très juteuse et sucrée), la « Louise-bonne » (plus âpre et acidulée), la « passe-crassane » (acidulée, juteuse mais granuleuse), la « Williams » (très juteuse, de forme effilée).

Composition pour 100 grammes de fruit comestible

Elle apporte 50 calories, 12 g de sucres (surtout du fructose), 0,5 g de protéines, 0,3 g de graisses. Elle est constituée de 85 % d'eau, fournit autour de 2 g de fibres. Elle contient peu de calcium (10 mg), de fer (0,2 mg), de magnésium (7 mg), un peu plus de potassium (130 mg). Elle contient peu de bêtacarotène (60 mcg), des vitamines B1, B6, B9, très peu de vitamine C (5 mg), peu de vitamine E (0,5 mg). La forme « conserve au sirop » est plus calorique (60) et sucrée (15 g).
La poire est un fruit modérément énergétique, très hydrique, assez riche en sucres, relativement pauvre en vitamines. Elle ne perd aucune de ses qualités à la cuisson.

Propriétés

— Elle contient en faibles quantités nos trois vitamines antioxydantes, ce qui lui vaut de figurer parmi les fruits-santé.
— Elle est rafraîchissante, désaltérante (« on garde une poire pour la soif »), diurétique.
— Elle est nutritive et très reminéralisante.
— Elle est doucement laxative lorsque le fruit est mûr.
— Elle possède la réputation de calmer les nerfs (sédative).
— Elle s'oppose à l'influence acidifiante de certains aliments (alcool, graisses, viande...).

Attention

Elle est un fruit fragile qui se conserve mal, devenant vite blette. La cire rouge à l'extrémité de la queue est destinée à améliorer la conservation des poires de premier choix.

Pomme

Originaire d'Asie, portée par le pommier, un des arbres fruitiers les plus répandus dans le monde, elle est utilisée pour ses propriétés médicinales depuis la plus haute Antiquité puisque le dicton « une pomme par jour éloigne le médecin » se perd dans l'histoire. Il en existe des centaines de variétés pour tous les goûts, toutes les saisons, tous les usages (cuisson, jus, pâtisseries, table...). Citons la « golden » (jaune, la plus consommée en France), la « Granny Smith » (verte, plus acide), la « Boskoop » (rouge, pour la cuisson au four), la « reine des reinettes » (sucrée et acidulée)...

La pomme râpée, saupoudrée de cannelle, arrosée d'un filet de citron pour empêcher le brunissement rapide, n'est pas seulement le traitement des diarrhées de l'enfant mais un aliment-santé pour toute la famille.

Composition pour 100 grammes de fruit comestible

Elle apporte 50 calories, 11 g de sucres, autour de 0,3 g de protéines et de graisses. Elle est constituée de 85 % d'eau, fournit 2,5 g de fibres (surtout de pectine) bien tolérées. Elle est pauvre en calcium (7 mg), en fer (0,2 mg), en magnésium (6 mg), en potassium (120 mg). Elle contient peu de bêtacarotène (70 mcg), des vitamines du groupe B, peu de vitamine C (5 mg), plus de vitamine E (0,5 mg), et aussi des flavonoïdes. Elle est légèrement acide.
La pomme est un fruit de faible teneur calorique, moyennement sucré, sous un volume relativement important, ce qui en fait un allié utile des régimes amaigrissants. Elle conserve ses qualités après cuisson et se digère ainsi parfaitement. Attention par contre au jus de pomme qui est une boisson, certes naturelle, mais beaucoup trop sucrée.

Une pomme moyenne apporte l'équivalent calorique de trois morceaux de sucre, ce qui est peu.

Propriétés

— Elle contient, certes en quantités minimes, nos trois vitamines antioxydantes, et des fibres, ce qui lui vaut de figurer parmi les fruits-santé.
— Elle est à la fois digestive, réputée pour calmer les brûlures d'estomac, et un excellent coupe-faim grâce à la pectine. Elle est aussi bien laxative lorsqu'elle est cuite, qu'antidiarrhéique lorsqu'elle est crue.
— Elle possède une action rafraîchissante et diurétique, favorise le drainage.

— Elle est tonique, anti-fatigue, et calmante sur le plan nerveux.
— Elle est utile dans les affections rhumatismales, l'arthrite, la tendinite....
— Elle permet de lutter contre l'inflammation : colite, cystite, gastrite...

Le mélange de pommes cuites et d'huile d'olive constituait autrefois le traitement des brûlures. Il est d'ailleurs à l'origine de la « pommade ».

Une précaution

La vitamine C est surtout concentrée dans la peau... tout comme les pesticides et autres engrais chimiques.

▶ Nous vous conseillons donc de la peler, si elle n'est pas d'origine « bio ».

La cuisson du fruit fait plus ou moins chuter la teneur en vitamine C : la perte est de 30 % si elle est cuite à l'eau, mais de 80 % si elle est cuite au four.

Prune, pruneau

Fruit d'été originaire de Chine. Elle est connue aussi bien des Égyptiens que des Romains. Elle est déjà très populaire au Moyen Age, rapportée de Syrie par les Croisés dont certains regrettent de « s'être battus pour des prunes ». Il en existe des centaines de variétés de formes, de couleurs, de saveurs différentes. Citons la « Reine-claude » (verte, bien sucrée), la « Mirabelle » (jaune-orange, bien sucrée lorsqu'elle est mûre), la « Quetsche » (violette plus acide)... Le pruneau est la forme séchée en four ou au soleil de la prune d'Ente.

Composition pour 100 grammes de fruit comestible

La prune apporte 55 calories, 12 g de sucres, près de un gramme de protéines, des traces de graisses (0,2 g). Elle est constituée de 83 % d'eau, fournit 2 g de fibres. Elle est pauvre en magnésium (10 mg), plus riche en calcium (15 mg), en fer (0,5 à 2 mg), et en potassium (250 mg). Elle contient du bêtacarotène (300 mcg), très peu de vitamine C (5 mg), un peu de vitamine E (0,5 mg), des vitamines du groupe B (B3, B9).

Le pruneau sec concentre ces chiffres puisqu'il apporte 160 calories, avec 40 g de sucres, plus de 2 g de protéines, 0,5 g de graisses. Il est constitué de 25 % d'eau, fournit 7,5 g de fibres. Il contient beaucoup de calcium (50 mg), de fer (3 mg), de phosphore (95 mg), de magnésium (40 mg), de potassium (950 mg). Il contient surtout du bêtacarotène (près de 1 mg) et de la vitamine E (2,3 mg) mais peu de vitamine C (3 mg).

La prune est un fruit peu calorique sous sa forme fraîche, très riche en minéraux. Elle conserve ses propriétés à la cuisson. Le pruneau est un fruit beaucoup plus énergétique.

Propriétés

— Elle contient nos trois vitamines antioxydantes, surtout le bêtacarotène, beaucoup de minéraux, des fibres, qui lui valent de figurer indiscutablement parmi les fruits-santé.
— Elle est désaltérante, diurétique.
— Elle est décongestionnante, énergétique et très reminéralisante.
— Le pruneau est très laxatif grâce à ses fibres de cellulose qui accélèrent le transit intestinal et à la pectine qui augmente le volume des selles.

Un conseil contre la constipation

— Vous laissez tremper cinq pruneaux dans un demi-verre d'eau toute la nuit, vous les couvrez, vous les mangez le lendemain matin en absorbant également l'eau.
— Si cela est insuffisant, vous rajoutez deux ou trois figues ou une pomme au coucher.

Raisin

Un des fruits les plus anciens, il est présent dans toutes les civilisations, souvenons-nous simplement de Bacchus qui a beaucoup fait pour sa réputation. Il a initialement surtout été cultivé sur le pourtour méditerranéen. Le fruit de la vigne se mange tel quel ou sert à la préparation du vin (voir chapitre 5 : Deux boissons antioxydantes). La saison s'étale en France d'août à novembre mais on trouve actuellement du raisin italien avant cette période et du raisin de l'hémisphère Sud (Afrique du Sud, Australie, Chili…) le reste de l'année.

Il est blanc (Alphonse Lavallée, chasselas, Italia...) ou noir (cardinal, muscat...).

Composition pour 100 grammes de fruit

Il apporte 70 calories, 17 à 25 g de sucres, 0,5 g de protéines, 0,7 g de graisses. Il est constitué de 80 % d'eau, fournit un gramme de fibres (cellulose de la peau, pectine de la pulpe, lignine des pépins) pas toujours parfaitement supportées. Il est pauvre en calcium (5 mg), en fer (0,3 mg), en magnésium (7 mg), en phosphore (20 mg), plus riche en potassium (300 mg). Il contient très peu de vitamine C (7 mg), plus de vitamines du groupe B (B1, B3, B5, B9), de la vitamine E (0,7 mg) et surtout des pigments-santé, les flavonoïdes.
Le raisin est un fruit très énergétique et calorique, juste dépassé par la banane. Il est très riche en sucres (le double de la plupart des autres fruits). Mais il ne paraît pas toujours aussi sucré qu'il l'est en réalité car il contient des acides (malique et surtout tartrique).

Le raisin vert contient surtout des sucres rapides, le raisin mûr surtout des sucres lents. Le raisin blanc ne contient pas de bêtacarotène, qui est par contre présent dans le noir (autour de 60 mcg).

Propriétés

— La présence, certes en quantités assez faibles, de nos trois vitamines antioxydantes, et sa richesse en tanins protecteurs, lui valent de figurer parmi les fruits-santé.
— Il est rafraîchissant et diurétique.
— Il est énergétique et reminéralisant.
— Il est un draineur de l'organisme, les cures de raisin ont d'ailleurs longtemps été préconisées dans ce but.
— Il possède une légère action laxative.

Deux précautions

— Les personnes aux intestins fragiles doivent se contenter de la pulpe qui contient des fibres bien tolérées. Elles doivent éviter les pépins riches en fibres dures irritantes et le consommer en dehors des repas.
— Il doit toujours être soigneusement lavé car il est souvent « traité » chimiquement par du sulfate de cuivre.

Les fruits secs et les oléagineux,

des concentrés de santé

Il existe parfois une confusion entre ces deux catégories de fruits car les seconds, de conservation difficile, sont souvent séchés et dénommés « fruits secs ». Une amande, une noisette, une pistache sont des oléagineux. Un abricot sec, un pruneau, que nous venons d'étudier, sont des fruits secs et pas des oléagineux.
Ces deux groupes de fruits sont des concentrés de santé, d'énergie, de minéraux, de vitamines, de fibres... mais ne peuvent figurer qu'occasionnellement sur vos tables ou dans vos poches, car ils sont trop caloriques.

LES FRUITS SECS,
riches en sucres naturels et en fibres

Nous n'insisterons pas sur les fruits secs car nous en avons évoqué quelques-uns avec les fruits correspondants. Notons simplement que certains d'entre eux, l'abricot, la datte, la figue, le pruneau, le raisin... trouvent une raison climatologique et diététique à être séchés. Ceci peut se faire de manière artisanale par le soleil, ou industrielle grâce à des fours.

Intérêt nutritionnel et composition des fruits secs
(pour 100 grammes) :

• Ils sont très **caloriques,** apportant autour de 300 calories, ce qui est intéressant pour le sportif, d'autant qu'ils sont faciles à transporter et agréables à consommer.
• Ils sont des concentrés de **sucres** puisqu'ils en contiennent jusqu'à 70 grammes. Ceci leur permet d'être des aliments immédiatement énergétiques.
• Ils sont pauvres en protéines (2 à 4 g), en outre de mauvaise qualité.
• Ils sont dépourvus de graisses, ce qui est une bonne chose.
• Ils sont riches en **sels minéraux** :
— Tout particulièrement en **potassium**, avec des chiffres voisins de un gramme.
— En **calcium** : la figue contient 160 mg, l'abricot = 80 mg, la

datte = 70 mg, le pruneau = 50 mg, le raisin = 45 mg…, ce qui peut être fort utile voire indispensable pour ceux qui ne peuvent ou ne veulent pas absorber de laitages.
— En **fer**, avec des chiffres autour de 3-4 mg, ce qui peut être intéressant dans certains cas d'anémies.
— En **magnésium** : la figue contient 90 mg, la datte = 70 mg, le pruneau = 40 mg.
• Ils contiennent de la **vitamine A**, mais sont dépourvus de **vitamine C**.
• Ils sont enfin extrêmement riches en **fibres** : la figue contient 9 g, l'abricot, la datte = 8 g, le pruneau = 7,5 g, le raisin = 7 g, mais pas toujours parfaitement tolérées.

▶ Étudions deux fruits secs particulièrement intéressants, la ***datte*** et le ***raisin sec***.

Datte

Fruit séché du dattier, l'arbre symbole des palmeraies du Maghreb et d'Orient. Il en existe plus de 200 variétés. Sa poudre donne une farine utilisée par les nomades, son jus ou « miel de datte » remplace le beurre et le sucre dans leurs préparations culinaires. La datte peut se consommer fraîche mais nous la trouvons en France surtout séchée.

Composition pour 100 grammes de fruit comestible

Elle apporte 300 calories, 60 g de sucres, 2 g de protéines de médiocre qualité, des traces de graisses. Elle est constituée de 20 % d'eau, fournit une grande quantité de fibres (8 grammes). Elle contient beaucoup de fer (3 à 5 mg), de magnésium (70 mg), de calcium (70 mg), de potassium (650 mg). Elle contient très peu de bêtacarotène (30 mcg) et pas de vitamine C.
La datte sèche est un fruit calorique, très sucré, énergétique, intéressant chez le sportif.

Propriétés

— Sa richesse en fibres et en minéraux, la présence de très peu de bêtacarotène lui valent de figurer parmi les fruits-santé.
— Elle est tonique, revitalisante, très reminéralisante.
— Elle pourrait représenter le traitement de choix de la constipation, mais ses fibres dures ne sont pas toujours bien supportées.

La datte est, avec la figue et le raisin sec, un des trois fruits efficaces contre les affections pulmonaires.

Attention

De nombreux engrais et produits chimiques divers se retrouvent à la surface de ce fruit, collés par un sirop qui les retient. Comme il est très difficile de trouver des dattes de culture biologique :

▶ vous ne devez les consommer que de temps à autre, à l'occasion par exemple d'une activité sportive (randonnée), et il vous faut les laver auparavant longuement et soigneusement.

LE RAISIN SEC

Obtenu par l'action de la chaleur, il concentre bien entendu les principes actifs du raisin.

Composition pour 100 grammes de fruit sec

Il apporte 330 calories, 75 g de sucres plutôt lents, 3 g de protéines, 1,5 g de graisses. Il ne contient plus que 25 % d'eau, est très riche en fibres (7 g) variées mais plus ou moins bien tolérées. Il contient beaucoup de calcium (40 mg), de fer (3,5 mg), de magnésium (35 mg), énormément de potassium (800 mg).
Le raisin sec est un fruit très calorique, extrêmement riche en sucres, seulement utile dans certaines circonstances particulières (sportif de compétition, anorexie...). Il figure parmi les aliments-santé puisqu'il contient un peu de vitamine A, de nombreux minéraux et des fibres qui lui procurent des qualités indiscutables.

Le raisin sec est le fruit sec le plus riche en sucre avec ses 75 g pour 100 grammes, suivi de la datte (73 g), du pruneau (70 g), de la figue (62 g).
Parmi les fruits secs et les oléagineux les plus riches en magnésium, nous trouvons l'amande (250 mg pour 100 g), suivie de la noix (140 mg), la datte (70 mg), la noisette (60 mg). Le raisin sec, pourtant riche avec ses 35 mg, paraît presque pauvre en comparaison.

Les oléagineux,
des concentrés en minéraux et en vitamine E

Les oléagineux sont des fruits riches en calories, tout particulièrement en graisses, dont on peut tirer une huile, ce dont rend d'ailleurs compte leur nom (« oléa » = huile). Ils ne doivent surtout pas être diabolisés car ils sont, à condition d'être utilisés raisonnablement, des **fruits-santé** tout particulièrement concentrés en minéraux et en vitamine E. Leur plus large utilisation est freinée par l'apport calorique « considérable » qu'ils représentent.

D'après des études récentes, les oléagineux diminueraient du tiers le risque coronaire chez les personnes qui en consomment environ 150 grammes par semaine.

Composition pour 100 grammes

Ils possèdent un certain nombre de caractéristiques communes :

• Ils sont extrêmement riches en **graisses** :
— La noisette, la noix, le pignon en contiennent 60 g.
— L'amande, la cacahuète en contiennent 55 g.
— La noix de cajou, la pistache en contiennent près de 50 g.
— La noix de coco en contient « seulement » 35 g.
— L'olive verte avec 20 g et la noire avec 10 g sont presque des « allégés » en comparaison.

• Ils sont extrêmement riches en **calories** :
— Le pignon apporte 670 calories.
— La noisette, la noix suivent de très près avec 660 calories.
— La pistache apporte 635 calories, l'amande, la noix de cajou = 620 calories, la cacahuète = 600 calories.
— L'olive verte = 210 calories, l'avocat = 140 calories, l'olive noire = 120 calories.

• Ils sont très riches en **protéines** :
— La cacahuète apporte 27 g, la pistache = 21 g, les autres oléagineux autour de 20 g, ce qui est beaucoup plus que tous les fruits étudiés plus haut.

• Ils sont très riches en **fibres** :
Plusieurs d'entre eux en apportent plus que le fruit frais le plus riche, en l'occurrence la framboise.

• Ils sont très riches en **acides gras non saturés**, indispensables à la santé.

• Ils sont très riches en **vitamine E** :
— Les oléagineux et les huiles constituent une des sources principales de la plus antioxydante des vitamines-santé.

• Ils sont très riches en **magnésium** :
— La noix de cajou apporte 265 mg, soit l'équivalent d'une tablette de chocolat noir, l'amande = 250 mg, la cacahuète = 170 mg, la noix = 140 mg soit beaucoup plus que la noisette = 60 mg.

• Ils sont très riches en nombreux **minéraux** et **oligo-éléments** tels le fer, le phosphore, le potassium, le **zinc**…
— La noix apporte 2,5 mg de zinc.

Association

Accompagnés de légumes verts, ils peuvent constituer la seule source de protéines d'un repas.

Attention

— Ils figurent souvent en bonne place sur les buffets d'apéritifs, s'accompagnent volontiers de la prise simultanée d'alcool : vous pouvez facilement, si vous n'y prenez garde, absorber en quelques minutes plusieurs centaines de calories inutiles.
— Méfiez-vous également du thé à la menthe accompagné d'une vingtaine de pignons pour le parfumer, car censé vous aider à digérer, il va surtout sous un très faible volume doubler le nombre des calories de votre dîner.

Conservation

▶ Ils tendent naturellement à rancir, il vous faut donc les conserver à l'abri de la lumière et de la chaleur.

Cinq oléagineux-santé,
à consommer avec modération

Amande

Fruit de l'amandier, arbre voisin du pêcher, qui ne pousse que dans les pays chauds, elle est consommée le plus souvent séchée, elle entre fréquemment dans la confection des pâtisseries, des dragées mais aussi de certains plats, augmentant sérieusement leur contenu calorique. Elle est indiscutablement l'oléagineux-santé le plus intéressant.

Composition pour 100 grammes

Sous la forme sèche, elle apporte 620 calories, 55 g de graisses, 20 g de protéines (de qualité intermédiaire entre les légumineuses et celles d'origine animale), 5 g de sucres. Elle contient près de 3 grammes de fibres, beaucoup de calcium (250 mg), de fer (4,5 mg), de phosphore (500 mg), de potassium (800 mg) et de magnésium (250 mg). Elle n'apporte quasiment pas de vitamines A et C mais contient par contre des vitamines du groupe B (surtout B1, B2, B3) et beaucoup de vitamine E (25 mg). Elle est très riche en acides gras mono-insaturés : 75 g d'acide oléique, ce qui est voisin de l'huile d'olive et explique ses bienfaits cardio-vasculaires.
La forme fraîche baisse considérablement les apports caloriques qui descendent alors autour de 200 calories.

Une amande pèse autour de 10 grammes : il est très facile d'en avaler une dizaine, ce qui risque d'apporter très rapidement l'équivalent calorique d'un repas.
La poudre d'amande utilisée en pâtisserie possède les mêmes propriétés que le fruit entier.

Propriétés

Autrefois interdite aux cardiaques, l'amande leur est à présent fortement conseillée, à condition toutefois d'en manger peu et de façon occasionnelle. Elle entre d'ailleurs dans la composition du régime crétois.
Son huile très peu utilisée pour l'alimentation l'est beaucoup plus souvent en application externe, c'est « l'huile d'amande douce ».

L'amande et le chocolat ou le chocolat aux amandes constituent un des aliments préférés des spasmophiles, leur procurant de façon rapide calme et sérénité : mais attention à la surconsommation.

CACAHUÈTE

Elle ne figurerait certainement pas parmi les aliments-santé si des travaux récents n'avaient montré qu'elle contenait certes beaucoup de graisses mais surtout mono-insaturées, donc plutôt bénéfiques pour la santé. Elle fait partie des légumineuses mais sa richesse en huile la fait intégrer le groupe des oléagineux. Elle devrait d'ailleurs être appelée « arachide ».

Composition pour 100 grammes

Elle apporte près de 600 calories dont 50 g de graisses, 25 g de protéines, 9 g de sucres. Elle contient 7,5 g de fibres. Elle est riche en calcium (60 mg), en magnésium (180 mg), en zinc, très riche en potassium (plus de 600 mg), en fer (plus de 2 mg), en phosphore (près de 400 mg). Elle contient surtout les vitamines B1, B2, B3. Elle est moins riche en acides gras mono-insaturés que l'amande (57 g au lieu de 75 g).
Le beurre d'arachide, dont raffolent les Américains, n'est absolument pas un aliment-santé, bien au contraire, pas plus que la cacahuète grillée et salée qui est sa présentation la plus courante chez nous.

Attention

— Elle est responsable de nombreuses allergies parfois graves (œdème de Quincke).
— Son inhalation dans les bronches est une cause de mortalité non exceptionnelle, en particulier chez les enfants.
▶ Vous pouvez donc, vous l'avez compris, vous en passer sans gros préjudice pour votre santé.

NOISETTE

Elle est en fait plus proche de l'amande que de la noix. Elle se consomme fraîche l'été ou le plus souvent sèche le reste de l'année.

Composition pour 100 grammes

Sous la forme fraîche, elle apporte près de 400 calories, 36 g de graisses (75 % d'acides gras mono-insaturés), 8 g de protéines, 7 g de sucres. Elle apporte par contre 650 calories sous la forme sèche, 60 g de graisses, 15 g de sucres et de protéines. Elle contient beaucoup plus de fibres (pectine de bonne qualité) sous la forme fraîche, 6,5 g contre 3,5 g lorsqu'elle est sèche. Elle est riche en calcium (40 mg), magnésium (60 mg), phosphore (230 mg), potassium (350 mg). Elle contient des vitamines du groupe B et beaucoup de vitamine E (20 mg). Elle est par contre pauvre en vitamines A et C. La noisette est un aliment très calorique, riche en acides gras mono-insaturés, dépourvu de cholestérol.

La noisette tout comme la noix ne contiennent pas certains acides aminés indispensables tels la lysine, la méthionine, la cystine, ce qui explique l'intérêt du pain aux noix ou des noisettes dans le taboulé.

Propriétés

Bien qu'elle soit le fruit sec le plus riche en graisses et en protéines, elle est néanmoins le plus digeste.
Comme les autres oléagineux elle est un bon aliment-santé, à condition d'être utilisée de façon occasionnelle.

Noix

Le noyer, dont est issue la noix, a été introduit en France par les Romains. Alors qu'elle est presque le symbole de Grenoble, il en existe de nombreuses variétés exotiques : Brésil, cajou, coco, Pécan… qui possèdent des propriétés voisines.

Composition pour 100 grammes

Sous la forme fraîche, elle apporte 500 calories, 50 g de graisses (des acides gras poly-insaturés pour plus de 70 %, dont l'acide linolénique, ce qui lui confère des propriétés protectrices cardio-vasculaires (voir chapitre 2) intéressantes pour la santé, 12 g de protéines, 5 g de sucres et 6 g de fibres. Elle apporte par contre sous la forme sèche 660 calories, 60 g de graisses, 15 g de protéines et sucres, 2,5 g de fibres. Elle contient également beaucoup de calcium (90 mg), de magnésium (130 mg), de phosphore (500 mg),

de potassium (600 mg), de zinc (2,4 mg). Elle apporte des vitamines B et surtout de la vitamine E (7 mg).
La noix est un fruit très riche et gras surtout sous sa forme sèche. Elle contient moins de calcium mais plus de fer que l'amande.

La noix du Brésil est encore plus riche en graisses (65 g) et magnésium (225 mg) ; la noix de cajou est un peu moins calorique (610 calories) et moins grasse (mais tout de même 48 g de graisses) ; la noix de coco est plus hydratée donc moins calorique (470 calories) mais elle contient des graisses saturées et du cholestérol, ce qui lui fait perdre les vertus cardio-protectrices des oléagineux ; le lait de coco, qui correspond en fait à de l'eau salée et sucrée, n'a pas l'intérêt nutritionnel qu'on lui prête parfois.

▶ Dégustez la noix de coco par petites quantités si vous aimez sa saveur, mais n'en faites surtout pas un aliment-santé.

Propriétés

Plusieurs études ont suggéré les effets bénéfiques des régimes riches en noix, principalement sur les chiffres du cholestérol total et surtout du L.D.L. (le mauvais). Les femmes qui en consomment 30 g par semaine présenteraient un risque cardio-vasculaire très diminué. Son huile est exceptionnelle au point de vue de sa composition puisqu'elle est très riche en acides gras poly-insaturés (près de 70 %) dont 15 % d'acide linolénique.

Attention

La noix est souvent responsable d'aphtes.

L'amande, la cacahuète, la noix de cajou et la noix sont très riches en zinc.

PISTACHE

Fruit à coque dure dont on consomme l'amande, elle s'intègre aussi bien à des préparations sucrées que salées, entrant à la fois dans l'accompagnement de plats ou dans des confiseries ou pâtisseries.

Composition pour 100 grammes

Elle apporte 640 calories, 55 g de graisses, 20 g de protéines et de sucres. Elle contient des fibres résistantes mal supportées par les intestins sensibles. Elle est surtout très riche en fer (7 mg), magnésium (130 mg), phosphore (550 mg), potassium (950 mg). Elle contient les vitamines A et B.
La pistache est très calorique, ce qui limite son intérêt et son utilisation.

Une seule pistache fournit environ 13 calories. Un apéritif comprenant un verre d'alcool et une trentaine de pistaches peut facilement doubler l'apport calorique du repas qui suit.

Propriétés

Sa concentration en minéraux, la présence d'acides gras poly-insaturés bénéfiques pour le cœur pourraient en faire un aliment-santé mais elle est beaucoup trop riche pour entrer dans cette catégorie.

Conclusions

Les oléagineux sont des concentrés en vitamines et minéraux mais malheureusement aussi et surtout en graisses et en calories. Ce sont des aliments de grignotage qui se consomment de manière compulsive sans conscience des quantités ingérées, sans sentiment de satiété. Alors utilisez-les, mais avec beaucoup de retenue.

A PROPOS DES FRUITS :
QUELQUES RECOMMANDATIONS IMPORTANTES :

▶ Les *fruits* doivent trouver une place *quotidienne* dans votre alimentation :

— Choisissez-les « de saison et de région », en évitant la monotonie.
— Vérifiez qu'ils sont sains, bien colorés, et non tachés.
— Lavez-les soigneusement sans les laisser tremper trop longtemps dans l'eau.
— Mangez-les chaque fois que cela est possible COMPLÈTEMENT avec la pulpe, la peau, les pépins.
— Si vous les supportez bien, vous « devez » en consommer environ 300 grammes, ce qui correspond à deux fruits par jour.
— Si vous êtes gêné(e) au niveau intestinal, choisissez-les d'abord bien mûrs.
— Si vous avez du mal à les digérer, mangez-les en dehors des repas.
— Si vous continuez à être gêné(e), mangez-les cuits, en sachant que la cuisson détruit la vitamine C mais qu'elle préserve les deux autres vitamines antioxydantes.
— Il est donc tout de même intéressant de manger des fruits en compotes, en clafoutis, au four... à condition de ne pas rajouter trop de sucre.
— Vous pouvez également, et toujours avec un bénéfice-santé indiscutable, associer dans la journée un fruit cru et un fruit cuit.
— Une petite poignée de fruits secs ou d'oléagineux de temps à autre est la bienvenue.

LES LÉGUMES

Vous allez trouver *deux groupes* :

— les trente légumes-santé

— cinq légumineuses

Les légumes,

Une richesse en micronutriments et en fibres

Les **légumes** sont dotés de propriétés nutritionnelles intéressantes puisqu'ils apportent de bonnes quantités de minéraux, d'oligo-éléments, de vitamines, et de fibres indispensables à la bonne santé de l'organisme.

DÉFINITION

Le **légume** peut se définir comme la partie comestible d'une plante cultivée en potager, qu'il s'agisse des bulbes (oignon…), des feuilles (salade…), des fleurs (chou…), des fruits (tomate…), des racines (radis…), ou des tiges (asperge…). De façon schématique, ils se distinguent en légumes « frais » ou « verts » par opposition aux légumes secs, céréales, féculents, et légumineuses. Les premiers se consomment souvent crus, ce sont alors les crudités, les seconds nécessitent en règle générale une cuisson plutôt longue. Le haricot vert qui se mange cuit est un légume et pas une crudité, le haricot blanc qui est constitué d'amidon est un féculent. La carotte qui se mange crue ou cuite est à la fois un légume et une crudité, tout comme certaines salades (épinard, laitue). La lentille est une légumineuse, le maïs est une céréale, le petit pois est un légume. Les légumes accompagnent ou précèdent la plupart du temps un plat principal.

Le terme *légumes « verts »* est utilisé de façon abusive puisqu'il ne tient en fait pas compte de leur couleur : certains sont jaunes ou oranges (carotte), rouges (tomate) ou verts (poivron). Le terme *« légumes secs »* désigne les légumineuses : fève, haricot blanc, lentille, pois, soja… Les céréales sont classées à part tout comme les féculents (dont fait partie la pomme de terre) qui ont pour caractéristique d'être constitués d'amidon…

CARACTÉRISTIQUES GÉNÉRALES

Les légumes possèdent un certain nombre de propriétés communes :

• Ils contiennent beaucoup d'***eau***, autour de 80 à 90 %, ce qui explique leur rôle souvent désaltérant, rafraichissant et diurétique.

• La plupart des légumes sont peu ***caloriques***. Le salsifis, beaucoup plus riche que le concombre est finalement relativement peu énergétique. Le chou-fleur ou le chou rouge sont de bons aliments de régime puisqu'ils remplissent l'estomac sans le surcharger en calories.

Teneur en calories des principaux légumes (pour 100 grammes) :

Avocat	140
Patate douce	100
Pomme de terre	80
Salsifis	70
Petit pois	60
Germes de soja	55
Chou de Bruxelles	50
Betterave, pissenlit	40
Poireau, salsifis	35
Carotte, chou-fleur, oignon, potiron	30
Chou rouge, fenouil, haricot vert, oseille, poivron rouge	25
Artichaut, asperge, aubergine, brocoli, céleri-rave, champignon, courgette, épinard, fenouil, mâche, poireau, pourpier, tomate	20
Cresson, navet	15
Concombre, endive, laitue	10

Teneur en calories de quelques portions courantes de légumes :

Un petit avocat	360
Une portion de haricots blancs cuits (200 g)	200
Une portion de lentilles cuites (200 g)	180
Une pomme de terre moyenne à l'eau (150 g), une portion de petits pois (200 g)	120
Une assiette de haricots verts (200 g)	50
Une portion de carottes (150 g), une portion de poireaux (200 g)	40
Une belle tomate (150 g)	30
Une portion de chou-fleur cru (100 g)	20
Deux champignons de Paris crus (100 g)	15
Une portion de concombre (100 g), une portion de chou râpé, sans la sauce	10

• Ils contiennent des ***sucres*** dont une partie seulement est assimilée, l'autre constituant les fibres (cellulose, pectine...) : carotte et salsifis sont les plus riches en sucre, la salade est très pauvre.

• Ils contiennent 1 à 3 % de ***protéines*** à l'exception des pois qui en contiennent 6 %.

— Elles sont de qualité nutritionnelle médiocre et ne peuvent en aucun cas être la seule source d'apports.

• Ils contiennent des quantités négligeables de ***graisses***.

• Les légumes sont riches en **vitamine A** ou en son précurseur, le ***bêtacarotène*** :

— La plus grande partie de la **vitamine A** absorbée chaque jour est d'origine animale mais quelques légumes en contiennent des quantités notables et peuvent servir de sources d'apports : la carotte, l'épinard, les germes de blé, la patate douce, le pissenlit, la pomme de terre.

Teneur des légumes en bêtacarotène (en mg pour 100 g) :

Carotte crue, pissenlit	8	**Cresson, tomate**	**600 mcg**
Carotte cuite	7,5	**Courgette, poireau**	**500 mcg**
Épinard, persil, mâche, patate douce	4	**Brocoli**	**450 mcg**
Paprika, poivron rouge	3,5	**Poireau**	**400 mcg**
Chou	3	**Asperge, chou vert, de Bruxelles, haricot vert, laitue**	**350 mcg**
Oseille, potiron	2,5	**Petit pois**	**300 mcg**
Thym	2	**Avocat, fenouil, fève, pois**	**200 mcg**
Tomate	1		
Pourpier	**900 mcg**		

Teneur des légumes riches en lycopène (en mg pour 100 grammes) :

Tomate	6	**Basilic frais**	0,6
Échalote	1,5		

Teneur des légumes riches en lutéine et xanthine
(en mg pour 100 grammes) :

Chou	20	**Romaine**	4,5
Cresson, épinard	10	**Céleri, endive**	3
Chicorée (feuilles de), persil frais	9	**Brocoli**	1,5
Betterave, fenouil, gombo, moutarde (graines de), poivre rouge	6	**Chou de Bruxelles**	1
		Asperge	0,6

Classification très simple (par ordre alphabétique) **:**
— Les légumes *très riches* en *bêtacarotène* : carotte, chou chinois, épinard, mâche, oseille, patate douce, persil, pissenlit, poivron rouge, potiron, tomate.
— Les légumes assez *riches* en *bêtacarotène* : asperge, brocoli, chou de Bruxelles, chou vert, courgette, cresson, haricot vert, laitue, poireau.
— Les légumes relativement *pauvres* en *bêtacarotène* : avocat, céleri, concombre, fenouil, fève, oignon, petit pois, tomate en boîte.
— Les aliments *dépourvus* de *bêtacarotène* : ail, champignon, chou blanc, chou fleur, navet, pomme de terre, radis, salsifis.

• Les légumes contiennent de la **vitamine C**, même si elle est globalement plus abondante dans les fruits. Cette vitamine est très sensible à la chaleur, ce qui diminue parfois de façon radicale l'intérêt antioxydant des légumes qui en contiennent mais nécessitent une cuisson

Teneur des légumes en vitamine C (en mg pour 100 g) :

Persil	200
Poivron rouge	170
Estragon, oseille, poivron vert, raifort	120
Chou de Bruxelles	100
Chou chinois, chou rouge, vert, fleur	75
Brocoli, cresson	60
Fenouil	65
Brocoli, chou-fleur	45
Épinard, mâche	40
Pissenlit	35
Asperge, petit pois	30
Courgette, mâche, navet, petit pois frais, pomme de terre, pourpier, tomate	20
Ail, haricot vert, oignon cru, patate douce, poireau, radis	15

Classification très simple (par ordre alphabétique) :
— Les légumes *très riches* en *vitamine C* : chou de Bruxelles, estragon, oseille, persil, poivron rouge et vert, raifort.
— Les légumes *riches* en *vitamine C* : chou chinois, chou-fleur, chou vert, épinard, fenouil, gombo, moutarde, oignon blanc dit « nouveau ».
— Les légumes *moyennement riches* en *vitamine C* : asperge, brocoli, céleri, cresson, fenouil cru, fève, mâche, petit pois frais, pissenlit, tomate.
— Les légumes *pauvres* en *vitamine C* : ail, artichaut, asperge cuite, betterave, carotte, céleri cuit, courgette cuite, épi de maïs, frite, haricot germé, haricot vert, laitue, lentille, navet cuit, patate douce cuite, poireau cuit, pomme de terre, radis, pourpier, tomate en boîte.
— Les légumes *dépourvus* de *vitamine C* : aubergine, carotte en boîte ou cuite, champignon, concombre, fenouil cuit, haricot sec, maïs en boîte, oignon frit, pois chiche, pois cassé en bouillie, potiron, tofu.

Il convient de toujours relativiser les chiffres : le persil qui contient 7 mg de bêtacarotène et 200 mg de vitamine C pour 100 grammes est certainement un légume à privilégier au maximum, mais il est rare d'en consommer de telles quantités. Le cresson et l'endive qui en contiennent beaucoup moins sont finalement des sources plus importantes de ces deux vitamines.

• Les légumes contiennent de la **vitamine E**, beaucoup plus abondante dans les huiles et les oléagineux (voir chapitre Fruits)

Teneur des légumes et de certains aliments riches en vitamine E (en mg pour 100 grammes) :

Huile de germes de blé	135
Huile de tournesol	50
Amande	25
Germes de blé	22
Huile de foie de morue, noisette	20
Huile d'arachide, huile de maïs, huile de soja	17

Pop-corn nature	**10**	**Persil, pruneau**	**2,3**
Noix, noix du Brésil	**7**	**Avocat, épinard**	**2**
Fenouil	**6**	**Asperge, oseille, poivron**	**1,5**
Menthe fraîche, purée de tomate	**5**	**Brocoli, cresson, pain de seigle, poireau, tomate**	**1**
Noix de Pécan, patate douce	**4**	**Raisin**	**0,7**
Muesli, petit pois, salsifis	**3**		
Galette d'avoine, chou, pissenlit, graines de sésame	**2,5**		

Classification des légumes contenant de la vitamine E
(par ordre alphabétique) :
— Les aliments *très riches* en *vitamine E* : blé (germes de..., huile de germes...), tournesol (graines de..., huile de...).
— Les aliments *riches* en *vitamine E* : amande, arachide (huile de..., beurre de...), maïs (huile de...), noisette, soja (huile de...).
— Les aliments *assez riches* en *vitamine E* : olive (huile de...), patate douce.
— Les aliments relativement *pauvres* en *vitamine E* : asperge, avocat, céréales du petit déjeuner, haricot vert, sésame (graines de...).

• Le ***zinc*** et le ***sélénium***, à un degré moindre, sont eux aussi présents dans les légumes.
— Le ***zinc*** se trouve surtout dans : brocoli, céréales (flocons d'avoine), champignon, épinard, gingembre, haricot, lentille sèche, levure de bière, oignon, pain complet.

Teneur des légumes les plus riches en zinc
(en mg pour 100 grammes) :

Germes de blé	**7**	**Haricot blanc**	**2,5**
Graines de tournesol	**4**	**Lentille, pois cassé**	**2**
Soja	**3**		

— Le ***sélénium*** se trouve surtout dans : ail, brocoli, carotte, céréales complètes, champignon (cèpe), chou, endive, germes de blé, levure de bière, oignon, tomate. Mais, selon la nature des sols, sa teneur dans ces végétaux peut varier considérablement.

• Les légumes sont également souvent riches en **minéraux** tels le **magnésium** et le **potassium** qui sont, en association avec le calcium, reminéralisants et alcalinisants (le contraire de l'acidité). Le potassium s'oppose en outre à l'action du sodium (sel) et diminue par conséquent la tension artérielle.

Teneur des légumes les plus riches en magnésium
(en mg pour 100 grammes) :

Haricot blanc	170	Avocat, lentille, pissenlit	35
Maïs	120	Artichaut, persil	30
Pourpier	110	Betterave, petit pois	25
Oseille	90	Cresson, haricot vert, pomme de terre, salsifis	20
Épinard	60		

Teneur des légumes les plus riches en potassium
(en mg pour 100 grammes) :

Persil	800	Chou, salsifis	250
Avocat, épinard, fenouil, mâche, pomme de terre	500	Asperge, aubergine, haricot blanc et vert, laitue, navet, oignon, petit pois, potiron, tomate	200
Pourpier	450	Brocoli	180
Champignon, oseille, pissenlit	400	Poivron rouge	170
Artichaut, betterave, carotte, céleri, chou-fleur, cresson, patate douce, pomme de terre	300	Concombre	150

• Les légumes contiennent du ***fer***, malheureusement mal absorbé.

Teneur de quelques légumes en fer (en mg pour 100 grammes) :

Farine de soja	13	Pissenlit, pois chiche, pourpier	3
Haricot blanc	9	Cresson, épinard	2,5
Soja en grain	7		
Persil	5		

• Certains légumes contiennent du ***calcium***, ce qui peut être intéressant pour ceux qui n'aiment pas ou ne supportent pas les laitages :
— A titre de comparaison, souvenons-nous qu'un grand verre de lait apporte 300 mg de calcium, et qu'une ration de 400 g de légumes verts en apporte autour de 200 mg.

Teneur de quelques légumes courants en calcium
(en mg pour 100 grammes) :

Ail	450	Artichaut	45
Persil	200	Fenouil, haricot vert, laitue, mâche, oseille	40
Cresson, pissenlit	160	Navet, oignon	35
Épinard	110	Carotte	30
Brocoli, pourpier	80	Petit pois, potiron	25
Poireau	65	Asperge, endive, patate douce, poireau	20
Céleri, haricot blanc	60		
Chou, salsifis	50		

La teneur des légumes en minéraux dépend largement de nombreux facteurs : les variétés, la composition du sol, le climat, l'état de maturité... Ceci explique que les chiffres puissent être différents selon les sources et les auteurs.

• Les légumes enfin sont riches en ***fibres***, ce qui leur procure une action de prévention indiscutable au niveau du côlon :

Teneur des légumes en fibres (en g pour 100 g) :

Haricot blanc cuit, lentille	8
Persil, petit pois	6
Céleri-rave	5
Chou de Bruxelles, mâche, salsifis	4
Pomme de terre, pissenlit	3,5
Ail, avocat, chou rouge, épinard, fenouil, haricot vert, oseille, patate douce, poireau	3
Brocoli, carotte, céleri, champignon, chou-fleur, cresson, endive, poireau	2,5
Artichaut, aubergine, mâche, navet, oignon, poivron, potiron	2
Betterave, laitue	1,5

Manger plus de salades

Nous en étudierons quelques-unes, mais il paraît important d'insister d'emblée sur la nécessité de les faire figurer presque à chaque repas car elles sont à la fois hautement nutritives et minéralisantes.

▶ Choisissez-les vertes, riches en chlorophylle, plutôt que blanches ou blanchies.

▶ Soyez attentifs à la qualité (filet d'huile d'olive ou de colza) et la quantité de l'assaisonnement, surtout pour les repas pris à l'extérieur : noyer une salade sous une vinaigrette industrielle, riche en graisses de mauvaise qualité, détruit de façon rédhibitoire vos efforts-santé.

Ne laissez pas votre salade tremper dans l'eau de lavage car vous perdez rapidement tous les minéraux solubles. Vous devez la rincer sous l'eau et sécher rapidement les feuilles avec une serviette ou un torchon.

Manger plus de soupes

Presque passée aux oubliettes dans les grandes villes, ou remplacée par un sachet déshydraté, la soupe devrait figurer plus largement dans vos menus car elle est véritablement une source de vitamines, de minéraux, de fibres, particulièrement intéressante et adaptée pour les deux périodes extrêmes de la vie (enfants, personnes âgées).

Conservation des vitamines

Les légumes riches en carotène, en particulier s'ils possèdent des feuilles, ne doivent pas rester à l'air libre car l'oxydation détruit leur vitamine A. Les légumes riches en vitamine C en perdent une grande partie s'ils doivent être cuits car elle est très sensible à la chaleur. Les aliments congelés perdent régulièrement leur vitamine C : après six mois de congélation, la tomate a perdu la moitié de sa vitamine C, le concombre les trois quarts.

▶ Vous devez consommer vos légumes frais ou pendant le premier mois de leur congélation. Préférez-les crus, chaque fois que cela est possible.

Attention

Certains légumes et crudités doivent faire partie de votre alimentation car ils possèdent des vertus médicinales indiscutables, encore faut-il qu'ils soient de bonne qualité. La tendance actuelle des cultures « intensives », avec un recours trop large aux engrais et pesticides, dénature les aliments qui sont ainsi moins riches en micronutriments, avec des propriétés bien sûr diminuées d'autant. Ils sont parfois vendus encore verts, ne contenant pas suffisamment de vitamines et minéraux, ou parfois trop largement imprégnés de produits chimiques plus ou moins toxiques. Il est donc important de surveiller leur provenance, de préférer les légumes issus d'une culture biologique.

Choisir le « bio » ?

Ces produits ont le vent en poupe. Une enquête Ifop réalisée en 1998 montre que les deux tiers des Français considèrent que « manger bio, c'est préserver sa santé ». Les experts en nutrition se sont interrogés sur la valeur nutritive des aliments « bio ». Une étude publiée récemment montre qu'ils sont effectivement plus concentrés en minéraux que les légumes habituels. Un chou « biologique » contient quatre fois plus de calcium et de fer qu'un chou normal, trois fois plus de magnésium et de potassium. Une laitue « bio » contient quatre fois plus de calcium, trois fois plus de magnésium et de potassium, beaucoup plus de fer. Les légumes « bio » sont également moins « gonflés » d'eau (environ 20 %). Ils ne sont de surcroît pas traités chimiquement, c'est-à-dire non contaminés par les herbicides, les insecticides ou autres pesticides. Ils sont certes souvent beaucoup plus chers mais la qualité se paye.

▶ Vous n'avez du reste pas besoin de tout manger « bio », commencez déjà et simplement par y recourir pour les fruits dont vous souhaitez manger la peau, certains légumes fragiles ou consommés crus et les œufs.

Inconvénients des légumes

L'abus de légumes peut provoquer une irritation intestinale, entraîner des ballonnements et parfois réveiller une inflammation chez les personnes sensibles (colitiques).

▶ Nous vous conseillons dans ces cas-là de donner la préférence aux légumes cuits et d'éviter tous ceux qui contiennent des fibres trop dures.

CALENDRIER DES LÉGUMES

JANVIER :
Chou(x), échalote, endive, épinard…

FÉVRIER :
Chou(x), échalote, laitue…

MARS :
Céleri, chou(x), laitue…

AVRIL :
Artichaut, carotte, laitue, oignon blanc…

MAI :
Ail, asperge, carotte, céleri, fenouil, laitue, oignon blanc, pois, pomme de terre…

JUIN :
Ail, asperge, céleri, chou(x), fenouil, fève, haricot, haricot vert, oignon blanc, pois, pomme de terre, tomate…

JUILLET :
Aubergine, céleri, chou, échalote, haricot, laitue, pomme de terre, tomate…

AOÛT :
Ail, aubergine, céleri, champignon, chou, haricot, haricot vert, laitue, poireau, pomme de terre, tomate…

SEPTEMBRE :
Ail, carotte, céleri, champignon, chou(x), endive, épinard, fenouil, haricot, haricot vert, laitue, oignon, poireau, poivron, pomme de terre…

OCTOBRE :
Carotte, céleri, champignon, chou(x), échalote, endive, épinard, fenouil, haricot, haricot vert, laitue, poireau, pomme de terre…

NOVEMBRE :
Carotte, céleri, chou(x), échalote, endive, épinard, laitue, poireau, pomme de terre…

DÉCEMBRE :
Carotte, céleri, chou(x), échalote, endive, épinard, poireau, pomme de terre…

▶ La variété des légumes vous permet de disposer toute l'année de sources d'antioxydants naturels frais.

Les trente légumes-santé,

Pauvres en calories, riches en micronutriments

Les légumes sont globalement tous bons pour la santé, nous en avons néanmoins dégagé trente qui nous semblent posséder des qualités nutritionnelles supérieures. Nous allons étudier leurs principales caractéristiques pour vous aider à mieux les choisir en fonction de vos goûts et vos objectifs. Vous allez trouver ici, classés par ordre alphabétique : ***ail, artichaut, asperge, aubergine, avocat, betterave, brocoli, carotte, céleri, champignons, chou(x), cresson, épinard, fenouil, haricot vert, laitue, mâche, navet, oignon, oseille, patate douce, persil, petit pois, pissenlit, poireau, poivron, pomme de terre, potiron, pourpier, tomate.***

▶ Nous vous conseillons bien entendu de les consommer régulièrement, en les intégrant à une alimentation équilibrée et variée.

AIL

Originaire d'Asie centrale, cette plante aromatique est cultivée depuis des millénaires. Les Égyptiens, les Grecs, les Romains, les Gaulois en ont toujours fait une grande consommation principalement pour ses vertus tonifiantes et antiseptiques. L'ail est au fil des siècles devenu progressivement un des symboles de la cuisine provençale. Son odeur forte s'allie parfaitement avec les viandes mais son action puissante sur l'haleine lui vaut d'être parfois écarté. Ses vertus médicinales devraient pourtant inciter à l'introduire plus largement dans nos assiettes, même si sa digestibilité est relativement moyenne. Il est actuellement surtout cultivé et produit dans le Sud de la France. Il en existe trois variétés : blanc, violet et rose (qui se conserve plus longtemps).

L'ail est avec l'huile d'olive, la tomate, le vin, un des piliers du régime crétois. Il constitue avec le poireau et le gingembre, le trépied de la cuisine chinoise.

Composition pour 100 grammes

Il apporte autour de 135 calories, 25 g de sucres, 7 g de protéines (surtout des acides aminés soufrés) mais quasiment pas de graisses (0,5 g). Il est relativement peu hydraté, ne renfermant que 65 %

d'eau contre 80 à 90 % pour la plupart des autres légumes. Il contient 3 g de fibres. Il est extraordinairement riche en calcium (450 mg), en fer (40 mg) et en soufre (200 mg), beaucoup moins en magnésium (20 mg) et potassium (20 mg). Il contient également du sélénium (20 mcg), du zinc (1 mg), des vitamines B (surtout B1, B6) et C (15 mg).
L'ail est un aliment extraordinaire qui devrait être utilisé quotidiennement.

Une gousse d'ail pèse environ 3 grammes, une tête d'ail environ 30 grammes.

Propriétés

— La présence des deux oligo-éléments antioxydants, d'énormément de minéraux, de beaucoup de vitamine C, de fibres, lui vaut indiscutablement de figurer parmi les meilleurs aliments-santé.
— Il a connu son heure de gloire avant l'ère des antibiotiques pour ses actions antibactérienne et virale, en particulier sur l'intestin, les poumons et les voies urinaires, grâce à sa forte concentration en huiles essentielles très odorantes.

La coutume empirique qui consistait autrefois à porter dans un petit sac autour du cou quelques gousses d'ail pour se protéger des infections n'était finalement pas une simple croyance puisqu'elle laissait en fait pénétrer à travers la peau les huiles essentielles de la plante.

— Il est très tonique en général… et sur la sexualité en particulier.
— Il protège le cœur et les vaisseaux en diminuant la tension artérielle et le cholestérol, en fluidifiant le sang.
— Il est un des meilleurs reminéralisants qui soient.
— Il est diurétique.
— Il serait anti-allergique.

La consommation d'une gousse par jour diminue d'environ 20 % les chiffres du mauvais (L.D.L.) cholestérol, et réduit le risque de cancer digestif. En Chine, dans une région où sa consommation est de 20 grammes par jour, la fréquence des cancers de l'estomac est treize fois plus basse qu'ailleurs. Ce risque est seulement deux fois plus faible chez ceux qui n'en consomment que 4 grammes par jour.

Inconvénients

S'il éloigne peut-être les vampires… il écarte plus sûrement les bébés du sein car il parfume désagréablement le lait.

La consommation moyenne en France est estimée à 800 g par an, ce qui reste en deçà de la plupart de nos voisins. Son odeur et son manque de digestibilité en sont responsables : un grain de café, d'anis ou de cumin croqués après le repas ou un peu de persil mâché suppriment la mauvaise haleine, l'ablation du germe le rend plus digeste.

Artichaut

Ce légume originaire de Carthage et des régions méditerranéennes a été introduit en France par Catherine de Médicis. Il est à présent cultivé partout et surtout en Bretagne. Il en existe de nombreuses variétés aux couleurs, tailles et formes diverses, qui se consomment le plus souvent cuites.

Composition pour 100 grammes

Il apporte 20 calories, 9 g de sucres dont un gramme seulement est absorbé, 3 g de protéines, des traces de graisses… si l'on excepte la vinaigrette d'accompagnement. Il est constitué de 85 % d'eau, contient 2 g de fibres relativement mal tolérées (cellulose, lignine). Il est riche en phosphore (50 mg), en potassium (300 mg) et en calcium (45 mg), moins riche en magnésium (20 mg) et en fer (1 mg). Il contient surtout des vitamines du groupe B (B1, B3, B5, B6, B9), peu de bêtacarotène (90 mcg), de vitamines C (10 mg) et E (0,2 mg). L'artichaut est un aliment moyennement calorique, puisqu'une portion moyenne (environ 200 grammes) apporte 80 calories sous un gros volume, ce qui lui confère un fort pouvoir rassasiant. Il contient pas mal de sucres, mais une bonne partie est sous forme d'inuline que l'organisme a du mal à absorber, ce qui réduit d'autant les apports caloriques.

Propriétés

— La présence, en faibles quantités, de nos trois vitamines antioxydantes, de minéraux, de fibres, lui vaut de figurer parmi les légumes-santé.
— Il est énergétique et très reminéralisant.
— Il est légèrement diurétique.
— Il est dépuratif, draine le foie, stimule la vésicule biliaire.

> *L'eau de cuisson est très riche en minéraux… mais elle concentre également divers polluants chimiques (pesticides, insecticides, engrais…).*

Inconvénient

Il est souvent mal toléré par les intestins car il contient des fibres dures et l'inuline qui sont mal supportées et produisent des gaz. A noter qu'il est plus facile à digérer lorsqu'il est consommé cru.
Cet excellent légume, dont est mangée seulement la partie charnue de la fleur, demande une bonne et longue cuisson, qui malheureusement détruit le peu de vitamine C qu'il contient.

Attention

Il s'oxyde très vite, une fois cuit.
▶ Vous ne devez pas le conserver plus de 24 heures, même au froid, car il risque d'entraîner des troubles digestifs.

ASPERGE

Originaire du Sud de l'Europe, cette plante potagère est déjà connue des Égyptiens, des Romains, des Grecs qui la cultivent. Après une longue traversée du désert de plusieurs siècles, elle retrouve son auréole sous Louis XIV. Elle reste d'ailleurs jusqu'au siècle dernier un mets de luxe pour les gens riches. Elle s'est bien entendu démocratisée depuis, tout en gardant une certaine image de raffinement et de fête. Elle est cueillie et consommée à l'état de jeune pousse au printemps, ou conservée en boîte où elle perd en finesse ce qu'elle gagne en tendresse. Il en existe trois variétés : la blanche (la plus tendre), la violette (la plus fine), la verte (la plus courante).

Composition pour 100 grammes

Elle apporte 20 calories, 2,5 g de protéines, 1,5 g de sucres, et quasiment pas de graisses. Elle est constituée de beaucoup d'eau (plus de 90 %), contient un peu plus d'un gramme de fibres. Elle est assez riche en potassium (250 mg) et en phosphore (60 mg), moins riche en calcium (20 mg), peu riche en fer (0,7 mg) et en magnésium (10 mg). Elle apporte un peu de bêtacarotène (350 mcg), plus de vitamines du groupe B, de la vitamine C (30 mg) et E (1,5 mg). L'asperge est un légume très peu calorique, pauvre en sucres, très bien supporté.

La variété verte est plus riche en vitamines B, la variété à pointes violettes contient surtout le duo bêtacarotène-vitamine C.

Propriétés

— La présence de nos trois vitamines antioxydantes, surtout la E, lui vaut de figurer parmi les légumes-santé.
— Elle est très reminéralisante et diurétique.
— Elle est dépurative, draine le foie, l'intestin, la peau, le rein.
— Elle est légèrement laxative.

Attention

— Elle ne doit pas être utilisée dans les cas de cystites à répétition car elle irrite la vessie.
— Elle est déconseillée chez les goutteux en raison de sa richesse en acide urique (50 mg pour 100 g) et en minéraux.

AUBERGINE

Originaire de l'Inde, ce légume-fruit en forme de poire, de couleur violet foncé, gagne d'abord l'Afrique du Nord avant d'être introduit en Europe par les Arabes au Moyen Age. Très amère initialement, réputée détenir des pouvoirs maléfiques, l'aubergine sert d'abord de plante ornementale avant de s'adoucir et de gagner alors les assiettes. Elle entre aussi bien dans la ratatouille que dans le « caviar » ou la moussaka grecs. Elle est chez nous presque exclusivement produite dans le Sud de la France. Elle est disponible tout l'été.

L'aubergine cuite, écrasée, salée, associée à de l'huile d'olive et des oignons, permet de réaliser le caviar d'aubergine qui peut donc figurer parmi les aliments-santé.

Composition pour 100 grammes

Elle apporte 20 calories, 3 g de sucres, un gramme de protéines, quasiment pas de graisses. Elle est constituée de 90 % d'eau, contient 2 g de fibres bien supportées (pectine). Elle est assez riche en potassium (200 mg), pauvre en magnésium (10 mg), en calcium (10 mg) et en fer (0,3 mg). Elle apporte peu de bêtacarotène (40 mcg), des vitamines du groupe B (B9 surtout), très peu de vitamine C (2 mg) et quasiment pas de E.
L'aubergine est un des légumes les moins caloriques qui soient, au même titre que le haricot vert, mais elle possède grâce à ses fibres un pouvoir rassasiant supérieur.

Propriétés

— La présence de très faibles quantités de deux de nos trois vitamines antioxydantes, mais surtout de fibres bien tolérées lui valent de figurer parmi les légumes-santé.
— Elle est légèrement diurétique grâce à sa richesse en eau.
— Elle est reminéralisante.
— Elle est légèrement laxative grâce à ses fibres de pectine.
— Elle retarde l'absorption des sucres ce qui est intéressant chez le diabétique, capture le cholestérol ce qui en fait un allié-santé du patient à risque cardio-vasculaire.

Attention

— Sa chair molle absorbe à la cuisson de grandes quantités d'huile, ce dont vous devez vous méfier : faites-la cuire au four, entière, dans sa peau, ou bien laissez-la dégorger dans le sel avant de la poêler.
— L'aubergine est très sensible aux changements de température, ne se conserve pas très bien ni très longtemps.

AVOCAT

Il est souvent classé parmi les légumes bien que ce soit en réalité le fruit de l'avocatier, arbre originaire du Mexique. Il pousse actuellement dans de nombreux pays chauds ; la Californie est le premier producteur mondial, Israël le second. Riche en huile, Il fait également partie des oléagineux au même titre que l'amande ou le soja. Il est donc difficile à classer et s'apparente à un aliment complet. Il devrait être consommé comme plat principal alors qu'il sert le plus souvent d'entrée. Il est présent sur les marchés toute l'année.

Composition pour 100 grammes

Il apporte 140 calories, 14 g de graisses surtout mono et poly-insaturées (à 80 %), 2 g de protéines, un gramme de sucres. Il est constitué de 65 % d'eau, contient 3 g de fibres bien tolérées. Il est riche en potassium (500 mg) et en magnésium (35 mg), moins riche en fer (1 mg) et en calcium (15 mg). Il apporte un peu de bêtacarotène (200 mcg), les vitamines B (B2, B6 et B9), peu de vitamine C (10 mg), beaucoup de vitamine E (2 mg). Il contient du glutathion, puissant antioxydant nous l'avons vu, ce qui ajoute encore à sa valeur nutritive.
L'avocat est un légume-fruit très calorique, riche en graisses de bonne qualité, mais très digeste. Il est toutefois à utiliser avec modération puisqu'il peut facilement apporter 400 calories… sans compter la vinaigrette.

Propriétés

— Il est très antioxydant grâce à la présence du glutathion, des vitamines A, C et surtout E. La présence en outre de minéraux et de beaucoup de fibres en font un bon légume-santé.
— Il permet, puisqu'il contient surtout des graisses insaturées, de lutter contre les problèmes de cholestérol (en augmentant le H.D.L.) et de protéger le système cardio-vasculaire.

Des études concluantes ont montré que des quantités comprises entre 130 à 300 grammes par jour diminuent le cholestérol total et le L.D.L. (le mauvais), augmentent le H.D.L. (le bon). Ceci est d'autant plus intéressant que les aliments riches en acides gras mono-insaturés (voir chapitre 2) sont finalement assez rares.

Des études réalisées en Israël ont montré de façon paradoxale qu'une alimentation grasse comportant des avocats, des amandes et de l'huile d'olive diminuait en quelques semaines les chiffres du mauvais cholestérol.

— Il aide les personnes angoissées, fatiguées ou surmenées : c'est un des aliments privilégiés du stress.
— Il est anti-infectieux, en particulier urinaire.
— Il est très reminéralisant, ce qui en fait finalement un légume à consommer de temps à autre.

Attention

▶ En raison de sa richesse en calories, nous vous déconseillons de recourir à une vinaigrette ou à de la mayonnaise en guise d'assaisonnement, un filet de citron suffit.

Betterave

Légume-racine originaire du pourtour méditerranéen. Elle est la plupart du temps vendue précuite car sa cuisson nécessite plusieurs heures. Elle est le plus souvent consommée en hors-d'œuvre. Elle est présente sur nos marchés toute l'année.

Composition pour 100 grammes

Elle apporte 40 calories, 7,5 g de sucres, 1,5 g de protéines, quasiment pas de graisses. Elle est constituée de près de 90 % d'eau, contient 1,5 g de fibres bien tolérées. Elle est riche en potassium (300 mg) et en acide oxalique (300 mg), moins riche en calcium (15 mg), en magnésium (25 mg) et en phosphore (25 mg), pauvre en fer (0,7 mg). Elle contient également les vitamines du groupe B (B9 surtout), des traces de bêtacarotène (20 mcg) et de vitamine C (5 mg), quasiment pas de E.
La betterave est un légume moins calorique qu'on le dit, mais elle contient, c'est vrai, beaucoup de sucres.

Propriétés

— La présence, en très faibles quantités, de nos trois vitamines antioxydantes, de minéraux et de fibres lui valent de figurer dans le peloton de queue des légumes-santé.

— Elle est neuro-sédative.
— Elle est très nutritive et énergétique grâce à sa richesse en sucres.
— Elle est très reminéralisante.
— Elle est doucement laxative.
— Elle est intéressante dans certains cas d'anémies grâce à sa vitamine B9.

Attention

— L'acide oxalique qu'elle contient en grandes quantités la contre-indique dans certains cas de calculs rénaux.
— Elle contient un colorant naturel rouge qui peut donner l'impression, après son absorption, qu'il existe du sang dans les urines ou les selles.

Brocoli

Variété de chou-fleur originaire d'Italie qui fait par conséquent partie des légumes-fleurs et plus particulièrement des crucifères, ce qui en situe immédiatement les grandes vertus nutritionnelles.

Composition pour 100 grammes

Il apporte 20 calories, 3 g de protéines, 1,5 g de sucres, et très peu de graisses (0,4 g). Il contient énormément d'eau (90 %), 2,5 g de fibres. Il est riche en soufre (80 mg), en calcium (80 mg), moyennement riche en potassium (180 mg) et en fer (1 mg). Il apporte un peu de bêtacarotène (450 mcg), beaucoup de vitamine C (60 mg) et E (1 mg), et des vitamines B (B3, B6 et surtout B9). Le brocoli est un légume à la fois très peu calorique et peu sucré, bénéfique pour la santé, qui devrait être consommé beaucoup plus souvent qu'il ne l'est actuellement.

Propriétés

— La présence de nos trois vitamines antioxydantes, de vitamines B, de fibres et de minéraux en font un remarquable légume-santé.
— Sa richesse en calcium doit le faire proposer très largement aux enfants, aux personnes âgées (à condition qu'elles n'aient pas d'excès d'acide urique) et en prévention de l'ostéoporose.
— Il possède des vertus digestives et laxatives.
— Il est un très bon dépuratif.
— Il est tonique et reminéralisant.

Attention

Sa richesse en acide urique (50 mg pour 100 g) le contre-indique chez les goutteux et les patients qui ont des antécédents de calcul rénaux à base d'urates.

CAROTTE

Légume-racine très populaire en France surtout depuis la fin du siècle dernier où elle acquiert grâce à des repiquages sa belle couleur orangée, elle est un des légumes les plus consommés dans le monde. Elle doit une partie de sa renommée d'abord à Bugs Bunny puis aux travaux scientifiques les plus récents qui ont confirmé son importance **considérable** pour la santé. Elle est présente sur nos marchés toute l'année.

La carotte est avec le foie animal, l'aliment le plus riche en bêtacarotène.

Composition pour 100 grammes

Crue, elle apporte autour de 30 calories, 7 g de sucres à index glycémique élevé, moins d'un gramme de protéines et très peu de graisses. Elle est constituée de 85 % d'eau, contient près de 2,5 g de fibres. Elle est riche en potassium (300 mg), assez riche en calcium (30 mg), pauvre en magnésium (10 mg) et en fer (0,3 mg). Elle apporte énormément de bêtacarotène (8 mg), des vitamines B (surtout B9), peu de vitamine C (7 mg) et E (0,5 mg).
La carotte est un aliment relativement peu énergétique mais très sucré à la fois au goût et en quantité. Elle gagnerait à être utilisée encore plus fréquemment qu'elle ne l'est actuellement.

Il est possible de diminuer son index glycémique en la consommant au milieu d'un repas avec d'autres sucres lents.

Propriétés

— La présence d'une énorme quantité de bêtacarotène lui vaut ses propriétés antioxydantes, la présence de fibres, de minéraux, d'une quantité modeste des vitamines C et E la font entrer parmi les légumes-santé les plus importants.

— Elle piège le cholestérol grâce à la pectine.
— Elle est énergétique, très reminéralisante.
— Elle est intéressante dans certaines anémies grâce à sa richesse en vitamine B9 (acide folique).
— Elle est efficace aussi bien contre les diarrhées de l'enfant que la constipation de l'adulte. Elle est indiquée dans la plupart des cas d'inflammation du côlon.
— Elle aide également à éliminer l'acide urique, ce qui est utile chez les goutteux.
— Elle améliore en outre la vision nocturne grâce à l'action de la vitamine A.
— Appliquée en masques de beauté, elle redonne fraîcheur et éclat au visage.

La consommation quotidienne de 100 grammes de carottes couvre les besoins quotidiens en vitamine A et diminue de moitié le risque de cancer.

Petits trucs

— Choisissez-la lisse, d'un bel orange vif, avec de belles feuilles vertes, sans tâches foncées et sans germinations à leur surface.
— Elle n'a pas besoin d'être épluchée, simplement brossée énergiquement sous l'eau courante car les vitamines sont concentrées dans la peau.
— Aspergez-la d'un filet de citron pour lui conserver plus longtemps sa belle couleur.
— Un jus de carotte pris au moment d'un repas est un véritable concentré de santé.
— L'absorption de la vitamine A se fait en présence de graisses d'où la nécessité d'assaisonner votre carotte avec un peu d'huile (d'olive naturellement) pour optimiser sa fixation.

Conservation

La carotte, comme les autres légumes-racines (betterave, navet, oignon, pomme de terre...) peut se conserver assez longtemps... mais dans un endroit choisi sombre et frais.

CÉLERI

Plante potagère dont on consomme depuis le XVIe siècle tantôt la racine lorsqu'il est rave, tantôt les feuilles lorsqu'il est en branches. Le premier est un légume de l'automne, le second est présent toute l'année. Les graines broyées et mélangées au sel servent à préparer le « sel de céleri ».

Composition pour 100 grammes

Le céleri-rave cru apporte 20 calories, près de 3 g de sucres. Le céleri en branches cru est beaucoup moins riche puisqu'il n'apporte que 10 calories et 1,5 g de sucres. Il est constitué de 95 % d'eau, contient 2,5 grammes de fibres pas toujours parfaitement tolérées. Il est riche en potassium (300 mg), en calcium (60 mg) et en phosphore (60 mg), moins riche en fer (0,7 mg) et en magnésium (10 mg). Il contient également des acides aminés (acide glutamique, tyrosine). Il apporte la triple association bêtacarotène (60 mcg), vitamines C (8 mg) et E (0,2 mg).
Le céleri est un légume peu calorique, croquant, désaltérant.

Le céleri-rave sert à préparer la rémoulade (assez calorique) et la purée. Le céleri en branches est utilisé en accompagnement.

Propriétés

— La présence de nos trois vitamines antioxydantes en faibles quantités, de minéraux en plus grandes quantités lui valent de figurer parmi les légumes-santé.
— Il est désaltérant et diurétique.
— Il est apéritif et digestif.
— Il est défatigant et reminéralisant.
— Il draine la peau et les poumons, aide à éliminer l'acide urique.
— Il est légèrement laxatif.

Le jus de céleri en branches a longtemps été l'un des « médicaments » de la crise de rhumatismes : un demi-verre par jour pendant 15 jours.

Attention

Sa richesse en acide oxalique le contre-indique chez les personnes qui souffrent de ce type de calculs rénaux.

CHAMPIGNON

Connu depuis l'Antiquité, introduit en France par les Italiens sous Louis XIV, produit et consommé massivement depuis le XVIIIe siècle, cet aliment à part n'est pas un végétal puisqu'il ne contient pas de chlorophylle, n'a pas de racines, pas de tige, pas de feuilles. Il entre néanmoins dans la catégorie des légumes. Les espèces connues sont si nombreuses, plusieurs dizaines de milliers, qu'il est difficile de rester global. Le champignon « de Paris », cultivé depuis deux siècles dans les carrières souterraines, est la variété la plus consommée. La truffe est l'espèce la plus recherchée, et bien sûr la plus chère.

Composition pour 100 grammes

Il apporte autour de 20 calories, 2 g de protéines en moyenne mais parfois beaucoup plus, peu de graisses (0,5 g) et de sucres (0,5 g). Il est très riche en eau (près de 90 %), contient 2,5 g de fibres (cellulose). Il est très riche en potassium (400 mg) et en phosphore (100 mg), pauvre en calcium (7 mg), en fer (1 mg), en magnésium (10 mg). Il apporte principalement des vitamines B (B2, B5, B9 surtout), mais quasiment pas les vitamines A et C, très peu de vitamine E (0,1 mg), de sélénium et de zinc.
Le champignon est peu calorique, tout en étant un des légumes les plus riches en protéines.

Propriétés

— La présence, certes en très faibles quantités, de vitamine E, de sélénium, de zinc, lui valent de figurer parmi les légumes-santé.
— Il est nutritif et reminéralisant puisqu'il a longtemps été considéré comme une « viande végétale ».

Il faudrait environ une livre de champignons pour apporter l'équivalent d'un steak de 100 grammes.

Attention

Il est un des aliments les plus touchés par la pollution chimique qu'il concentre.
▶ Nous ne pouvons donc que conseiller de le consommer avec une relative modération.

Chou(x)

Originaire d'Asie mineure, cultivé partout depuis l'Antiquité, ce légume d'hiver de la campagne, au goût prononcé, est à la base d'une célèbre soupe et de la potée. Les travaux les plus récents ont confirmé les vertus légendaires de ce merveilleux aliment, utilisé d'ailleurs médicalement contre des affections très diverses depuis fort longtemps. Il faisait partie des cargaisons des navires car il était connu des bons capitaines pour protéger les équipages. Les variétés sont si nombreuses qu'il convient de parler non pas du chou mais des choux : blanc, rouge, vert, de Chine, de Bruxelles, fleur, rave… Ils sont présents sur les marchés toute l'année. Les crucifères, dont font partie le brocoli, le chou, le cresson, le rutabaga, gagneraient à être consommés plus largement, tellement ils sont riches en antioxydants et en minéraux.

Composition pour 100 grammes

Il apporte entre 20 (pour la plupart d'entre eux) et 50 calories (Bruxelles), 3 grammes (pour la plupart d'entre eux) à 6 grammes de sucres (Bruxelles), 1 à 5 g de protéines, très peu de graisses. Il est constitué de 80 % d'eau, contient autour de 3 g de fibres. Il est riche en calcium (50 mg), en potassium (250 mg), en soufre (100 mg), plus pauvre en magnésium (10 mg) et en fer (0,5 mg). Il apporte du bêtacarotène (de 300 mg à 3 mg), les vitamines B (B9 surtout), les vitamines C (entre 50 à 80 mg) et E (0,2 mg). Il contient également de l'acide linolénique (voir chapitre 2) dont vous connaissez à présent l'intérêt pour la santé.
Le chou est globalement un légume peu calorique, à l'exception de la variété « de Bruxelles » qui est plus riche et sucrée.

Une portion de 200 grammes de chou-fleur couvre les besoins quotidiens en vitamine C. Mais la cuisson fait perdre les trois-quarts de la vitamine C et le quart restant est souvent jeté avec l'eau de cuisson. La meilleure façon de profiter des propriétés du chou est de le manger cru, assaisonné d'un filet d'huile d'olive, d'un jus de citron, d'ail et de persil.

Propriétés

— La présence de nos trois vitamines antioxydantes, de nombreux minéraux, de fibres en font un légume-santé essentiel.
— Il est énergétique, revitalisant, rééquilibrant, très reminéralisant.
— Il est diurétique.
— Il est légèrement laxatif.
— Il est très actif contre les douleurs d'estomac et les inflammations du tube digestif.
— Il est intéressant pour prévenir l'ostéoporose ou traiter les décalcifications.
— Il est utile dans les anémies par carence en fer.
— Il draine la peau et le poumon grâce à sa richesse en soufre.
— Il est un excellent antirhumatismal : la feuille de chou en cataplasme a longtemps constitué le traitement des grosses crises douloureuses.

Le jus de chou vert est un breuvage-santé facile à préparer et efficace contre les problèmes infectieux et les troubles digestifs, même s'il n'est pas très agréable au goût. Vous le choisirez de culture biologique pour éviter la concentration de substances chimique polluantes.

Petits inconvénients, petit truc

La présence de soufre et de fibres le rend difficile à digérer pour les personnes aux intestins fragiles. Il est alors conseillé, pour améliorer la tolérance, d'enlever les feuilles externes plus dures et le trognon fibreux, puis de faire cuire le cœur à casserole ouverte pour éliminer le soufre volatile. La digestion difficile de certains légumes (chou, chou-fleur, oignon, ail, poireau…) est souvent améliorée par la cuisson à la vapeur douce.

La choucroute est une préparation de chou blanc coupé en lanières et de gros sel, laissés ensemble à fermenter dans un tonneau pendant six semaines, ce qui a pour effet de concentrer les acides aminés, les vitamines du groupe B et les lactobactéries indispensables à l'équilibre de la flore intestinale. Sa mauvaise réputation tient surtout à la garniture de charcuterie et à la graisse utilisée pour la cuisson. Elle est en fait très digestible. Vous pouvez l'acheter crue et la faire cuire avec des huiles de qualité, elle peut alors devenir un véritable aliment-santé.

Cresson

Il fait partie des crucifères pour situer d'emblée son importance pour la santé. Cette salade est malheureusement consommée trop rarement, probablement en raison de l'amalgame qui est fait avec sa forme sauvage. Cette dernière peut en effet entraîner une maladie sérieuse, la « douve du foie », dont n'est jamais responsable le cresson de culture.

Composition pour 100 grammes

Il apporte 15 calories, 2 grammes de protéines, très peu de sucres et de graisses. Il est constitué de 90 % d'eau, contient 2,5 g de fibres bien tolérées. Il est extrêmement riche en calcium (160 mg), très riche en potassium (300 mg), assez riche en magnésium (20 mg), en fer (1,5 mg) et en zinc. Il apporte beaucoup de bêtacarotène (600 mcg), de vitamine B9, de vitamine C (60 mg) et un peu de vitamine E (1 mg).
Le cresson est un légume-feuille peu calorique, extrêmement riche en minéraux essentiels.

La soupe de cresson conserve beaucoup des qualités nutritionnelles de la salade crue, en particulier la richesse en minéraux.

Propriétés

— La présence, en quantités appréciables, de nos trois vitamines antioxydantes, de nombreux minéraux, de beaucoup de fibres lui valent de figurer dans le peloton de tête des aliments-santé.
— Il est à la fois tonique, stimulant, détoxifiant, reminéralisant, anti-anémique.

— Il est indispensable pour prévenir ou lutter contre la décalcification (ostéoporose).
— Il est diurétique et dépuratif.
— Il stimule les réactions de défense, facilite la toux lors des épisodes bronchitiques.
— Il draine le foie, l'intestin, la peau, le poumon…

Attention

— Vous devez l'acheter frais et bien vert, l'éviter s'il paraît flétri ou s'il est jauni. Vous le rincez rapidement à l'eau courante sans le laisser tremper.
— Il peut, à fortes doses, être irritant pour la vessie.

ÉPINARD

Originaire de Perse, ce légume introduit en Europe par les Arabes au Moyen Age a été popularisé par les aventures de Popeye le marin. Même s'il contient moins de fer que cette bande dessinée ne le laissait entendre, il n'en constitue pas moins un des légumes-santé les plus importants.

Composition pour 100 grammes

Il apporte 20 calories, près de 3 g de protéines, un gramme de sucres, et quasiment pas de graisses. Il est constitué d'énormément d'eau (autour de 90 %), contient 3 g de fibres bien tolérées. Il est riche en potassium (500 mg), en magnésium (60 mg), en calcium (110 mg), moins riche en fer (2,5 mg) malheureusement très mal absorbé. Il contient du sélénium (180 mcg) et du zinc (0,5 mg). Il apporte beaucoup de bêtacarotène (4 mg) et des caroténoïdes (lutéine), de vitamine B9, de vitamines C (40 mg) et E (2 mg). Il contient également de l'acide linolénique, dont l'intérêt pour la santé est à présent bien établi.
L'épinard est un des meilleurs rapports « qualité-poids » puisqu'il apporte beaucoup de minéraux, de fibres, énormément de vitamines, sous très peu de calories.

Il faudrait, compte tenu de sa mauvaise absorption, environ 2 kilos d'épinard pour apporter la quantité de fer contenue dans 100 grammes de steak de bœuf.

Propriétés

— Il contient nos trois vitamines, surtout le bêtacarotène, et nos deux oligo-éléments antioxydants, c'est dire son importance pour la santé.
— Il est très tonique et reminéralisant.
— Il est très légèrement diurétique.
— Il est doucement laxatif et « nettoie » le tube digestif.
— Il est intéressant en complément dans certaines anémies.

Inconvénients

— Sa richesse en acide oxalique (500 mg pour 100 g) et en acide urique (70 mg pour 100 g) le contre-indique chez les patients atteints de goutte ou de certains calculs rénaux.
— Sa concentration élevée en nitrates impose des mesures de préparation et de conservation tout à fait strictes : ▶ vous devez l'acheter aussi frais que possible, le laver rapidement sans le faire tremper longuement, le préparer rapidement, bien l'égoutter, le consommer immédiatement sans JAMAIS le conserver cuit pour le lendemain.

Attention

Pour les mêmes raisons, n'achetez jamais d'épinard précuit chez votre charcutier-traiteur.
▶ Consommez-le d'ailleurs de préférence cru, en salade.

FENOUIL

Originaire des régions méditerranéennes, déjà très apprécié chez les Grecs et les Romains, ce légume-feuille au goût anisé gagnerait à être plus largement utilisé dans nos cuisines : c'est en effet le plus riche en vitamine E. Le bulbe constitue la partie comestible, il est préparé cuit ou en salade. Les feuilles et les graines pour leurs qualités aromatiques servent à accompagner certains plats de poisson (loup).

Composition pour 100 grammes

Il apporte 20 calories, 2 g de sucres, un gramme de protéines, peu de graisses (0,3 g), mais poly-insaturées donc bénéfiques. Il est constitué de près de 90 % d'eau, contient plus de 3 g de fibres bien tolérées (cellulose, pectine). Il est très riche en potassium (500 mg), riche en calcium (40 mg), pauvre en magnésium (10 mg) et en fer (0,5 mg). Il apporte peu de vitamine C (10 mg), plus de bêtacarotène (200 mcg), beaucoup de vitamines B9 et surtout E (6 mg). Le fenouil est un légume peu calorique, peu sucré, pas gras et très riche en fibres et en minéraux. Il possède en outre un fort pouvoir rassasiant.

100 grammes de fenouil fournissent la quasi-totalité des apports quotidiens recommandés en vitamine A et la moitié des apports en vitamine E.

Propriétés

— Il contient nos trois vitamines antioxydantes, surtout la vitamine E, des fibres, des minéraux, qui lui valent de figurer en bonne place parmi les légumes-santé.
— Il stimule la digestion, bloque les fermentations, évitant ainsi gaz et ballonnements.
— Il est antifatigue et très reminéralisant.
— Il est rafraîchissant et légèrement diurétique.
— Il est doucement laxatif.
— Il est intéressant en complément dans certaines anémies.

Quelques feuilles de fenouil finement hachées, incorporées à des plats « lourds » en facilitent la digestion.

Deux conseils

Consommez-le de préférence cru ou sinon « al dente » pour lui conserver son peu de vitamine C.
Retirez les feuilles extérieures plus riches en fibres dures, si vous éprouvez des « difficultés » digestives.

Haricot vert

Originaire d'Amérique du Sud, cultivé par les Aztèques et les Mayas, le haricot est ramené en Europe par les Conquistadores qui ne mangent toutefois que ses grains frais ou séchés. Ce sont les Italiens qui au XVIIIe siècle ont les premiers l'idée de consommer la gousse encore immature avant la formation des graines : la vogue du haricot vert est lancée. Le haricot recueilli très jeune est dit « fin » ou « extra fin ». Le « mange-tout » cueilli plus tard est plus riche en fibres mais moins délicat au goût.

Composition pour 100 grammes

Cuit, il apporte 25 calories, 4 g de sucres, 2 g de protéines, quasiment pas de graisses. Il est constitué de 90 % d'eau, contient 3 g de fibres parfaitement tolérées (cellulose, pectine). Il est assez riche en calcium (40 mg), en magnésium (20 mg), en potassium (200 mg), moyennement riche en fer. Il contient du sélénium et du zinc. Il apporte une quantité appréciable de bêtacarotène (350 mcg) et de vitamines B (surtout B9), peu de vitamines C (15 mg) et E (0,2 mg). Le haricot vert est à la fois un légume-minceur et un légume-santé : très peu calorique, assez riche en fibres de bonne qualité (pectine) et en vitamines et minéraux antioxydants.

200 grammes de haricot vert fournissent la moitié des apports quotidiens de bêtacarotène recommandés par les scientifiques.

Propriétés

— La présence des trois vitamines et des deux oligo-éléments antioxydants, de fibres, de nombreux minéraux en font un des principaux légumes-santé.
— Il piège le cholestérol grâce à la pectine.
— Il est reconstituant, anti-infectieux et très reminéralisant.
— Il a un fort pouvoir rassasiant.
— Il est dépuratif et légèrement diurétique.
— Il est intéressant pour prévenir et traiter les décalcifications (ostéoporose).

Une précaution

Insistons simplement sur la nécessité de le faire cuire « al dente » pour ne pas détruire la précieuse vitamine C, très sensible à la chaleur.

Laitue

Salade la plus consommée dans le monde, elle fait partie des légumes-feuilles. Il en existe des dizaines de variétés : citons la batavia aux feuilles allongées et croquantes, la romaine aux feuilles étroites, populaires en France.

Composition pour 100 grammes

Elle apporte 10 calories, un gramme de sucres, un gramme de protéines, quasiment pas de graisses. Elle est constituée de 95 % d'eau, contient 1,5 g de fibres de cellulose. Elle est relativement riche en potassium (200 mg) et en calcium (40 mg), pauvre en magnésium (10 mg) et en fer (0,3 mg). Elle apporte beaucoup de bêtacarotène (350 mcg) et de vitamine B9, peu de vitamines C (10 mg) et E (0,5 mg).

La laitue est très peu calorique… ce qui est malheureusement souvent gâché par une vinaigrette d'accompagnement qui peut facilement apporter plus de 150 calories d'huile. Elle est un des piliers du régime crétois.

Propriétés

— La présence de deux de nos trois vitamines antioxydantes, surtout le bêtacarotène, de beaucoup de vitamine B9, de minéraux, de fibres lui valent de figurer parmi les bons légumes-santé.

— Elle était autrefois servie à tous les dîners dans les couvents car elle « endort les sens ». Elle est effectivement sédative et favorise le sommeil.

— Elle est rafraîchissante, désaltérante et diurétique.

— Elle est reminéralisante.

— Elle est très digestive, raison pour laquelle elle est souvent servie en entrée.

Mâche

Apparue en France à la Renaissance, cultivée dans les jardins potagers depuis le XVIIe siècle. Elle prend son essor à la fin du siècle dernier grâce aux maraîchers nantais. Elle apprécie la qualité des sols et le climat tempéré de cette région. Salade douce dont témoigne son nom de « doucette ». Il en existe deux variétés : une forme à feuilles très vertes et allongées, une autre à feuilles plus petites, plus épaisses, plus croquantes. Elle s'associe facilement à d'autres aliments dont elle rehausse le goût : agrumes, foie gras, fromages, fruits secs, légumes, magret de canard, œufs, poisson... Relativement méconnue, elle doit impérativement figurer beaucoup plus souvent dans votre alimentation.

Composition pour 100 grammes

Elle apporte 20 calories, 2 g de sucres, 2 g de protéines, peu de graisses. Elle est constituée de 90 % d'eau, contient près de 2 g de fibres bien tolérées. Elle est riche en potassium (500 mg), en calcium (40 mg) et en fer (2 mg), pauvre en magnésium (15 mg). Elle apporte beaucoup de bêtacarotène (4 mg), de vitamines B (surtout B6 et B9) et de vitamine C (40 mg), très peu de vitamine E.

La salade la plus riche en vitamine C est le cresson (60 mg pour 100 g), la moins riche est la laitue (10 mg). La mâche se situe avec ses 40 mg parmi les plus concentrées.

Propriétés

— La présence de beaucoup de bêtacarotène, de vitamines B et C, de minéraux, de fibres justifient pleinement sa place parmi les légumes-santé.
— Elle est rafraîchissante et diurétique.
— Elle est neuro-sédative.
— Elle est dépurative et revitalisante.
— Elle est intéressante en complément pour traiter certaines anémies.

100 grammes de mâche couvrent les besoins journaliers en vitamine B9 (acide folique), ce qui est considérable. Elle est avec le foie, le jaune d'œuf, le brocoli, le haricot blanc, la noix... un des aliments les plus riches en folates, essentiels pour lutter contre l'anémie.

NAVET

Plante potagère de la famille des crucifères, dont est surtout consommée la racine blanche et mauve, le navet est présent sur nos marchés toute l'année, même si celui du printemps est plus tendre, moins fibreux et par conséquent plus digeste.

Composition pour 100 grammes

Cuit, il apporte 15 calories, 3 g de sucres, un gramme de protéines, quasiment pas de graisses. Il est constitué de 90 % d'eau, contient 2 g de fibres. Il est moyennement riche en potassium (200 mg) et en calcium (35 mg), pauvre en fer (0,3 mg) et en magnésium (10 mg). Il est quasiment dépourvu de bêtacarotène et de vitamine E, pauvre en vitamine C (10 mg).
Le navet est un aliment peu calorique, facile à incorporer à l'alimentation, encore qu'il soit relativement difficile à digérer en raison de sa teneur élevée en soufre.

Propriétés

— La présence de très peu de vitamine C, de fibres et de minéraux lui permet de figurer, mais dans le peloton de queue, parmi les légumes-santé.
— Il est légèrement diurétique.
— Il est doucement laxatif.
— Il est intéressant, en complément, dans les cas de décalcification (ostéoporose).

Le navet doit de préférence être consommé cru pour préserver son peu de vitamine C. La kémia d'Afrique du Nord et du Moyen-Orient qui le sert, mariné dans du citron, est un mode de préparation idéal.

OIGNON

Originaire d'Asie, il a chez les Grecs, les Romains, les Égyptiens, les Gaulois... joué un rôle important avec l'ail. Il est tout au long de l'histoire l'aliment par excellence, le symbole de santé, de longévité voire d'éternité. Son odeur ne commence à gêner qu'à la Renaissance, époque où il est abandonné aux paysans. Plante potagère, légume-racine, légume-condiment, dont est consommé le bulbe, l'oignon fait partie de la famille de la ciboulette, de l'échalote et même du poireau. Apprécié pour ses propriétés culinaires et médicinales, il est un des éléments de base de la cuisine méditerranéenne. Les travaux récents ont remis l'accent sur son intérêt médicinal mais son effet sur l'haleine et sa digestibilité moyenne continuent à rebuter certains. L'oignon blanc du printemps, vendu en bottes, est cultivé dans le sud de la France. L'oignon sec, jaune, vendu au kilo toute l'année, qui nécessite moins de soleil, est cultivé dans le centre et le nord de la France. L'oignon rouge, plus doux, vient du sud de l'Europe (Espagne, Italie).

Croquer un grain de café, mâcher un peu de persil ou une feuille de menthe sont de petits moyens souvent recommandés pour purifier l'haleine que parfume à sa façon ce merveilleux aliment-santé.

Composition pour 100 grammes

Cru, il apporte 30 calories, 7 g de sucres de bonne qualité, un gramme de protéines et quasiment pas de graisses. Il est constitué de près de 90 % d'eau, contient 2 g de fibres. Il est moyennement riche en potassium (200 mg), en calcium (35 mg), pauvre en magnésium (10 mg) et en fer (0,3 mg). Il contient du sélénium (3 mcg) et du soufre (50 mg). Il apporte très peu de bêtacarotène, de vitamines C (sauf l'oignon blanc) et E. Les oignons jaune et rouge contiennent de la quercétine, puissant antioxydant dont est dépourvu l'oignon blanc. L'oignon est un légume peu calorique composé essentiellement de sucres (surtout du fructose) non entièrement assimilables.

C'est le soufre qui lui donne son odeur et fait pleurer lorsqu'on l'épluche.

Propriétés

— La présence, certes en très faibles quantités, de nos trois vitamines antioxydantes, mais également de quercétine, de sélénium, de fibres lui permet de figurer parmi les très bons légumes-santé.
— Il protège le cœur et les artères, fluidifie le sang, empêche les caillots, réduit les chiffres du cholestérol, possède un effet anti-agrégant, allonge le temps de saignement…
— Il est très anti-infectieux, ce qui a été largement utilisé dans le

passé avant l'ère des antibiotiques. Il peut continuer à accompagner le traitement des bronchites et des parasitoses intestinales.

— Il est un bon tonique général et très reminéralisant.

— Il est légèrement diurétique.

— Il draine et améliore l'état de la peau.

— Il est efficace contre les rhumatismes.

— Il s'oppose à l'élévation du sucre dans le sang, ce qui doit en faire un compagnon fidèle et efficace du diabétique.

> Une étude suisse publiée récemment vient de montrer que la consommation quotidienne d'un gramme d'oignon déshydraté pendant quelques semaines était susceptible d'accroître le contenu minéral de l'os, ce qui pourrait être très intéressant pour lutter contre l'ostéoporose. A confirmer !

Un inconvénient, des avantages

Si l'oignon cru pose des problèmes de digestion à certains, l'oignon cuit la favorise : la soupe à l'oignon des lendemains de fêtes est là pour le prouver.

> **Il doit de préférence être consommé cru pour préserver son peu de vitamine C.**

OSEILLE

Légume-feuille au goût acidulé qui sert de base à la préparation d'un potage fameux, mais est également utilisée crue en salade ou cuite en accompagnement d'un poisson.

Composition pour 100 grammes

Elle apporte 25 calories, 3 g de sucres, 2 g de protéines et peu de graisses (0,5 g). Elle est constituée de plus de 90 % d'eau, contient 3 g de fibres bien tolérées. Elle est très riche en magnésium (90 mg), riche en potassium (400 mg), en calcium (40 mg), relativement riche en fer (2 mg). Elle apporte beaucoup de bêtacarotène (2,5 mg), de vitamines B (surtout B6 et B9) et de vitamine C (120 mg).

L'oseille est un légume peu calorique, très antioxydant qui mériterait d'être utilisé plus souvent.

Propriétés

— La présence, en bonnes quantités, de deux de nos trois vitamines-antioxydantes, de minéraux, de fibres lui valent de figurer parmi les légumes-santé.
— Elle est tonifiante, anti-infectieuse et reminéralisante.
— Elle est rafraîchissante et légèrement diurétique.
— Elle est intéressante dans les anémies par carence en fer.
— Elle est digestive et doucement laxative.

Attention

— La présence de beaucoup d'acide oxalique (300 mg) la contre-indique chez les personnes qui souffrent de ce type de calculs rénaux.

Patate douce

Plante des régions chaudes ou tempérées dont on consomme les tubercules. Sa ressemblance avec une pomme de terre lui donne son nom mais elle n'en a ni la couleur, ni le goût, ni les propriétés. Elle est présente sur les marchés ou dans les épiceries exotiques toute l'année.

Composition pour 100 grammes

Elle apporte 100 calories, 23 g de sucres, 1 gramme de protéines, très peu de graisses. Elle est constituée de 70 % d'eau, contient 3 grammes de fibres. Elle est riche en potassium (300 mg), pauvre en calcium (20 mg), en fer (moins d'un mg), en magnésium (15 mg). Elle apporte beaucoup de bêtacarotène (4 mg), de vitamines B (B1, B3, B6 et B9) et de vitamine E (4 mg), peu de vitamine C (25 mg).
La patate douce est un légume très calorique et très riche en sucres. Elle doit donc être utilisée à titre exceptionnel, ce qui est d'ailleurs le cas chez nous.

Propriétés

— La présence, en très bonnes quantités, de deux de nos trois vitamines antioxydantes, de nombreux minéraux, de fibres lui valent de figurer parmi les bons légumes-santé.
— Elle est très énergétique et reminéralisante.
— Elle est intéressante, en complément, dans les anémies.
— Elle est laxative.

Attention

Elle est déconseillée aux diabétiques en raison de sa richesse en sucres.

Sa vitamine C est malheureusement en grande partie détruite par la cuisson nécessaire à sa préparation.

Persil

Un des aliments-santé les plus importants alors qu'il est surtout utilisé pour sa couleur et ses branches frisées très décoratives.

Composition pour 100 grammes

Il apporte 30 calories, 4,5 g de protéines, 1,5 g de sucres, 0,5 g de graisses. Il est constitué à 85 % d'eau, contient près de 6 g de fibres. Il est extraordinairement riche en calcium (200 mg), en soufre (200 mg), en potassium (800 mg), très riche en fer (5 mg), riche en magnésium (40 mg). Il contient beaucoup de bêtacarotène (4 mg), de vitamine B (surtout B9), de vitamine C (200 mg) et de vitamine E (2,3 mg).
Le persil est un des aliments les plus concentrés en antioxydants du règne végétal mais il convient de relativiser ces chiffres car il est rare d'en consommer de grandes quantités.
▶ Nous vous conseillons toutefois d'y recourir largement et le plus fréquemment possible.

Propriétés

— La présence en grandes quantités de nos trois vitamines antioxydantes, de fibres, de minéraux en font un des meilleurs légumes-santé.
— Il est stimulant, très reminéralisant.

— Il est apéritif, dépuratif et légèrement diurétique.
— Il facilite la digestion, ce qui lui vaut par exemple d'accompagner le beurre d'escargot ou les moules farcies.

Le persil est avec le laurier, le serpolet, le thym, un des quatre mousquetaires du « bouquet garni » qui sert à parfumer nombre de préparations culinaires.

PETIT POIS

Utilisé pendant des milliers d'années sous sa forme séchée, assez proche du pois chiche, le légume frais que nous connaissons, dont est consommée la graine immature, apparaît sous Louis XIV et envahit progressivement tous les jardins potagers. La presque totalité de la production est mise en conserve ou surgelée. Mais il est présent à l'état frais sur nos marchés au printemps.

Composition pour 100 grammes

Cuit, il apporte 60 calories dont 9 g de sucres, 5 g de protéines, peu de graisses (0,5 g). Il est constitué de 80 % d'eau, contient 6 g de fibres (pectine surtout mais aussi hémicellulose). Il est moyennement riche en potassium (200 mg), en calcium (25 mg), en magnésium (25 mg) et en fer (1,5 mg). Il apporte un peu de bêtacarotène (300 mcg), des vitamines du groupe B (B1, B3, B9), peu de vitamines C (20 mg) et E (0,2 mg).
Le petit pois est moyennement calorique, riche en sucres lents (amidon) ce qui le rapproche des féculents. Il constitue un bon apport de protéines végétales, mais il est dépourvu d'un acide aminé essentiel : la méthionine, que contiennent par contre les céréales. Son association avec du pain ou des pâtes, si elle pose effectivement le problème des calories, renforce son pouvoir nutritionnel en apportant l'acide aminé manquant.

Propriétés

— La présence de nos trois vitamines antioxydantes, surtout du bêtacarotène, de beaucoup de fibres lui valent de figurer parmi les légumes-santé.
— Il est très énergétique et reminéralisant.
— Sa forte teneur en sucres lents lui confère les vertus rassasiantes que chacun a pu constater.

— Il possède sur l'intestin une action indiscutablement laxative.
— Il participe à l'élimination du cholestérol.

Les petits pois jeunes, tendres, riches en pectine sont mieux supportés sur le plan intestinal que les pois âgés, durs, plus riches en lignine irritante.

PISSENLIT

Ce légume-feuille présent à l'état sauvage sur tous les continents ne jouit pas de la renommée qu'il mérite alors qu'il recèle des trésors de santé. Cela est probablement dû à sa saveur amère qui rebute certains et à sa réputation d'être une salade trop sucrée et calorique.

Composition pour 100 grammes

Il apporte 40 calories, 6 g de sucres, près de 3 g de protéines et 0,7 gramme de graisses. Il est constitué de beaucoup d'eau (environ 85 %), contient près de 3,5 g de fibres (cellulose). Il est riche en potassium (400 mg), en calcium (160 mg), en magnésium (35 mg) et en fer (3 mg). Il apporte énormément de bêtacarotène (8 mg), un peu de vitamine E (2,5 mg), moins de vitamine C (35 mg).
Le pissenlit est une salade assez riche en sucres, mais très minéralisée et vitaminée, à consommer régulièrement.

Le pissenlit est, avec la carotte, le légume qui contient le plus de bêtacarotène.

Propriétés

— La présence, en bonnes quantités, de nos trois vitamines antioxydantes, de minéraux, de fibres lui valent de figurer parmi les meilleurs légumes-santé.
— Il est considéré comme l'ami du foie et du rein, assure leur drainage. Il est un de nos grands dépuratifs.
— Il est tonifiant, énergétique et très reminéralisant.
— Il est rafraîchissant et diurétique.
— Il est légèrement laxatif grâce aux fibres de cellulose.

Son nom provient de ses propriétés diurétiques, « le pisse au lit ».

Poireau

Originaire d'Asie, connue depuis l'Antiquité, cette plante potagère est longtemps utilisée à la fois pour ses qualités médicinales et nutritionnelles. Il constitue depuis toujours, avec l'ail et le gingembre, le trépied de base de la cuisine chinoise. Si un rameau d'olivier récompensait les vainqueurs des épreuves sportives chez les Grecs, une botte de poireau était offerte par le pharaon en Égypte à ses guerriers les plus valeureux. Ce légume-bulbe, proche de l'ail et de l'oignon, partage certaines de leurs nombreuses propriétés, mais également l'odeur.

Composition pour 100 grammes

Il apporte 20 calories, 4 g de sucres, un gramme de protéines, très peu de graisses. Il est constitué de 85 % d'eau, contient 2,5 g de fibres. Il est moyennement riche en potassium (130 mg), en calcium (20 mg), et en soufre (70 mg), pauvre en fer (0,5 mg) et en magnésium (moins de 10 mg). Il apporte des quantités appréciables de bêtacarotène (400 mcg) et de vitamines B (B3, B6, B9), surtout concentrées dans le vert et pas dans le blanc pourtant plus fin et plus sucré. Il contient par contre très peu de vitamines C (15 mg) et E (0,5 mg).
Le poireau est un légume peu calorique, riche en minéraux et en fibres.

Propriétés

— La présence de bêtacarotène, de fibres, de minéraux en font un excellent légume-santé.
— Il est anti-infectieux, tonifiant et reminéralisant.
— Il est légèrement diurétique.
— Il est doucement laxatif par la partie blanche, plus irritant par la verte.
— Il est excellent pour les arthritiques.

Un truc

Sa richesse en soufre lui procure son odeur caractéristique, rebutante pour certains.
▶ Faites-le cuire à découvert pour laisser s'échapper ces composés volatiles, vous réduirez ainsi cet inconvénient.

Plusieurs légumes outre le poireau sont riches en soufre volatile : l'ail, l'oignon, le chou, le pissenlit. Ils sont tous très antiseptiques mais « parfument » très rapidement les urines après leur absorption.

Poivron

Originaire d'Amérique centrale, introduit en Europe au XVIe siècle, ce légume-fruit est issu d'une variété de piments non-piquants. Il appartient à la famille de l'aubergine, de la pomme de terre, de la tomate et pas à celle du piment de Cayenne (petit, pointu, brûlant) comme vous pourriez l'imaginer. Il est devenu un légume traditionnel de la cuisine méditerranéenne, et la base du plat national hongrois, le goulasch. Le poivron vert est le plus fort, le plus amer, le plus croquant, le moins cher de tous, mais également celui qui contient le moins de vitamine A. Le rouge est plus mûr, plus juteux, plus riche en bêtacarotène. Le jaune, le plus tendre, le plus sucré, sert surtout de condiment. Le poivron est présent toute l'année sur nos marchés, même si sa récolte se fait surtout en été.

Le poivron vert et le poivron rouge sont le même légume cueilli avant ou après sa pleine maturité.

Composition pour 100 grammes

Le poivron rouge cru apporte 25 calories, 5 g de sucres, un gramme de protéines et très peu de graisses. Il est constitué de plus de 90 % d'eau, contient 2 g de fibres. Il est moyennement riche en potassium (170 mg), pauvre en calcium (10 mg), en magnésium (10 mg) et en fer (0,5 mg). Il apporte énormément de bêtacarotène (3,5 mg), de vitamine C (170 mg) et des flavonoïdes, mais peu de vitamine E (1,5 mg).
Le poivron est un légume peu calorique mais vite rassasiant, ce qui en fait une des vedettes, pourtant méconnue, des régimes-minceur ; il est toujours cité loin derrière le haricot vert.

Si le poivron rouge est extrêmement riche en bêtacarotène (3,5 mg), le jaune n'en contient plus que 1,3 mg et le vert 0,3 mg. Les quantités de vitamine C restent voisines, même si le poivron rouge est là aussi plus riche. Un seul poivron quelle que soit sa couleur apporte plus de vitamine C qu'un grand verre d'orange pressée.

Propriétés

— La présence en grandes quantités de deux de nos trois vitamines antioxydantes, de fibres, de minéraux font du poivron rouge un des meilleurs légumes-santé.
— Il est anti-infectieux, tonifiant et reminéralisant.
— Il est légèrement laxatif.

Tolérance

Il est parfois mal supporté, surtout lorsqu'il est cru, par les personnes au côlon sensible.
▶ Il convient dans ces cas-là de le faire cuire, puis d'enlever la peau, et de le consommer coupé en petits dés.

Un conseil

La présence de beaucoup de vitamine C très sensible à la chaleur doit faire préférer la consommation de poivrons crus, en salade par exemple.

La vitamine C a été découverte et extraite du poivron par un chercheur hongrois en 1932 qui lui donna le nom d'acide a-scorbique, soit étymologiquement « capable de supprimer le scorbut ».

Pomme de terre

Originaire d'Amérique du Sud, ce légume-racine ou légume-tubercule est ramené en Europe par les « Conquistadores ». Longtemps plante ornementale, nourriture pour le bétail ou aliment du pauvre, elle est réhabilitée par Parmentier qui lui donne ses lettres de noblesse au XVIIIe siècle. La pomme de terre est actuellement le légume le plus consommé dans le monde. La mauvaise réputation qu'elle traîne parfois devrait seulement être réservée à ses dérivés (chips, frites…). Il en existe des centaines de variétés, de couleurs, de formes, de tailles, de goûts fort différents. Elle est présente sur nos marchés toute l'année.

Antoine-Auguste Parmentier gagna un concours organisé par les autorités françaises pour avoir trouvé un aliment susceptible de remplacer le pain lors des épidémies de famine.

Composition pour 100 grammes

Cuite à l'eau, elle apporte 80 calories, 18 g de sucres, 2 grammes de protéines, quasiment pas de graisses. Elle est constituée d'environ 80 % d'eau, contient 1,3 g de fibres. Elle est riche en potassium (300 mg) et en phosphore (60 mg), plus pauvre en magnésium (20 mg), quasiment dépourvue de fer et de calcium. Elle apporte beaucoup de vitamines B (B1, B2, B5, B6, B9) mais très peu de vitamines C (10 mg) et E (0,1 mg) et pas du tout de bêtacarotène. Longtemps rejetée par les nutritionnistes car considérée comme un aliment qui fait grossir, la pomme de terre est finalement peu calorique à condition d'être cuite à l'eau ou au four et de ne pas être noyée sous le beurre ou la crème. Riche en amidon, elle apporte des sucres lents utiles à l'organisme.

Une pomme de terre en robe des champs (de 100 grammes), accompagnée d'une noisette de beurre, apporte 125 calories dont 5 g de graisses. Au four avec de la crème fraîche elle apporte alors 150 calories dont 8 g de graisses. Les frites la font monter autour de 300 calories dont 14 g de graisses, les chips la font grimper autour de 600 calories dont 40 g de graisses : ces deux dernières présentations sont à bannir de votre alimentation, sauf circonstances *très exceptionnelles*.

Propriétés

— La présence d'un peu de vitamine C, de fibres et de minéraux lui vaut de figurer parmi les aliments-santé.
— Elle est nourrissante, énergétique et reminéralisante.
— Elle est très digeste, apaise les inflammations de tout le tube digestif.
— Elle est un des aliment les plus alcalins (le contraire d'acide), ce qui est intéressant dans de nombreuses affections rhumatologiques.

— Elle calme, en association avec la courgette, le système urinaire, ce qui la rend utile dans la cystite.
— Le jus cru est diurétique, cicatrisant et antispasmodique.

100 g de pomme de terre apportent 80 calories, 100 g de pâtes fournissent 150 calories soit environ deux fois plus, 100 g de pain avoisinent 250 calories soit trois fois plus : il faut donc relativiser la richesse de la pomme de terre « nature ».

Un simple truc

▶ Mieux vaut la faire cuire avec la peau et la peler après, pour lui conserver toutes ses qualités nutritives.

Attention

▶ Vous devez de façon impérative éviter les pommes de terre trop vertes ou qui présentent à leurs surface des « yeux », des germes ou des parties abîmées, car elles contiennent alors des substances toxiques.

Potiron

Légume-fruit de la famille des cucurbitacées, dont font également partie le concombre et le cornichon, il est proche de la citrouille et de la courge. Celles-ci sont actuellement peu en vogue alors qu'elles ont longtemps été les piliers de l'alimentation humaine, en particulier dans les campagnes. La citrouille est un des plus gros légumes connus puisqu'elle peut peser plusieurs dizaines de kilos, elle sert surtout à l'alimentation du bétail. Le potiron est à peine plus petit, de saveur plus fine mais néanmoins toujours assez fade, il sert à la préparation de soupes ou de purées. Il est présent sur nos marchés en hiver.

Composition pour 100 grammes

Il apporte 30 calories, 6 g de sucres, un gramme de protéines, peu de graisses. Il est constitué de beaucoup d'eau (85 %), contient 2 g de fibres de bonne qualité (pectine). Il est moyennement riche en calcium (25 mg) et en potassium (200 mg), pauvre en magnésium (15 mg) et en fer (1 mg). Il apporte surtout du bêtacarotène (2,5 mg) qui lui donne sa belle couleur orangée, un peu de vitamine E (0,5 mg), quasiment pas de vitamine C.
Le potiron est certainement un de nos légumes-santé les plus sous-

estimés, probablement en raison de son manque de goût. Redécouvrez-le dans une bonne soupe.

Propriétés

— La présence de beaucoup de bêtacarotène, de fibres, de minéraux lui permettent de figurer parmi les légumes-santé.
— Il facilite la digestion, est très reminéralisant.
— Il retarde l'absorption des sucres, réduit les chiffres du cholestérol.
— Il est rafraîchissant et diurétique.
— Il est doucement laxatif.

Le potiron avait la réputation avec le concombre et le melon de « calmer les sens ».

POURPIER

Cette plante a été remise à la mode par le régime crétois dont elle est une des composantes probablement importantes. Les Grecs et les Crétois la consomment sous forme de salade ou de légume dans les potages. Le pourpier existe en France mais sa diffusion reste pour le moment confidentielle et régionale.

Composition pour 100 grammes

Il apporte 20 calories, 3 g de sucres, 1,5 g de protéines, quasiment pas de graisses. Il est constitué de beaucoup d'eau (environ 85 %), contient environ un gramme de fibres (cellulose). Il est très riche en potassium (450 mg), en magnésium (110 mg), en calcium (80 mg) et en fer (3 g). Il apporte beaucoup de bêtacarotène (900 mcg) mais peu de vitamine C (20 mg). Il est extraordinairement riche en acide linolénique (près de 60 %), ce qui lui confère des propriétés protectrices cardio-vasculaires (voir chapitre 2).
Le pourpier est une salade qui mérite indiscutablement d'être (re)découverte.

Propriétés

— Sa richesse en bêtacarotène et en minéraux, la présence d'acide linolénique lui valent indiscutablement de se glisser parmi les légumes-santé.
— Il est très reminéralisant.
— Il est neuro-sédatif.
— Il est rafraîchissant, dépuratif, légèrement diurétique.
— Il calme les inflammations digestives, respiratoires et urinaires.

Les poules qui mangent beaucoup de pourpier pondent des œufs excellents pour la santé car riches en acide linolénique.

Tomate

Originaire du Mexique, rapportée en même temps que le chocolat par les Espagnols qui lui gardent le nom aztèque de « tomatl », elle colonise, dès sa descente des bateaux des Conquistadores, tout le bassin méditerranéen où elle s'implante au XVIe siècle tout d'abord comme plante médicinale et ornementale puisque ses fruits sont considérés comme vénéneux. Elle est progressivement introduite dans les sauces de la cuisine méditerranéenne mais ce n'est qu'en 1920 qu'elle « explose » et démarre son irrésistible ascension. Elle fait depuis quelques années la « une » de nombreuses revues scientifiques qui démontrent qu'elle diminue indiscutablement le risque de cancers du poumon, de l'estomac ou de la prostate et réduit la fréquence des accidents cardio-vasculaires. Après avoir été le pivot central des régimes amaigrissants, la tomate est un des éléments essentiels de l'alimentation-santé. Elle est à consommer sans modération, ce que font d'ailleurs les Français, dont elle est un des aliments préférés. Ils en consomment en effet actuellement 15 kilos par personne par an. Il en existe de nombreuses variétés pour tous les goûts et tous les usages : les grosses tomates parfois nommées « cœur de bœuf » sont destinées à être farcies, les tomates allongées, pulpeuses, peu juteuses, servent aux tartes et autres pizzas, les tomates en grappes, très parfumées, sont idéales pour être croquées, les tomates cerises, savoureuses sont parfaites pour l'apéritif.

La tomate est actuellement le légume le plus consommé dans le monde avec la pomme de terre.

Composition pour 100 grammes

Elle apporte 20 calories, 3 g de sucres, un gramme de protéines et quasiment pas de graisses. Elle est constituée d'énormément d'eau (plus de 90 %), contient un peu plus d'un gramme de fibres, surtout présentes dans la peau et les pépins. Elle est moyennement riche en potassium (230 mg), pauvre en calcium, en magnésium et en fer. Elle contient du zinc (0,2 mg). Elle apporte de bonnes quantités de bêtacarotène (600 mcg) et de vitamines B (B3, B5, B6, B9), beaucoup moins de vitamines C (20 mg) et E (1 mg). Elle est riche en lycopène, son pigment principal qui lui donne sa couleur, dont des travaux récents ont confirmé le rôle indiscutable, probablement plus important encore que le bêtacarotène.
La tomate est un légume très peu calorique INDISPENSABLE à la santé... et aux régimes-minceur.

Propriétés

— Sa richesse en bêtacarotène et surtout en lycopène en fait un des légumes-santé essentiels.
— Elle est désaltérante, rafraîchissante et diurétique.
— Elle est tonifiante et reminéralisante.
— Elle est doucement laxative.
— Elle possède des vertus apéritives et digestives : elle est rajoutée aux pâtes pour les parfumer mais également pour faciliter leur digestion.

Plusieurs études scientifiques semblent confirmer un lien indiscutable entre la consommation de tomate et la diminution de fréquence de certains cancers (estomac, poumon, prostate) et suggérer un lien avec d'autres cancers mais sans l'avoir prouvé (colo-rectal, œsophage, pancréas). Des études récentes semblent montrer une réduction significative du nombre des cancers du cavum (O.R.L.) chez ceux qui consomment une tomate par jour par rapport à ceux qui n'en prennent que trois par semaine. Il semblerait que la tomate en sauce, qui permet de solubiliser la vitamine A, soit beaucoup plus protectrice que la tomate crue.

Inconvénients

Certaines personnes sont intolérantes à ce légume-fruit qui leur occasionne, lorsqu'il est consommé cru avec sa peau, des troubles digestifs ou des manifestations allergiques, en particulier cutanées. ▶ Il leur est conseillé de les peler pour les consommer et les apprécier sans dommages.

Pour peler la tomate, il suffit de la plonger quelques secondes dans de l'eau bouillante, la peau se retire alors sans peine.

Une nécessité

Elle est beaucoup mieux absorbée par l'organisme accompagnée d'un filet d'huile d'olive, puisqu'elle contient une vitamine liposoluble.

Un produit dérivé beaucoup moins intéressant

Le ketchup est une sauce d'origine anglo-saxonne. Il ne contient pas de graisses, et très peu de protéines MAIS il est très sucré, relativement calorique (100 calories pour 100 g) et riche en sel. Il doit, vous l'avez compris, être consommé avec une grande modération, car il est très loin d'avoir les propriétés-santé de la tomate.

Cinq légumineuses,
riches en sucres lents, en fibres, en micronutriments

Elles sont le plus souvent appelées légumes « secs », ce qui rend parfaitement compte de leur origine, leur présentation et leur mode de préparation : ce sont en effet des graines qui se conservent sèches et demandent à être cuites à l'eau et réhydratées avant d'être consommées. Elles sont riches en amidon, ce qui les fait classer parmi les féculents bien qu'elles apportent plus de protéines et de minéraux (fer, magnésium). Elles contiennent des vitamines du groupe B et de la vitamine C qui est malheureusement détruite par la cuisson. Elles sont riches en lysine, acide aminé essentiel indispensable, ce qui les rend complémentaires des céréales. Elles sont surtout riches en fibres, ce qui les fait entrer dans les régimes-protection, d'autant qu'elles ne contiennent pas de cholestérol. Elles ont depuis la dernière guerre progressivement perdu la place prépondérante qu'elles occupaient dans l'alimentation, parce qu'elles nécessitent une préparation et un temps de cuisson très long, inadaptés à notre époque rapide, mais aussi parce qu'elles ne sont pas toujours très digestes et qu'elles entraînent volontiers des ballonnements importants, sources d'inconfort ou de douleurs abdominales. Leur intérêt nutritionnel est inversement proportionnel à leur prix : elles recèlent des trésors de santé alors qu'elles sont très bon marché.

Les légumineuses en quelques chiffres

Teneur des légumineuses en calories (pour 100 grammes) :

Pois chiche	135	Lentille	90
Fève	120	Soja germé	50
Haricot blanc, pois sec	110		

Teneur des légumineuses en bêtacarotène (en mcg pour 100 g) :

Fève	200	Lentille	traces
Pois cassé, pois chiche	25	Haricot blanc, soja	0

Teneur des légumineuses en vitamine C (en mg pour 100 g) :

Fève	10	Haricot blanc, lentille, pois cassé, pois chiche, soja	0

Teneur des légumineuses en vitamine E (en mg pour 100 g) :

Pois chiche	1,2	Haricot blanc	0,1
Pois cassé	0,3	Lentille, soja	0
Fève	0,2		

Teneur des légumineuses en calcium (en mg pour 100 g) :

Haricot blanc	60	Pois cassé	10
Fève	25	Soja	0
Lentille	20		

Teneur des légumineuses en fer (en mg pour 100 g) :

Soja en grains	7	Haricot blanc	2,5
Lentille	3,3	Pois cassé	1,5
Pois chiche	3	Fève	1

Teneur des légumineuses en magnésium (en mg pour 100 g) :

Soja en grains	170	Lentille, pois cassé	35
Pois chiche	55	Fève	20
Haricot blanc	50		

Teneur des légumineuses en potassium (en mg pour 100 g) :

Soja en grains	1 250	Pois cassé	320
Haricot blanc	450	Lentille	280
Pois chiche	340	Fève	200

Teneur des légumineuses en zinc (en mg pour 100 g) :

Soja	3	Lentille, pois cassé	2
Haricot	2,5		

Teneur des légumineuses en fibres (en g pour 100 g) :

Haricot rouge cuit	9	Fève cuite	6
Pois chiche cuit	8,5	Pois cassé	4,5
Lentille cuite	8	Soja germé	1
Haricot blanc cuit, haricot blanc cuit	8		

Les cinq légumineuses les plus intéressantes

La fève, le haricot, la lentille, le pois, le soja.

FÈVE

Elle a longtemps été, avant l'arrivée du haricot, la seule légumineuse consommée chez nous. Sa texture farineuse l'a quasiment fait abandonner des palais français d'autant que sa préparation est assez longue. Elle reste par contre largement utilisée au Moyen-Orient où elle sert en particulier à la confection des boulettes végétales de « falafel ». Les petites fèves de printemps se mangent crues à l'apéritif, les fèves plus tardives, plus grosses, moins digestes demandent à être « bien » cuites.

Composition pour 100 grammes de légume cuit

Elle apporte 120 calories, 16 g de sucres, 6 g de protéines, un gramme de graisses. Elle est constituée de 75 % d'eau, contient 6 g de fibres. Elle est relativement pauvre en fer (1 mg), plus riche en calcium (25 mg), en magnésium (20 mg) et en potassium (200 mg). Elle apporte beaucoup de bêtacarotène (200 mcg) et de vitamines B (B3 et B9 surtout), peu de vitamine C (10 mg) et de vitamine E (0,2 mg).
La fève est un légume très calorique, riche en sucres mais à index glycémique modéré.

Propriétés

— La présence de nos trois vitamines antioxydantes, surtout le bêtacarotène, de minéraux, de fibres lui valent de figurer parmi les légumes-santé.
— Elle est énergétique, reconstituante, nutritive avec un fort pouvoir rassasiant.

Inconvénients

Elle demande à être « décapsulée » pour être plus digeste et diminuer les flatulences.

Les aromates (ail, basilic, cerfeuil, laurier, romarin, sarriette, thym...) évitent en partie ces « désagréments ».

Haricot

Le haricot vert est une plante potagère dont est consommée la gousse encore immature avant la formation de graines. Les nombreuses variétés du célèbre « fayot » que nous consommons en France partent toutes d'un haricot vert qui a plus ou moins mûri : blanc (lingot, coco), rouge ou vert. Originaire d'Amérique du Sud, il est apporté en Europe par les Espagnols. Il est consommé sous forme fraîche ou sèche jusqu'au XVIIIe siècle où l'on commence à préparer les pousses. Il a parfois été baptisé « la viande des pauvres ».

Composition pour 100 grammes de légume cuit

Sous la forme blanc, sec, bouilli, il apporte 110 calories, dont 17 g de sucres, 8 g de protéines, très peu de graisses (0,5 g). Il est constitué de 60 % d'eau, contient 8 g de fibres peu digestibles. Il est riche en magnésium (50 mg), en fer (2,5 mg), en calcium (60 mg), en potassium (450 mg) et en zinc (2,5 mg). Il contient beaucoup de vitamines B (surtout B3, B9), peu de vitamines A, C et E (0,1).
Le haricot blanc est un légume très calorique et très riche en sucres mais d'absorption lente. Sa fadeur le fait accompagner des plats déjà riches (cassoulet, petit salé...) ou lui commande d'être relevé par des artifices, qui lui ajoutent encore des calories.

L'index glycémique bas du haricot blanc en fait un aliment de choix du diabétique alors qu'il lui a longtemps été déconseillé ou interdit : il permet une absorption lente des sucres, réduit les fringales, diminue ainsi les sécrétions brutales et répétées d'insuline.

Propriétés

— La présence des vitamines antioxydantes est très discrète mais la quantité de vitamines B, de minéraux, de fibres lui permettent de figurer parmi les légumes-santé.
— Il est tonique, dépuratif, anti-infectieux.
— Il est énergétique, reconstituant, nutritif, possédant un fort pouvoir rassasiant.
— Il entraîne des gaz mais augmente aussi le volume des selles.

Le haricot blanc est le légume qui apporte le plus de fibres... mais entraîne le plus de ballonnements.

Inconvénients

Pour pallier les flatulences :
▶ Vous le laissez tremper deux heures pour le ramollir, vous ôtez éventuellement la peau, vous le faites bien cuire, vous mastiquez lentement et consciencieusement.
Vous pouvez également le mélanger avec le haricot vert pour le rendre plus digeste.

Lentille

Largement utilisée depuis l'Antiquité jusqu'au XXe siècle, elle a très récemment perdu de son importance puisque sa consommation a été divisée par cinq ces cinquante dernières années. Elle sert surtout actuellement à accompagner le petit-salé, ce qui est dommage et trop limitatif car elle peut largement servir de plat de résistance. La lentille est en effet avec le soja la plus intéressante des légumineuses.

Composition pour 100 grammes de légume cuit

Elle apporte 90 calories, 13 g de sucres de bonne qualité, 8 g de protéines, peu de lipides (0,5 g). Elle est constituée de 70 % d'eau, contient près de 8 g de fibres. Elle est riche en fer (3,3 mg), en magnésium (35 mg), en potassium (280 mg), en zinc (2 mg), plus pauvre en calcium (20 mg). Elle apporte des vitamines du groupe B (surtout B6 et B9) mais quasiment pas de vitamines antioxydantes. Elle est concentrée en protéines mais ne contient pas de méthionine, acide aminé essentiel, largement présent dans les céréales : l'association avec celles-ci est par conséquent une nécessité nutritionnelle.

Propriétés

— La présence de zinc, de beaucoup de minéraux et de fibres, de vitamines B lui valent de figurer parmi les légumes-santé.
— Elle est un aliment complet, énergétique, reconstituant, nutritif, possédant un fort pouvoir rassasiant.
— Elle est très digeste et entraîne peu de flatulences.

Le haricot blanc et la lentille sont les deux légumes les plus riches en zinc.

Pois

Longtemps utilisé comme un aliment de base, le pois sec ou cassé a connu une longue période de popularité avant de subir, comme l'ensemble des légumineuses, la désaffection du public. Même la célèbre « soupe aux pois » a laissé sa place aux sachets-minute. Le pois chiche, issu d'une plante herbacée originaire du Moyen-Orient, reste un aliment vedette… mais en Afrique du Nord.

Composition pour 100 grammes de légume cuit

Sec, il apporte 110 calories, 18 g de sucres à index glycémique bas, 8 g de protéines, 0,5 g de graisses. Il est constitué de 60 % d'eau, contient 4,5 g de fibres. Il est riche en magnésium (35 mg) et en potassium (320 mg), pauvre en calcium (10 mg) et en fer (1,5 mg). Il contient peu de bêtacarotène (25 mcg) et de vitamine E (0,3 mg), plus de vitamines B.
Le pois *chiche* apporte 135 calories, 20 g de sucres, 9 g de protéines, 2,5 g de graisses, 8,5 g de fibres. Il est plus riche en magnésium (55 mg), calcium (55 mg), fer (3 mg) et potassium (340 mg). Il contient la même quantité de bêtacarotène mais beaucoup plus de vitamine E (1,2 mg). Le pois chiche est riche en protéines et surtout en graisses, ce qui le rapproche des oléagineux. Il contient en particulier de la lysine que ne possède pas le blé. Le couscous est la combinaison empirique mais savante de deux légumes complémentaires. Il permet d'ailleurs de compenser le manque de protéines animales dans certains pays pauvres.

Le pois, riche en sucres à index glycémique bas, peut parfaitement être consommé par le diabétique.

Propriétés

— Elles découlent de sa richesse nutritive et en fibres.
— Il est un aliment énergétique, reconstituant, nutritif, possédant un fort pouvoir rassasiant.

Inconvénients

Pour pallier les flatulences : ▶ vous le blanchissez avant de le faire cuire lentement et longuement.

SOJA

Plante grimpante, d'origine subtropicale, venant probablement de Mandchourie. Elle a brutalement gagné l'Occident après 5 000 ans de tradition asiatique. Sa culture a supplanté le maïs dans de nombreux États des États-Unis, qui en sont d'ailleurs devenus le premier producteur mondial. Le soja est à présent cultivé de façon intensive presque partout dans le monde. Sa période de végétation de trois-quatre mois permet des rotations rapides et un approvisionnement toute l'année, d'autant qu'il se conserve très facilement. Le soja s'est trouvé propulsé sur le devant de l'actualité grâce à des travaux scientifiques qui ont confirmé son efficacité indiscutable dans la prévention du cancer, des maladies cardio-vasculaires et de certains inconvénients inhérents à la ménopause. Si en France, sa consommation en tant que légume reste modeste en dehors des restaurants et traiteurs chinois, il s'implante doucement mais sûrement sous des formes diverses et variées : biscuits, crèmes dessert, galettes, lait, yaourts… Il est probablement un des grands légumes de demain.

Composition pour 100 grammes de légume cuit

Il apporte sous la *forme germée* (la classique salade des restaurants chinois ou un des composants du chop-suey) environ 50 calories, 5 g de sucres, 4 g de protéines, 1,5 g de graisses. Il est constitué de 60 % d'eau, contient moins de un gramme de fibres de cellulose bien tolérée quoique fermentescible. Il est assez riche en fer (2,5 mg) et en zinc (3 mg).
Ses *graines* (qui se préparent comme des lentilles et se consomment chaudes ou froides) sont beaucoup plus riches puisqu'elles apportent 260 calories, 24 g de protéines, 37 g de sucres surtout lents, 1,5 g de graisses, tout particulièrement de l'acide linolénique dont l'organisme a besoin et qu'il ne sait pas synthétiser. Les graines de soja sont extrêmement riches en phosphore (580 mg), en potassium (1,25 g), en magnésium (170 mg), en fer (7 mg).
Le soja est le légume qui contient le plus de protéines dont la bonne qualité peut rivaliser avec les protéines animales : 250 grammes de haricots de soja contiennent autant de protéines que 100 grammes de viande. Il est riche en lysine, ce qui est un intérêt supplémentaire pour l'alimentation de l'homme et des animaux. Mais il contient des phytates qui diminuent l'absorption de certains minéraux, dont le zinc. Il ne doit donc pas dépasser 20 % de l'apport total en protéines.

Le *lait de soja*, plus exactement le jus de soja, est une boisson « laiteuse » à la composition voisine du lait, apportant autour de 4 g de protéines pour 100 g. Il est dépourvu de calcium, ce qui impose de le supplémenter. Il est fade au goût, ce qui nécessite de l'aromatiser pour pouvoir être consommé par les palais occidentaux.
Le *tofu* est un caillé de lait de soja formé et pressé, dont il possède par conséquent les propriétés. Il s'intègre à de nombreux plats qu'il enrichit mais ne parfume pas car il est lui aussi très fade.

Propriétés

— La richesse en protéines, en minéraux, en particulier du zinc, en fait un légume-santé INDISCUTABLE, bien qu'il soit dépourvu de nos trois vitamines antioxydantes.
— La présence de phyto-œstrogènes lui confère une polarité gynécologique : allongement du cycle menstruel d'environ 48 heures, efficacité contre les bouffées de chaleur.

Les phyto-œstrogènes :
Une littérature abondante déjà ancienne avait montré que les populations asiatiques migrant aux États-Unis, épargnées chez elles par certains cancers ou par les maladies cardio-vasculaires, rejoignaient après un certain temps d'adaptation les courbes de maladies des Américain(e)s. Il y a une vingtaine d'années a été émise l'hypothèse qu'une substance chimique végétale pouvait probablement expliquer ce phénomène. Ces suppositions ont été renforcées par les recherches de vétérinaires australiens, confrontés à une infertilité de certains troupeaux de brebis. Ils avaient eux aussi incriminé une substance végétale riche en isoflavones à action œstrogénique qu'ils avaient trouvé dans le trèfle. Ces deux découvertes l'une humaine, l'autre animale ont été le point de départ de nombreuses études sur les « phyto-œstrogènes » ou substances végétales à action œstrogénique.
— Elles ont été retrouvées dans plusieurs légumes et certaines céréales : le haricot vert, le lin, les pousses de soja… et des boissons : la bière et le thé.
— Leur mode d'action est pour le moment relativement mal connu, elles auraient un effet sur la synthèse des hormones sexuelles.
— Elles pourraient être d'un grand intérêt pour pallier le déficit en œstrogènes de la ménopause et diminuer les risques d'ostéoporose.
— Elles joueraient un rôle de prévention cardio-vasculaire en réduisant le phénomène d'agrégation plaquettaire.

• ***En pratique*** :
Des arguments suffisamment nombreux permettent actuellement de conseiller aux femmes en pré, péri ou ménopause avérée de se tourner vers une utilisation plus large de produits à base de soja (lait) et de lin (biscuits, pain). Vingt-cinq grammes par jour de protéines de soja (contenant 60 mg de phyto-œstrogènes) constituent la dose moyenne recommandée pour les femmes ménopausées, quarante grammes par jour augmenteraient le contenu minéral osseux.

• ***Quelques sources de phyto-œstrogènes*** :
Bière, céréales complètes, huile de lin, lait de soja enrichi en calcium, pois chiches et légumineuses, tofu, thé vert, vin rouge, yaourt au soja.

Mieux utiliser les légumineuses :

— Ces *aliments* riches en minéraux, en fibres et en calories doivent trouver une place au moins *hebdomadaire* dans votre alimentation : n'oubliez pas que la base de la santé est la variété.
— Choisissez de préférence la lentille et le soja, supérieures aux trois autres au point de vue nutritionnel.
— Vous pouvez les associer aux féculents, en faisant toutefois attention aux calories : pâtes et haricots, pâtes et pois chiches, semoule de couscous et pois chiches sont complémentaires.
— Évitez par contre le mélange indigeste « viande, légumes secs » au même repas : le petit salé aux lentilles agréable au goût est discutable sur un plan nutritionnel car leurs protéines respectives requièrent des rythmes et des processus chimiques différents qui retardent sa digestion.
— Évitez de terminer par un dessert très sucré un repas comprenant des légumineuses.
— Les légumineuses apportent beaucoup de protéines qui sont acidifiantes, vous devez donc les accompagner de fruits et légumes qui sont alcalinisants et jouent ainsi un « rôle tampon » indispensable.
— Les végétariens savent qu'il faut associer les légumineuses à des protéines d'origine animale (laitages, œufs). Les végétaliens stricts leur associent les céréales.
— Les légumineuses sont difficiles à digérer : laissez-les tremper pour les ramollir (fève, haricot), faites-les bien cuire, mastiquez-les longuement.

**A PROPOS DES LÉGUMES :
QUELQUES RECOMMANDATIONS IMPORTANTES**

▶ Les *légumes* doivent trouver une place *quotidienne* dans votre alimentation :

— Privilégiez à chaque repas une crudité et une portion de légumes, en alternant parfois avec une soupe qui mérite d'être redécouverte.
— Choisissez-les « de saison et de région », en évitant la monotonie.
— Achetez-les au fur et à mesure, plutôt sur les marchés. Les légumes sous sachet des grandes surfaces nous semblent une solution plus discutable.
— Préparez-les au dernier moment.
— Lavez-les bien avant utilisation. Vous pouvez vous aider d'eau vinaigrée pour vous débarrasser des insecticides.
— Brossez énergiquement les légumes-racines (betterave, carotte, pomme de terre...) car ils concentrent les pesticides.
— Enlevez les feuilles extérieures du chou et de la salade.
— Mangez crus ceux qui peuvent être absorbés de cette façon-là, surtout s'ils contiennent de la vitamine C, en ajoutant simplement un filet d'huile d'olive vierge.
— Recourez à la cuisson vapeur (méthode la meilleure) ou à l'étouffée (sans trop de graisses), sinon essayez de les manger croquants.
— Faites-les cuire en gros morceaux pour que la déperdition en nutriments soit moins importante.
— Couvrez-les bien pour qu'ils ne s'oxydent pas à l'air.
— Servez-les dès qu'ils sont cuits pour la même raison.
— Mangez des légumineuses une à deux fois par semaine.
— Recourez le plus souvent possible aux légumes-condiments.

CHAPITRE 5

Une complémentation naturelle simple et utile

DEUX BOISSONS ANTIOXYDANTES

Le thé et le vin

Les derniers travaux des chercheurs ont fait récemment entrer dans la même catégorie des aliments-santé, deux boissons apparemment fort éloignées l'une de l'autre. Si la présence du **thé** n'est pas véritablement une surprise, tant cet aliment véhicule avec lui cette image, celle du **vin rouge** est un joli pied de nez que fait la communauté scientifique aux préjugés et à la logique. Qui aurait pu penser qu'il ferait un jour partie des recommandations des médecins ? C'est pourtant presque ce qui se produit actuellement !

LE THÉ

Il semble bien que le thé, que nous imaginons tous d'origine chinoise, ait emprunté la route de la soie, importé d'Inde par des moines bouddhistes. Il est cultivé en Chine depuis le IVe siècle avant notre ère mais les Européens ne le découvrent qu'au XVIIe siècle. Boisson la plus consommée dans le monde après l'eau, les trois quarts sous forme de thé noir (qui a subi une fermentation), le quart sous forme de thé vert (obtenu par un séchage rapide des feuilles). Un Français sur trois, une Française sur deux, en dégustent très régulièrement.

Composition

Il possède un très faible pouvoir calorique puisqu'une tasse apporte seulement deux calories. Il ne contient ni sel, ni sucres, ni protéines, ni graisses, mais par contre des substances alcaloïdes, la théobromine et la théophylline qui possèdent une action dilatatrice sur les artères coronaires. La teneur en caféine du thé n'est pas nulle puisqu'elle est voisine de l'Arabica (variété de café) mais les tanins la précipitent dans l'estomac et limitent ainsi son absorption : il apporte moitié moins de théine ou de caféine que la même quantité de café. Le thé qu'il soit noir ou vert contient des flavonoïdes, antioxydants très puissants qui lui confèrent une grande partie de ses propriétés. Le thé noir contient également des tanins qui lui procurent un goût plus prononcé.

La caféine *diminue la sensation de fatigue, empêche de dormir par son action excitante, favorise le travail intellectuel, augmente le rythme cardiaque, facilite la digestion et l'émission des selles... A fortes doses c'est l'inverse, elle entraîne confusion mentale, tremblement, énervement, palpitations... Une consommation modérée de caféine, autour de 300 mg, correspond environ à sept tasses de thé ou trois tasses de café.*
Un thé qualifié de léger, infusé peu de temps, est plus riche en caféine qu'un thé présumé fort, qui a infusé longtemps. Celui-ci est certes plus foncé, plus amer, mais uniquement parce qu'il contient beaucoup de tanins qui ont en fait précipité rapidement la caféine.
▶ *Si vous souhaitez prendre un thé dans la soirée, laissez-le infuser plus longtemps pour qu'il n'interfère pas sur le sommeil.*

Propriétés

— La présence de flavonoïdes et de tanins lui vaut de figurer parmi les boissons très antioxydantes.
— La consommation régulière de thé diminue de 60 % le risque de maladie coronaire alors qu'il n'a d'action, ni sur le cholestérol, ni sur les L.D.L. (le mauvais). La réduction du risque aurait pour explication une action anti-thrombotique propre.
— Le thé, en particulier vert, inhibe la croissance de plusieurs types de tumeurs pulmonaires et œsophagiennes. Sa consommation est associée à une incidence plus faible de ces cancers chez l'homme. Un des composants du thé vert prévient la croissance de nouveaux vaisseaux, ce qui est intéressant par exemple face aux cancers et contre la rétinite diabétique.
— Il préviendrait chez l'animal le développement de certains cancers cutanés induits par une exposition aux U.V. (Ultra-Violets). La fréquence des cancers digestifs et urinaires serait diminuée de 40 à 70 % chez les personnes qui boivent plus de deux tasses de thé par jour par rapport à celles qui n'en boivent pas.
— Il est en outre tonique général et cérébral, stimulant doux, utile chez les personnes fatiguées, convalescentes.
— Il est très diurétique.
— Le thé Tuocha®, produit dans la province chinoise du Yunnan, possède la réputation d'éliminer les graisses et de diminuer les chiffres du cholestérol.

Les propriétés bénéfiques des flavonoïdes ne deviendraient effectives qu'à partir de cinq tasses par jour, même si une tasse de thé apporte autant d'antioxydants qu'une assiette de légumes.

Attention

— Il inhibe partiellement l'absorption du fer contenu dans les fruits et légumes. Ceci peut être contrebalancé par l'ajout de produits riches en vitamine C.
— Consommé trop chaud, il aurait par contre un rôle favorisant sur les cancers de l'œsophage...

Préparation du thé

Elle est plus ou moins ritualisée selon les endroits.
— Vous prenez votre théière que vous chauffez en la rinçant avec de l'eau bouillante, que vous jetez ensuite. Vous comptez une cuiller de thé par personne, plus une dose pour le pot. Vous versez de l'eau frémissante mais non bouillante, vous couvrez, vous laissez infuser environ une minute, vous servez.

LE VIN

Cette boisson, obtenue par fermentation du raisin, est utilisée par toutes les civilisations depuis l'Antiquité. Elle sert tout au long des siècles, à s'enivrer bien sûr, mais également à se désaltérer puisqu'elle est longtemps beaucoup moins alcoolisée qu'actuellement et le plus souvent servie coupée d'eau. Le vin prend véritablement son essor vers 1850 avec le développement du chemin de fer et la possibilité de le distribuer partout en France. Il accompagne à présent les repas et il est devenu presque sacrilège d'y ajouter de l'eau. Il est inutile d'insister sur le rayonnement de nos grands vins connus et appréciés partout dans le monde. Il est agréable de constater qu'ils sont, à condition d'être consommés à doses raisonnables, de merveilleux aliments-santé.

Les Français boivent principalement pendant les repas et surtout du vin, les Américains boivent beaucoup de bière et en dehors des repas, ce qui explique déjà au moins en partie le « French-paradox ».

Composition du vin

Il est riche en eau, avec une teneur comprise entre 80 et 90 %. Il contient des quantités variables d'alcool éthylique : un vin titrant 12° en apporte 120 ml, ce qui correspond à 100 grammes d'alcool. Un litre de vin à 12° apporte par conséquent 700 calories. Le vin est une boisson acide. Il est riche en minéraux, surtout du potassium (autour de un gramme par litre) et du fer (10 mg), mais aussi du magnésium et du calcium (70 mg). Il est par contre très pauvre en vitamines. Mais il contient plusieurs principes très actifs, qui lui confèrent ses propriétés antioxydantes : les tanins, les polyphénols (dont le pycnogénol) des acides organiques au pouvoir bactéricide, et surtout les flavonoïdes.

— Le resvératrol : c'est un des flavonoïdes du vin, libéré lors de la fermentation. Il possède une puissante activité antioxydante qui augmente le H.D.L. (bon cholestérol) en inhibant son oxydation. Cette substance possède également des vertus antifongiques, c'est-à-dire qu'elle est efficace contre les champignons qui tendent à se développer à l'automne dans le vin. Le climat intervient d'ailleurs sur sa production, les « Bourgogne » des régions fraîches et humides produisent plus de resvératrol que ceux de Californie. Ce composé n'est pas présent en quantités suffisantes et efficaces dans le jus de raisin. Il a tendance à diminuer avec l'âge de la bouteille, ce qui rend les grands crus beaucoup moins protecteurs sur le plan cardio-vasculaire. Les vertus du cépage Cabernet-Sauvignon viennent de faire l'objet d'une publication dans la revue britannique « Heart ». Ils contiennent de grandes quantités de resvératrol.

La peau du raisin renferme les flavonoïdes. Durant la fabrication du vin rouge, l'alcool les dissout, ce qui donne au vin sa saveur et ses propriétés sur la santé. Pour la fabrication du vin blanc, la peau est retirée, et avec elle la majeure partie des flavonoïdes protecteurs.

Propriétés

— Il protège le cœur et les vaisseaux, diminue le mauvais cholestérol, l'empêche de déposer, il fluidifie le sang, il est très anti-agrégant plaquettaire ce qui réduit le risque de caillots.
— Il est anti-allergique.
— Il est anti-inflammatoire.
— Il protège les fibres de collagène.

— Il se comporte comme une hormone faible, ce qui pourrait expliquer son action protectrice contre certains cancers hormonaux.
— Il serait, à condition d'être bu à doses très faibles, la seule boisson qui protégerait contre les cancers oro-pharyngés.
— La convivialité que permet et procure le vin pris à un repas, participe à notre santé physique et morale.

Le vin rouge en fûts de chêne serait meilleur pour le cœur que celui qui vieillit dans des cuves d'inox car il contient plus de tanins et de phénols.

Attention

— Il est très calorique.
— Son acidité le fait déconseiller à tous ceux qui souffrent d'hyperacidité (brûlures, gastrite, ulcère...) surtout s'il est absorbé à jeun.
— Il est déconseillé voire contre-indiqué chez ceux qui souffrent de troubles veineux (hémorroïdes, varices) car l'alcool aggrave le phénomène de dilatation des vaisseaux.
— L'alcoolisme est un véritable fléau qu'il ne faut sous aucun prétexte encourager.

Le double jeu

Un vin rouge dilué au centième présente toujours une activité antioxydante supérieure à la vitamine E. Au-delà d'un verre de vin par jour, dose préconisée par les médecins, l'augmentation de la consommation n'est accompagnée que d'une faible diminution de la mortalité coronaire. Au-delà d'une quantité qui peut être fixée à cinq verres par jour, la toxicité cardio-vasculaire de l'alcool prend le pas sur les avantages à doses faibles. Les boissons alcoolisées à doses fortes augmentent le risque de mortalité précoce par cancers, accidents vasculaires cérébraux, cirrhose, mort violente... mais elles protègent le cœur en réduisant de 20 à 60 % la mortalité cardio-vasculaire. L'alcool empêche les caillots mais favorise les hémorragies, ce que l'on savait déjà grâce aux études effectuées chez les Esquimaux.

Une étude menée par l'équipe du Pr Renaud portant sur près de 36 000 habitants de l'Est de la France vient de confirmer les effets bénéfiques sur la santé d'une consommation régulière mais modérée de vin. A condition de ne pas dépasser trois verres par jour pour les hommes et un verre et demi pour les femmes, il est observé une diminution de la mortalité générale de l'ordre de 30 %, soit environ 40 % pour le risque cardio-vasculaire et 20 % pour le cancer. Des quantités équivalentes d'alcool apportées sous forme de bière n'ont par contre aucune action favorable. Au-delà des trois verres de vin par jour, un sur-risque de cancer apparaît.

▶ Un slogan utilisé par la prévention routière avait naguère fait recette, il reste plus que jamais d'actualité : « Un verre ça va, trois verres bonjour les dégats. »

Teneur en calories de quelques boissons :

— Un demi-verre de rhum	320
— Un quart de litre de jus de fruit sucré	220
— Un quart de vin	150
— Un quart de litre de jus de fruit frais	110
— Une tasse de thé	3

MIEUX UTILISER LES BOISSONS ANTIOXYDANTES :

▶ S'il est hors de question d'obliger quelqu'un à boire du vin, surtout s'il n'aime pas ça, nous ne pouvons qu'encourager les autres à prendre un petit verre de vin rouge à chacun des deux repas et de boire une tasse de thé non sucré, non brûlant, deux fois par jour.

DIX COMPLÉMENTS-SANTÉ

Des concentrés naturels de bien-être et de vitalité

Une alimentation variée et équilibrée, riche en fruits et légumes, en céréales complètes, en légumineuses, en produits de qualité, évitant les fritures et plats en sauce, devrait en principe éviter le recours à des « compléments alimentaires ». En principe seulement, car plusieurs enquêtes épidémiologiques démontrent de façon irréfutable qu'une alimentation attentive ne couvre pas la totalité des besoins en micronutriments, pourtant essentiels à la « bonne santé ». Pour les Anglo-Saxons, la prise de compléments est un geste naturel qui tend parfois à remplacer une nourriture déséquilibrée, approximative en quantité et trop riche en graisses et sucres. Pour les Européens en général et les Français en particulier, ce réflexe est plus difficile à acquérir mais les mentalités se modifient lentement et progressivement. La supplémentation commence à entrer dans les habitudes, même si le phénomène reste encore relativement marginal puisque nous ne consommons pour le moment qu'une boîte de vitamines par an et par habitant.
Nous avons privilégié des compléments naturels riches en micronutriments qui vont compléter votre alimentation de base, renforcer et dynamiser vos apports en antioxydants.

Un bilan est-il indispensable ?

Il existe plusieurs façons de suspecter ou de dépister un déficit en micronutriments :
— Les *études épidémiologiques* (Val-de-Marne, Suvimax...) nous fournissent des indications relativement précises sur le statut nutritionnel de certains groupes de patients et ont ainsi une grande valeur d'orientation : les enfants en période de croissance, les femmes enceintes ou allaitantes, les sportifs, les personnes âgées, les malades chroniques... vont très souvent justifier d'une prescription de micronutriments.
— L'*enquête alimentaire* effectuée par un médecin permet la plupart du temps de faire un diagnostic car les carences ou les subcarences entraînent de petits symptômes qui vont attirer l'attention d'un praticien compétent et attentif. Nous vous renvoyons à l'ou-

vrage *Santé au naturel et compléments alimentaires* (voir Bibliographie) que nous avons écrit en 1998.
— La *biologie* peut dans des cas limites ou difficiles nous venir en aide pour préciser les éléments déficitaires mais aucune méthode n'a une fiabilité absolue pour doser l'ensemble des oligo-éléments.

Faut-il des compléments ? Lesquels ?

Les compléments alimentaires sont actuellement une quasi-NÉCESSITÉ, même s'ils ne doivent pas être consommés strictement en permanence. Vous allez les réserver à des périodes de fatigue, de surmenage, d'examens, d'épreuves sportives, de convalescence, aux changements de saison... ou lorsqu'apparaissent des symptômes qui peuvent vous laisser penser que vous tirez sur vos réserves.

▶ Nous avons choisi **dix compléments-santé** d'origine naturelle, des concentrés de bien-être et de vitalité. Nous allons dégager leurs principales caractéristiques pour vous aider à mieux les choisir en fonction de votre état de santé et de vos objectifs. Vous allez trouver ici, classés par ordre alphabétique : ***bourrache, gelée royale, germes de blé, ginkgo biloba, ginseng, lécithine, levure de bière, onagre, pollen, probiotiques***. Ces différents produits sont présentés sous des formes diverses (comprimés, capsules, gélules, liquides, poudres, paillettes...). Vous pouvez les acheter dans les pharmacies, les parapharmacies, les magasins diététiques, et à présent dans les rayons spécialisés de la plupart des grandes surfaces.
▶ Nous vous conseillons de les intégrer à une nourriture variée et équilibrée, qu'ils complètent mais ne remplacent pas.

LA BOURRACHE

Originaire du bassin méditerranéen, très présente dans le Maghreb et le sud de l'Espagne, cette plante herbacée annuelle est cultivée principalement pour son huile, extraite de ses graines par pression à froid. La bourrache est recouverte d'un fin duvet, elle possède de grandes feuilles ovales et de belles fleurs bleues dont les sommités sont prélevées, séchées en couches minces au soleil puis à l'ombre.

Propriétés

— Elle est intéressante chez la femme pour son activité phyto-hormonale, telle une progestérone naturelle, ce qui lui permet de traiter aussi bien le syndrome prémenstruel que certains symptômes gênants inhérents à la ménopause.

— Elle possède une action essentielle contre la plupart des problèmes cutanés. Elle protège aussi bien des effets du soleil que des outrages du temps. Elle évite le dessèchement de la peau, la rend plus souple et résistante, améliore la qualité des ongles et des cheveux.

— Elle agit contre les problèmes infectieux des voies respiratoires en calmant la toux et en diminuant l'irritation des bronches grâce à une activité anti-inflammatoire. Elle stimule l'organisme grâce à la présence de vitamine C dans ses jeunes feuilles, ce qui la rend intéressante dans la plupart des autres problèmes infectieux.

Mode d'emploi

— **L'huile**, extraite par première pression à froid de la graine, utilisée en thérapeutique, se présente le plus souvent sous forme de capsules que vous vous procurez en pharmacie.

• Pour un usage interne : une capsule deux fois par jour pendant quelques jours contre les problèmes cutanés, infectieux ou gynécologiques.

• Pour un usage local : une capsule ouverte et appliquée sur la peau aide à traiter l'eczéma et certaines affections dermatologiques pruriantes.

— **L'infusion** de fleurs (10 grammes pour un quart de litre d'eau) peut être utilisée contre les problèmes infectieux respiratoires ou généraux.

La gelée royale

Les vertus de ce précieux miel de luxe, sécrété par les jeunes abeilles ouvrières pendant leur seconde semaine de vie, sont connues depuis le XVIIe siècle. Cette gelée est dite « royale » car elle est destinée aux reines qui vivent ainsi beaucoup plus longtemps. Une extrapolation a été faite de l'abeille à l'homme permettant alors d'espérer longévité et vitalité. Elle n'en reste pas moins un des aliments les plus riches en oligo-éléments et en vitamines du groupe B. Elle contient nos trois vitamines antioxydantes en faibles quantités ainsi que de la vitamine D. Elle renferme du calcium, du cuivre, du fer, du phosphore, du potassium… et des acides aminés essentiels.

Propriétés

Elle stimule l'immunité, permet de mieux lutter contre l'infection ; elle est conseillée pour les périodes de grande fatigue ou de convalescence ; elle est presque indispensable à la croissance des enfants et adolescents ; elle permet également de combattre le stress.

Contre-indication

La gelée royale est surtout composée de sucres rapides à index glycémique élevé, ce qui doit pour le moins inciter les diabétiques à une grande prudence.

▶ N'oubliez pas qu'une cuiller à soupe de miel apporte près de 100 calories, de sucres « extraordinairement » rapides.

Mode d'emploi

▶ Vous la trouvez fraîche si vous avez la chance d'habiter près d'un apiculteur. Vous en prenez peu à chaque fois, car elle est, vous l'avez compris, un super-concentré.

▶ Dans le cas contraire vous achetez des ampoules scellées à l'abri de l'air car la gelée se dégrade facilement. Vous prenez une ampoule au petit déjeuner pendant quelques jours, en cures discontinues séparées de quelques semaines.

Attention

Vous devez vous enquérir des conditions dans lesquelles elle est récoltée mais aussi conservée pour pouvoir profiter pleinement de ses qualités nutritives. La gelée royale est en effet très sensible à la chaleur et perd rapidement ses qualités à température ambiante.

▶ Il vous faut par conséquent la conserver au réfrigérateur.

Les germes de blé

Le grain de blé est un aliment parfait, l'équivalent végétal de l'œuf. Il contient tous les nutriments nécessaires à la croissance de la plante. Il est composé de l'amande, les trois quarts du poids total, dont le broyage produit la farine. L'enveloppe (15 % du poids total) fournit le son. Le germe, une fois semé, donne d'autres grains de blé.

Les germes de blé sont obtenus en trempant ce grain dans de l'eau et en le laissant germer deux jours. Ils constituent la partie vivante de la plante, renferment tous les constituants nécessaires à sa croissance. Ils apportent près de 400 calories pour 100 grammes dont 50 g de sucres, 25 g de protéines, 10 g de graisses. Ils représentent donc une des meilleures sources de protéines du règne végétal et sont d'ailleurs très appréciés des végétariens. Il leur manque toutefois un acide aminé essentiel, la lysine, pour être parfaits. Ils sont riches en graisses et rancissent par conséquent rapidement. Ils contiennent deux fois plus de calcium, trois fois plus de magnésium et de phosphore, beaucoup plus de vitamines B et surtout E. Ils contiennent également les vitamines A et C.

Propriétés

Leur richesse en protéines en fait leur qualité principale ; ils sont efficaces contre la fatigue, le surmenage ; ils aident à prendre en charge les troubles nerveux ; ils possèdent également une action bénéfique contre certains problèmes de peau (eczéma, dermite, psoriasis...), la chute des cheveux et des ongles.

Mode d'emploi

— Vous les trouvez en pharmacie et dans les magasins diététiques sous forme de flocons à saupoudrer dans les salades, les yaourts, le fromage blanc : vous ajoutez environ une cuiller à café par jour.
— Vous pouvez également vous procurer de l'huile de germes de blé pour un usage général ou local (contre les affections cutanées).

Le ginkgo biloba

Arbre mythique originaire d'Asie, vénéré depuis toujours dans tout l'Extrême-Orient. Il serait un des plus anciens sur terre et probablement le plus robuste puisqu'il a même résisté à la bombe atomique d'Hiroshima. Il est à présent cultivé partout et particulièrement en France et aux États-Unis. Il doit son surnom « d'arbre aux quarante écus » à sa forme en éventail et la couleur de ses feuilles vertes ou jaunes, qui en tombant à ses pieds, donnent l'impression d'un tapis d'or.

Propriétés

— Il possède une action essentielle contre l'insuffisance circulatoire cérébrale : il est utilisé aussi bien pour les pertes de mémoire, les difficultés de concentration, les troubles de la vigilance, de l'humeur, de l'équilibre que dans certains cas de démences.
— Il est vasodilatateur et diminue la viscosité dans les vaisseaux ce qui lui donne un rôle de régulation capillaire et lui permet d'améliorer la circulation : il est utilisé aussi bien dans les claudications intermittentes de l'artérite que les phénomènes vasomoteurs de la maladie de Raynaud.
— Il agit également sur les veines et entre ainsi dans la composition de gels veinotoniques ou de suppositoires destinés à soulager les crises hémorroïdaires.
— Il est anti-allergique et anti-inflammatoire, ce qui en fait un traitement d'appoint de l'asthme.
— La présence de flavonoïdes lui confère des propriétés antioxydantes INDISCUTABLES.

Mode d'emploi

— La **T.M.** (Teinture-Mère) est la forme d'utilisation principale : vous faites préparer un flacon de 60 ml, vous prenez 30 gouttes dans un peu d'eau deux à trois fois par jour pendant quelques semaines.

La T.M. ou macération alcoolique d'une plante est facile d'utilisation, contient relativement peu d'alcool contrairement à ce que peut laisser imaginer son goût prononcé, s'absorbe le plus souvent par la bouche, diluée auparavant dans un demi-verre d'eau. La posologie moyenne est de 25 à 50 gouttes, deux à trois fois par jour.

— La poudre de plantes sert à faire préparer les gélules vendues en pharmacie : vous pouvez prendre deux gélules deux fois par jour pendant quelques jours.
— Les décoctions de graines servent surtout en Asie à la prise en charge des problèmes respiratoires et de l'asthme.
— Le ginkgo sous forme d'extrait est présent dans plusieurs *spécialités* de pharmacie : *Ginkogink®*, *Ginkor®*, *Tanakan®*.

Le ginseng-panax

Plante mythique, connue et vénérée depuis 4 000 ans, longtemps réservée en Chine à l'Empereur et aux grands seigneurs. Marco Polo le premier signale ses vertus, les jésuites de la compagnie de Jésus font connaître ses qualités à leur retour en Europe. La révolution culturelle ouvre au monde les portes de la Chine et assure la diffusion universelle de cette plante, partie intégrante de leur médecine traditionnelle voire de leur patrimoine. Le ginseng croît en Extrême-Orient dans des régions montagneuses et boisées de la zone tempérée, sur des terrains riches et humides. Sa consommation intensive a quasiment fait disparaître la forme sauvage et rendu son prix inabordable. La presque totalité du ginseng consommé comme aliment ou utilisé par les laboratoires pharmaceutiques est donc cultivée, principalement en Chine et en Corée mais également en Russie, en Bulgarie et même aux États-Unis dans les plaines du Wisconsin. Six années de culture sont nécessaires avant de pouvoir récolter une plante médicalement efficace. Les principes actifs sont concentrés dans la racine et les fines radicelles. Sa composition est complexe, seuls des tests sophistiqués de laboratoire permettent de reconnaître sa qualité et ainsi prévoir son efficacité. Le ginseng contient principalement des ginsénosides dont la concentration totale et les proportions relatives lui procurent son activité et sa spécificité. Il contient également des vitamines du groupe B, de la vitamine C, des éléments minéraux, des oligo-éléments, des acides aminés…

Il n'y a pas comme on l'entend parfois un ginseng blanc et un ginseng rouge : ce sont les deux stades successifs de la même racine : les ginsénosides, qui sont des sucres, caramélisent simplement sous l'action du soleil ou des moyens physiques et donnent à la racine toujours blanche au départ une coloration plus ou moins rouge selon le degré de chauffage.

Propriétés

Le mot « **gin-sen** » peut se traduire par homme-racine ce qui rend déjà compte de son importance quasi vitale. Le terme « **panax** » vient de panacée pour souligner son grand domaine d'action.

— Il est surtout réputé fortifiant, revitalisant, stimulant physique, dynamisant des réactions naturelles de défense, préconisé durant les phases de surmenage ou les périodes de convalescence. Il est très efficace pour lutter contre la fatigue physique et intellectuelle, fort prisé par les sportifs, d'autant qu'il permet une meilleure adaptation à l'effort et diminue les temps de récupération.

— Il est antistress et antidépresseur.

— Il est considéré comme aphrodisiaque mais c'est probablement son action contre la fatigue physique qui explique ses effets stimulants sur la libido.

Mode d'emploi

Seul le ginseng coréen, Panax Meyer, est autorisé en France. Les racines sont achetées par les industriels pour fabriquer les médicaments préparés sous de nombreuses présentations : poudre, comprimés, gélules, liquides...

— Vous pouvez faire préparer par votre pharmacien un flacon de 30 ml d'une teinture-mère (T.M.) de ginseng et prendre 40 gouttes dans un peu d'eau le matin.

— Vous pouvez également recourir à des *spécialités* de pharmacie : *Gérimax®, Ginseng-alpha® 500...*

Attention

— L'utilisation du ginseng reconnaît deux contre-indications principales : l'enfant, l'hypertension artérielle. Il est habituellement parfaitement toléré mais peut entraîner à fortes doses (au-dessus de deux grammes de poudre) des signes d'agitation, de nervosité, d'insomnie. Il peut également être responsable d'hypertension artérielle avec vertiges et maux de tête, voire déclencher des réactions allergiques.

La lécithine

Substance fabriquée par le foie pour disperser et dissoudre les graisses. Elle fait partie des phospholipides, substances solubles dans l'eau et les matières grasses. Elle est présente et très concentrée dans les organes vitaux : cerveau, cœur, foie, reins. Elle apporte des acides gras insaturés bénéfiques aux cellules nerveuses. Par sa richesse en phosphore et en acides aminés, elle facilite le développement du système nerveux et possède un rôle régulateur des troubles nombreux dont il peut être responsable. Certains chercheurs pensent qu'il est meilleur pour la santé cardio-vasculaire d'augmenter les apports des aliments riches en lécithine plutôt que de diminuer ou de supprimer ceux qui contiennent beaucoup de cholestérol.

Propriétés

Elle est efficace pour faire baisser le cholestérol ; elle prévient la fabrication de calculs biliaires ; elle est intéressante dans certaines maladies graves grâce à sa richesse en acides gras essentiels ; elle est neurosédative, favorise la mémoire, aide à la concentration, facilite le sommeil ; elle améliore indiscutablement les problèmes de peau ; elle modifierait la répartition des graisses, modèlerait les formes, mériterait donc d'être essayée face à certaines surcharges localisées ; elle favorise enfin l'absorption des vitamines liposolubles *(A, E, D, K)*.

Mode d'emploi

— D'origine alimentaire, elle est surtout présente dans le jaune d'œuf coulant, la noix, le soja ou dans les huiles de tournesol, de carthame ou de lin.
— Vous la trouvez en pharmacie et dans les magasins d'aliments naturels, le plus souvent extraite du soja. Cette légumineuse, la plus riche en protéines de bonne qualité, peut rivaliser avec les protéines d'origine animale. Elle est capable de couvrir les besoins qualitatifs et quantitatifs de l'enfant ou de la personne âgée.

La levure de bière

Complément alimentaire extraordinaire, peu gras, peu salé, peu sucré, peu calorique, mais regorgeant de protéines et d'acides aminés, de minéraux, de vitamines. C'est une substance vivante, préparée à partir d'un champignon microscopique qui servait de ferment à la fabrication de cette boisson. Elle est à présent préparée de façon spécifique à des fins de supplémentation. Elle est différente de la levure de boulanger, bien mieux supportée en particulier au niveau intestinal. Elle regorge de vitamines du groupe B, de minéraux (chrome, phosphore, potassium, sélénium...), et d'acides aminés essentiels, ce qui justifie sa place ici.

Indications

Elle renforce l'immunité, possède des propriétés anti-infectieuses, restaure la flore intestinale ; elle est sédative, améliore l'état nerveux et la déprime ; elle calme la sensation de faim et les envies de sucre ; elle aide à la santé de la peau, des ongles, des cheveux ; elle est utile à la croissance de l'enfant et à la femme enceinte.

Mode d'emploi

Vous la trouvez dans les magasins diététiques et en pharmacie, en comprimés, capsules, paillettes (attention elle est très amère)...

L'ONAGRE

Originaire de Virginie en Amérique du Nord, elle est importée en Europe au XVIIe siècle où elle fait sa première apparition dans un jardin de Padoue. Parée de propriétés curatives quasi magiques, elle est d'abord réservée au roi, avant de voir son usage se démocratiser très progressivement. Elle est surnommée « Belle de nuit » car ses fleurs jaunes s'ouvrent dans la soirée. Répandue dans la plupart des régions tempérées, elle pousse sur les sols en friche ou sablonneux comme les dunes. Plante bisannuelle, tachetée de rouge, à feuilles allongées et ondulées, à fleurs jaunes qu'aiment tout particulièrement les abeilles. Elle est cultivée pour l'huile extraite de ses graines.

Propriétés

— Elle est surtout intéressante chez la femme pour son activité hormono-modulante (voir chapitre 4 : Cinq légumineuses), ce qui permet de traiter aussi bien le syndrome prémenstruel (déprime, irritabilité, tensions mammaires, douleurs abdominales, rétention d'eau, maux de tête...) que les troubles inhérents à la ménopause (bouffées de chaleur, problèmes de peau, troubles de l'humeur). Elle réduirait des kystes dans les seins en quelques mois de traitement.
— Elle semble intéressante pour baisser les chiffres du cholestérol et de la tension artérielle (de façon modeste certes), réduire l'agrégation plaquettaire et fluidifier le sang, améliorer ainsi la circulation sanguine.
— Elle est active contre certains problèmes de peau (eczéma, psoriasis).
— Elle possède une action anti-inflammatoire.

Mode d'emploi

L'huile, extraite par première pression à froid de la graine, se présente le plus souvent sous forme de capsules vendues en pharmacie. Chacune d'entre elles contient entre 400 et 600 mg d'huile.

- Pour l'usage interne : une capsule trois fois par jour au moment des repas, en seconde partie de cycle pour lutter contre les symptômes du syndrome prémenstruel ; deux capsules vingt jours par mois, en période de périménopause ou de ménopause.
- Pour un usage local : une capsule ouverte et appliquée sur la peau deux fois par jour, pour traiter l'eczéma et certaines affections dermatologiques pruriantes ; elle sert parfois en cataplasmes à calmer certaines douleurs rhumatismales.

Le pollen

Il est constitué par des milliers de petits grains qui composent la semence mâle des fleurs. Il est jaune orangé, a un aspect granuleux. Des abeilles spécialisées vont le récolter, le disposer dans la ruche pour nourrir les larves. Il contient de nombreuses substances minérales (cuivre, fer, magnésium, potassium, silicium...), des acides aminés (acide glutamique, méthionine...), les vitamine **A**, B, **C** et **E**. Il est également riche en S.O.D. (superoxyde dismutase) qui lutte contre la fabrication des radicaux libres.

Propriétés

Il stimule l'immunité en renforçant les réactions de défense ; il est indispensable pour restaurer l'énergie mentale et musculaire, rétablir l'équilibre nerveux, combattre la déprime et la fatigue, améliorer la mémoire et les performances intellectuelles ; il stabilise la tension artérielle, améliore la circulation, prévient les thromboses ; il favorise l'élasticité, le tonus, la beauté de la peau ; il protège les cheveux et les ongles ; il régularise les intestins.

Mode d'emploi

Vous le trouvez en pharmacie ou dans les magasins diététiques, en capsules ou en vrac dans des bocaux : vous versez le soir au coucher une cuiller à café de pollen dans un demi-verre d'eau, vous couvrez, vous laissez reposer toute la nuit, vous absorbez le mélange le lendemain matin au petit déjeuner.

▶ Vous pouvez faire deux cures par an de trois semaines chacune.

Bien que les allergies au pollen responsables du rhume des foins soient fréquentes, les allergies au pollen ingéré sont extrêmement rares.

Les probiotiques

Ce sont des substances vivantes, capables de réensemencer favorablement l'intestin. Les bactéries font partie de notre environnement, elles représenteraient environ un kilo de notre poids corporel. Notre organisme dans une parfaite cohabitation en abrite un grand nombre, certaines sont même indispensables. Les bactéries amies, qui ont dès la naissance envahi le côlon, contrôlent parfaitement les bactéries nuisibles en sécrétant de l'acide lactique, ce qui rend l'intestin peu réceptif au développement d'autres colonies d'hôtes indésirables. Elle produisent également des substances aux propriétés antibiotiques d'où leur nom de « probiotiques ». Lorsqu'elles sont en nombre suffisant et en équilibre, elles assurent de façon efficace leur fonction de police. Dès que leur nombre diminue (âge, changement de régime, stress, traitement antibiotique...), les fonctions de défense sont abaissées, des symptômes cliniques peuvent apparaître. Le réensemencement devient nécessaire.

Les antibiotiques, molécules extraordinaires qui ont révolutionné le traitement des processus infectieux, ont malheureusement l'inconvénient d'agir sans discernement sur toutes les bactéries qu'elles soient amies ou ennemies, et de libérer des radicaux libres. Ceci explique deux effets indésirables dont ils sont souvent responsables : la diarrhée pendant leur utilisation, les mycoses vaginales après.

Propriétés

Ils contrôlent la prolifération des bactéries nuisibles et restaurent la flore intestinale ; ils renforcent les réactions de défense et permettent de mieux combattre l'infection en stimulant le système immunitaire et en produisant de la vitamine C ; ils prédigèrent les protéines et en particulier le lactose, ce qui améliore la digestion et permet de mieux assimiler (ceci explique que le yaourt soit bien accepté même chez des personnes intolérantes au lait) ; ils fabriquent des vitamines du groupe B.

> Les *fibres alimentaires* constituent une source alimentaire privilégiée pour les bonnes bactéries (bifidobactéries). Leur présence régulière est indispensable au bon fonctionnement du côlon.

Mode d'emploi

— Vous les trouvez dans les yaourts-nature contenant des bactéries vivantes : acidophilus, casei, bifidus.
— Mais aussi sous forme d'ampoules, de gélules, de comprimés… de médicaments dans les pharmacies ou les magasins de produits naturels.
▶ Vous prenez une ou deux doses par jour lors d'un épisode infectieux, d'un voyage à l'étranger ou d'un traitement antibiotique.

> A PROPOS DES COMPLÉMENTS-SANTÉ :
> ▶ **Vous pouvez bien entendu recourir à l'automédication, mais en cas de doute diagnostique ou de non-réponse rapide à un traitement court, nous vous conseillons d'en parler à votre médecin traitant qui saura vous conseiller.**

Chapitre 6

L'alimentation-santé :

Le compromis obligatoire entre une nourriture parfaitement choisie et une complémentation avisée

L'ALIMENTATION-SANTÉ

Conseils pratiques pour sa mise en place

L'**alimentation-santé** doit obéir à des règles simples, précises, mais souples qu'il est important de connaître et d'appliquer car elles sont valables à tout âge et pour l'ensemble des maladies que vous souhaitez prévenir ou qui peuvent survenir. L'alimentation courante, même si elle est variée, peine à apporter en quantités optimales l'ensemble des **micronutriments** indispensables à la santé.

▶ Il vous faut néanmoins d'abord être attentif à votre alimentation de base, tout en sachant qu'elle est une condition nécessaire mais non suffisante à la forme, au bien-être, à la santé, à la longévité. De nombreuses circonstances du quotidien (activité sportive régulière, contrôle de connaissances ou examen, problème infectieux, stress, surmenage…) vont en effet intervenir pour entraîner une augmentation des besoins. La ***supplémentation en antioxydants*** est donc absolument INDISPENSABLE à votre santé.

Trois principes de base organisent votre objectif d'alimentation-santé :

Introduisez les règles de bonne conduite alimentaire au quotidien :
— Ne mangez plus n'importe quoi, n'importe quand, n'importe comment.
— Adoptez une alimentation variée (par exemple, jamais deux repas successifs identiques) et équilibrée.
— Supplémentez de façon préventive et systématique en choisissant les sources naturelles d'antioxydants et de nutriments-santé.

LA BASE DE DÉPART : FUIR LES MAUVAISES HABITUDES

L'**alimentation courante** en France n'est pas le plus souvent un modèle d'équilibre :
Nous consommons **trop** de :
— Calories.
— Graisses saturées : beurre, charcuteries, fromages, pâtisseries…
— Graisses modifiées : fritures, margarine, mayonnaise…
— Acide linoléique : huile de tournesol ou de maïs.
— Sucres rapides : confiture, miel, sucre…
— Substances toxiques nées des modes de cuisson : température

trop élevée, pendant un temps trop long, avec une huile mal choisie..., ou utilisation du barbecue horizontal
— Insecticides, nitrates, pesticides...

Nous n'absorbons **pas suffisamment** de :
— Fruits et légumes.
— Minéraux, oligo-éléments, vitamines...
— Protéines végétales : légumineuses.
— Acide alpha-linolénique : huiles de colza, de noix, de soja mais aussi pourpier et noix.
— Poissons gras.
— Fibres.

Les **conseils** de départ sont simples :
Vous commencez par **diminuer** ou **supprimer** de votre alimentation les aliments trop consommés et vous **privilégiez** les aliments apportés pour le moment de façon insuffisante et pourtant bénéfiques pour votre santé.
Vous **évitez** quelques erreurs couramment commises ou vous **modifiez** légèrement certaines habitudes après avoir pris connaissance des chiffres qui suivent.

QUELQUES CHIFFRES RÉVÉLATEURS

L'alimentation doit être bien équilibrée en éléments nutritifs mais pas trop riche en calories.
▶ Voyons à titre d'exemple quelques aliments qui doivent rester exceptionnels, vous allez comprendre pourquoi :

▶ Faisons d'abord un tour dans les « **fast-food** » type **Mac Donald's** :
— Un *Big-mac* pèse 210 grammes. Il apporte 510 calories, 44 g de sucres, 26 g de protéines, 26 g de graisses.
— Un *Cheeseburger* pèse 115 g. Il apporte 300 calories, 32 g de sucres, 15 g de protéines, 13 g de graisses.
— Un *double Cheeseburger* pèse 170 g. Il apporte 450 calories, 32 g de sucres, 27 g de protéines, 24 g de graisses.
— Un *Hamburger* pèse 100 g. Il apporte 250 calories, 30 g de sucres, 13 g de protéines, 9 g de graisses.
— Une *portion de Chicken Mac-Nugget* (6 morceaux) pèse 180 g. Elle apporte 400 calories, 40 g de sucres, 20 g de graisses, 18 g de protéines.

— Une *portion moyenne de frites* pèse 110 g. Elle apporte 300 calories, 36 g de sucres, 16 g de graisses, 4 g de protéines.
— Un *milk-shake vanille* pèse 350 g. Il apporte près de 400 calories, 60 g de sucres, 11 g de protéines, 10 g de graisses.
• Le repas « complet » est lourd en calories, en sucres et en graisses. Il ne doit en aucun cas faire partie de l'alimentation habituelle.

▶ Jetons un œil sur la composition de quelques **pizzas :**
— La « *generosa de Buitoni* » pèse autour de 400 grammes. Elle apporte environ 1 050 calories, 125 g de sucres, 44 g de protéines, 42 g de graisses.
— La « *napolitaine de Findus* » pèse autour de 350 grammes. Elle apporte environ 700 calories, 100 g de sucres, 27 g de graisses, 24 g de protéines.
— Une part moyenne de *pizza de boulangerie* pèse autour de 100 grammes. Elle apporte près de 300 calories, 30 g de sucres, 15 g de graisses, 7 g de protéines.
• La taille moyenne d'une pizza est calculée très large, parfois beaucoup trop, alors qu'elle peut être, en quantités et à fréquence « raisonnables », un aliment intéressant.

▶ Voyons quelques **pâtisseries** :
— Quatre *macarons* pèsent environ 100 grammes. Ils apportent 450 calories, près de 60 g de sucres, 20 g de graisses, 10 g de protéines.
— Une part de *mille-feuilles* pèse 150 grammes. Elle apporte près de 430 calories, 50 g de sucres, 22 g de graisses, 7 g de protéines.
— Une *religieuse* pèse autour de 120 grammes. Elle apporte près de 300 calories, 36 g de sucres, 13 g de graisses, 7 g de protéines.
• Il n'est donc pas totalement indifférent de prendre les uns ou les autres, surtout à la fin d'un repas déjà copieux.

▶ Attardons nous sur quelques **confiseries courantes** :
— Un *Bounty* pèse 60 grammes. Il apporte 280 calories, 32 g de sucres, 15 g de graisses, 3 g de protéines.
— Un *Mars* pèse 60 g. Il apporte 270 calories, 40 g de sucres, 10 g de graisses, 2 g de protéines.
— Une *sucette* pèse 10 g. Elle apporte 40 calories de sucres (10 g).
• Attention à ces friandises au goûter ou à proximité d'un repas.

▶ Parmi les **boissons sucrées** courantes :
— Un *Coca* de 33 cl apporte 150 calories de sucres (38 g).

— Une canette de 33 cl de *Sprite* ou de *Sweppes* apporte 120 calories de sucres (30 g).
• Évitez-les ou choisissez-les « light ».

▶ Vous constatez que ces aliments sont très caloriques, riches en graisses et en sucres, pauvres en vitamines. Ils demandent à être choisis soigneusement car il existe de grosses différences d'un produit à l'autre. Ils peuvent difficilement, s'ils sont absorbés régulièrement, faire partie d'une alimentation-santé.

BIEN CHOISIR LES ALIMENTS ET LES SOURCES D'ANTIOXYDANTS

• **A propos des graisses** :
Vous devez **diminuer les graisses saturées** :
— Évitez les charcuteries grasses : pâté, rillettes, saucisses, saucisson...
— Évitez les viandes grasses : côtes d'agneau, de mouton, de porc, l'entrecôte, la peau des volailles...
— Évitez la mayonnaise et allégez au maximum vos sauces.
— Choisissez votre lait uniquement écrémé.
— Évitez les pâtisseries à la crème.

Vous devez **diminuer les graisses modifiées** :
— Évitez les margarines hydrogénées (celles qui sont utilisées le plus fréquemment).
— Évitez au maximum les fritures et ne les faites surtout pas avec de la Végétaline®.
— Faites attention aux repas type « fast-food » qui doivent rester, nous venons de le voir, exceptionnels.

Vous **pouvez** :
— Utiliser un peu de beurre.
— Préparer et consommer de temps en temps une friture maison, mais en recourant à une huile vierge et sans la faire fumer.

Vous **devez** par contre :
— Assaisonner avec les huiles d'olive ou de colza : deux cuillers à soupe par jour d'un mélange comprenant, un tiers de la première et deux tiers de la seconde.
— Manger des poissons gras trois fois par semaine.

Pour un homme de 70 kilos, deux cuillers à soupe d'huile, 5 grammes de margarine, 5 grammes de beurre et 30 grammes de fromage couvrent les besoins quotidiens. Une cuiller à café d'huile peut être remplacée par deux cuillers à soupe de crème fraîche à 15 % (pour une sauce par exemple).

• **A propos des sucres** :

Vous devez **diminuer les sucres rapides** :

— Évitez trop de pain blanc.

— Réduisez le sucre ajouté dans le café, la compote, les fraises, le yaourt...

— Évitez absolument les sodas et autres boissons trop sucrées.

— Choisissez bien vos céréales du matin, car beaucoup sont caramélisées, chocolatées, sucrées... ce qui enlève une partie de leur intérêt nutritionnel...

— Faites attention aux crèmes glacées, préférez-leur les sorbets.

— Méfiez-vous de la confiture et du miel.

Vous **pouvez** :

— Vous faire plaisir avec une barrette de chocolat noir, de temps à autre.

— Prendre une part de tarte aux fruits occasionnellement.

Vous **devez** par contre :

— Préférer les sucres lents : céréales, légumineuses, pâtes, riz complet...

— Prendre un peu de pain complet au levain chaque jour.

— (Re)découvrir les vertus de la semoule.

100 grammes de chocolat noir apportent autour de 550 calories, 50 g de sucres, 35 g de graisses, 6 g de protéines, suivant les marques. Vous n'êtes bien sûr pas obligé(e) de manger toute la tablette ! 100 grammes de tarte aux fruits apportent autour de 300 calories, 30 g de sucres, 15 g de graisses, 3 g de protéines, des fibres, des minéraux, des vitamines.

• **A propos des protéines :**

Vous devez **diminuer** les protéines animales riches en graisses saturées :

— Évitez les charcuteries grasses : pâté, rillettes, saucisses, saucisson....

— Évitez les viandes grasses : côtes d'agneau, de mouton, de porc, l'entrecôte, la peau des volailles.

Vous devez **privilégier** les protéines animales pauvres en graisses saturées :
— Mangez de façon presque OBLIGATOIRE du poisson gras, trois fois par semaine.
— Prenez régulièrement de la volaille (poulet fermier).
— L'apport de viande doit être d'environ 120 grammes par jour chez l'adulte.
— Choisissez des viandes maigres, (re)découvrez en particulier le cheval.
— Essayez les charcuteries préparées à partir de volaille ou de poisson.
— Certains morceaux de viandes réputées grasses sont tout à fait convenables du point de vue de la composition (voir chapitre 2).
— Mangez un peu de fromage, de préférence de chèvre ou de brebis, une fois par jour.
— Vous pouvez remplacer avantageusement le lait de vache par du lait de soja enrichi en calcium.
— Mangez quatre ou cinq œufs par semaine, de préférence à la coque ou au plat.

Vous pouvez **privilégier** les protéines végétales :
— Découvrez le lait ou les germes de soja.
— Mangez une fois par semaine des légumineuses (fève, haricot, lentille, pois...).
— Prenez des céréales (Muesli) au petit déjeuner.
— Vous pouvez faire appel aux oléagineux occasionnellement.
— Faites-vous plaisir avec une crêpe au sarrasin de temps à autre.

Vous devez **éviter** :
— Les parties carbonisées de la viande ou du poisson.

• **A propos des minéraux et vitamines** :
Vous devez **éviter** les cuissons agressives des légumes, **préférer** le mode vapeur.

Vous devez **privilégier** les **fruits et légumes frais**, de préférence de saison et de région.
A défaut, n'hésitez pas à préparer des jus, des soupes, du gaspacho, des compotes peu cuites...
Il vous faut impérativement **manger** chaque jour **trois légumes** et **deux fruits** différents.
N'hésitez pas à manger plus souvent des céréales, des légumineuses, quelques fruits secs.

Il vous faut presque impérativement **boire** chaque jour :
— Beaucoup d'eau minérale.
— Un verre de vin.
— Deux tasses de thé.

• **A propos des fibres** :
Elles sont absolument **indispensables** :
— Évitez les farines blanches des aliments raffinés : pain, biscuits, gâteaux...
— Vous devez au contraire **privilégier** les céréales complètes, les légumineuses, les pommes, les figues, les pruneaux, la salade...
— Le pain au levain est très recommandé.

> *150 g de céréales ou 150 g de légumes verts cuits ou 150 g de crudités et salade verte ou 150 g de fruits ou 150 g de légumes secs ou 75 g d'oléagineux apportent la quantité* ***optimale*** *de* ***fibres****.*

• **A propos des ferments lactiques (probiotiques) :**
Veillez à un apport en levures vivantes (bifidus, lactobacillus acidophilus...) car elles activent l'immunité.
— Vous les **trouvez** dans le yaourt, le lait fermenté...
— Vous favorisez leur action par une alimentation riche en fibres.
— Vous pouvez faire appel à la choucroute, de temps à autre.

• **A propos du sel** :
Il demande à être apporté a minima.
— Ne resalez pas vos plats, surtout sans les goûter.
— Évitez les aliments trop salés, les biscuits-apéritif, les cacahuètes...

• **A propos des substances toxiques** :
Ces facteurs interviennent de façon parfois prépondérante, vous devez donc en tenir compte IMPÉRATIVEMENT.

— Choisissez des produits de qualité, parfois du « bio ».
— Faites attention aux colorants, conservateurs, et autres additifs... mais ils sont difficiles à éviter totalement.
— Faites attention aux aliments fumés : truite, saumon, bacon, jambon, poulet... qui produisent des radicaux libres.
— N'utilisez pas d'ustensiles de cuisine en aluminium. De la même façon, méfiez-vous du « papier alu », surtout si l'aliment que vous souhaitez protéger est acide. N'achetez pas non plus les bois-

sons en canettes d'alu, d'autant que leur contenu doit le plus souvent être évité !
— Préférez les cuissons les plus simples : vapeur, bain-marie, étouffée, papillotes, poché...
— Ne mangez jamais les parties brûlées ou simplement roussies.
— Si vous recourez fréquemment au barbecue, choisissez le vertical pour que l'huile chauffée s'écoule et ne s'enflamme pas au contact des braises qui cuisent les aliments.
— Achetez de préférence des huiles extraites par première pression à froid.
— Choisissez votre huile d'olive « vierge extra », ce qui garantit sa qualité.
— Vous pouvez l'utiliser même pour la friture, mais sans la faire fumer.
— Ne recourez qu'exceptionnellement aux sauces « prêtes à l'emploi ».

Réadopter les règles de bonne conduite alimentaire

Elles sont simples, connues, mais pas toujours respectées.

Nécessité des trois repas

Il vous faut chaque jour trois repas **équilibrés**, c'est-à-dire comprenant chacune des trois catégories d'aliments : graisses, protéines, sucres.
Pour équilibrer votre alimentation de façon optimale, vous apportez ; deux portions de **protéines** (à choisir entre œuf, poisson, viande) et de **laitages** (fromage, yaourt maigre) ; trois portions de **sucres lents** (à choisir entre céréales, féculents, légumineuses, pain) ; quatre portions de **fruits et légumes** ; sans oublier beaucoup d'**eau** et un verre de **vin**.

• **Le petit déjeuner** :
C'est, il faut le dire et le redire, le repas le plus **important** de la journée, d'autant que le travail matinal dans les pays occidentaux représente souvent la partie la plus intensive de la journée. Vous devez assimiler votre organisme à un véhicule qui ne saurait fonctionner sans carburant.
— Ne partez jamais l'estomac vide, ou seulement empli d'une tasse de café.
— N'hésitez pas à le choisir varié, protéiné, copieux.

• **Chacun des deux repas** fait appel à :
— Une entrée à base de crudités assaisonnées d'un filet d'huile d'olive.
— Un plat de résistance composé de protéines (fromage, légumineuses, œuf, poisson ou viande) ou de féculents (pâtes, pomme de terre...).
— Des légumes verts ou une salade.
— Un morceau de pain, complet de préférence.
— Un fruit.
— Le tout arrosé d'un verre de vin.

— Si vous souffrez de diarrhée, prenez votre crudité après le plat principal.
— Si vous souffrez de colite, préférez les légumes cuits.
— Prenez vos protéines de préférence à midi car, prises le soir, elles peuvent perturber le sommeil.
— Si vous êtes stressé, prenez plutôt des sucres lents au dîner car ils favorisent l'endormissement.

QUELQUES PRÉCAUTIONS SUPPLÉMENTAIRES

— Ne mangez pas trop, trop gras, trop vite, dans trop de bruit, en avalant trop d'air.
— Ne mangez pas mal installé, par exemple debout à un comptoir de bistrot.
— Mastiquez bien vos aliments, avalez-les en les imprégnant suffisamment de salive, première étape essentielle de la digestion.
— Ne buvez pas trop aux repas, surtout des eaux gazeuses, car elles ont le double inconvénient de gonfler l'estomac et de diluer le suc gastrique absolument indispensable à la digestion.
— Ne vous remettez pas trop rapidement au travail après le repas, car ceci bloque et ralentit la digestion.
— Essayez de marcher un peu pour bien digérer.

LES QUANTITÉS

Une alimentation bien équilibrée doit comporter 15 % de protéines, 55 % de sucres et 30 % de graisses selon la règle dite du « 421 » : *quatre* portions de glucides, *deux* portions de protides, *une* portion de lipides. Elle varie en fonction des besoins propres, du type d'activité choisi, des conditions climatiques... Les besoins caloriques quotidiens sont en moyenne de 2 000 à 2 500 calories pour un adulte exerçant une activité sédentaire. L'exercice physique augmente ces chiffres dans des proportions parfois importantes. Vous pouvez simplifier ces **chiffres théoriques** en choisissant 60 % de fruits et légumes, 20 % de protéines, 20 % de sucres lents.

• Un **repas** moyen d'environ **500 grammes** doit se décomposer de la façon suivante :
— 300 grammes de fruits et légumes crus ou cuits.
— 100 g de protéines : fromage, œuf, poisson, viande, ou légumineuses (fève, haricot, lentille, pois...) ou oléagineux (amande, noisette, noix).
— 100 g de sucres de préférence « lents » : céréales (pain, pâtes...).

Ce qui peut également se comptabiliser ainsi :
— 100 grammes de crudités.
— Une portion de poisson, viande ou un œuf, accompagnés de 100 g de légumes cuits.
— 100 g de fruits, ce qui correspond à une petite portion ou un fruit.
— 100 g de pain.

> *Le Pr Creff, célèbre nutritionniste, avait une formule qui reste d'actualité : « **IL FAUT MANGER DE TOUT UN PEU, ET DE PEU PAS BEAUCOUP** ».*

Cesser le grignotage

Manger entre les repas perturbe la digestion en surchargeant inutilement le système digestif et en faisant sécréter le pancréas de façon intempestive.
Une collation OUI, le grignotage NON.

En conclusion

C'est dans une **alimentation** variée et équilibrée et dans une **supplémentation** bien choisie et riche en antioxydants que l'organisme va trouver les éléments nécessaires pour préserver l'équilibre qui définit la santé.

• L'**alimentation protectrice** doit :
— **D'abord** *répondre* aux critères d'une alimentation saine, telle que nous venons de la définir.

— **Ensuite** *veiller* à fournir : des fruits et légumes frais, une bonne répartition entre les huiles mono-insaturées (olive) et poly-insaturées (colza, poisson, soja, tournesol...), des aliments riches en **vitamines** (A, C, E) et en **minéraux** (sélénium, zinc) **antioxydants**.
— **Enfin** *apporter* des **compléments-santé** et des **suppléments en minéraux et vitamines**.

CONCLUSION

Puisque vous arrivez au terme de ce livre, vous savez à présent parfaitement ce qu'il convient de faire ou ne pas faire. Nous avons essayé, à travers notre expérience et les dernières parutions scientifiques, de vous livrer le maximum de faits confirmés. Nous sommes actuellement persuadé qu'une **alimentation variée** et **équilibrée**, telle qu'elle est réalisée par le régime crétois ou méditerranéen et renforcée par un **apport attentif** et **optimum d'antioxydants**, a fourni suffisamment de preuves de son efficacité pour que nous puissions vous la conseiller vivement en matière de prévention ou de soutien de la plupart des maladies.

Les conseils donnés dans ce livre doivent vous permettre la mise en œuvre d'une « **SUPPL-ALIMENTATION** » **INTELLIGENTE** et **INDISPENSABLE** à votre **objectif-santé** initial.

LES RECOMMANDATIONS ACTUELLES

Nous vous demandons d'opter pour une alimentation *variée* et *équilibrée*, en opérant des choix judicieux, vous devez ainsi :

• RÉDUIRE globalement la quantité des calories absorbées, choisir les « allégés ».

• DIMINUER de façon drastique les apports d'acides gras saturés : beurre et margarine, laitages (lait entier, crème fraîche++), viandes grasses. Vous pouvez toutefois manger du fromage, de préférence de chèvre ou de brebis, une fois par jour.

• CONSOMMER une seule protéine par repas : viande, poisson, œuf, fromage.

• DONNER la préférence au poisson, en particulier gras.

• RÉDUIRE les sucres rapides, choisir les sucres lents.

• CONSOMMER régulièrement des céréales, de préférence complètes.

• MANGER tous les jours des fruits et légumes.

• CHOISIR des aliments riches en vitamines, en minéraux, en fibres.

• REDÉCOUVRIR les légumineuses.

• CONSOMMER de temps à autre des oléagineux.

• UTILISER l'huile d'olive et de colza même pour la cuisson des viandes et poissons, mais sans la faire fumer.

• RECOURIR à des compléments personnalisés en fonction du « terrain », de l'activité, du mode de vie.

• RÉENSEMENCER régulièrement la flore digestive avec des ferments lactiques ou des probiotiques.

• BOIRE beaucoup d'eau pure ou minérale.

• MODÉRER le vin.

• Ne pas ABUSER de café, lui PRÉFÉRER le thé.

• ÉVITER autant que possible les conserves, les additifs alimentaires.

• ÉVITER la cuisson à grand feu, à la Cocotte-Minute ou simplement la cuisson trop longue des légumes.

LEXIQUE

ACIDE
Substance chimique corrosive capable de former des atomes d'hydrogène en se dissolvant dans l'eau. Elle possède un pH inférieur à 7 : plus ce chiffre est bas, plus la substance est acide. L'estomac qui contient de l'acide chlorhydrique très acide a un pH voisin de 2, ce qui lui permet d'attaquer les aliments, première phase de leur digestion.

ACIDE ALPHA-LINOLÉIQUE
Acide gras poly-insaturé de la famille des oméga-6. Il est largement répandu dans notre alimentation, trop consommé d'ailleurs en France, puisqu'il est le constituant principal des huiles végétales courantes (maïs, tournesol). Il est transformé dans l'organisme en acide gamma-linolénique et en acide arachidonique.

ACIDE ALPHA-LINOLÉNIQUE
Acide gras poly-insaturé de la famille des oméga-3. Il est bon pour la santé et la longévité, probablement un des éléments majeurs du « régime crétois » ou méditerranéen. On le trouve principalement dans les huiles de colza, de noix, de soja, dans le lait de soja, le pourpier. Il est également l'élément-santé des huiles de poissons.

ACIDE GAMMA-LINOLÉNIQUE (G.L.A.)
Intermédiaire essentiel du métabolisme des acides gras poly-insaturés, il fait partie de la famille des oméga-6. Il est transformé en E.P.A. et D.H.A. (voir plus loin) qui se trouvent eux dans les huiles de poissons. Cet acide gras joue un rôle important dans l'immunité et contre l'allergie. Il est également déterminant pour la qualité de la peau (aspect, hydratation, souplesse...).

ACIDES AMINÉS

Molécules simples qui constituent par un savant enchaînement les protéines. Neuf d'entre eux sont considérés comme « essentiels » car ils sont indispensables à la vie et doivent absolument être apportés par l'alimentation. Certains autres sont également importants mais ne bénéficient pas de l'appellation « essentiels » car l'organisme est capable de les synthétiser.

ACIDES GRAS

Ils représentent l'élément principal des graisses de l'organisme. Ils sont un des constituants essentiels des membranes cellulaires et jouent un rôle de réserve énergétique.

On distingue en fonction de leur formule chimique :

— Les acides gras saturés que l'on trouve surtout dans les graisses animales : laitages, charcuterie, viande. Mais l'huile d'arachide pourtant végétale en fait elle aussi partie.

— Les acides gras poly-insaturés (arachidonique, linoléique, linolénique, oléique) que l'on trouve dans les huiles végétales ou les poissons gras (D.H.A., E.P.A.). Ils se divisent en deux groupes bénéfiques pour la santé : les oméga-3 que l'on trouve dans les huiles de colza, de noix, de soja et les poissons gras ; les oméga-6 que l'on trouve dans les huiles de bourrache, de maïs, d'onagre, de pépins de raisin, de tournesol.

L'alimentation devrait apporter 25 % d'acides gras saturés, 50 % de mono-insaturés, 25 % de poly-insaturés, ce qui est malheureusement loin d'être le cas.

ACIDES GRAS ESSENTIELS

Ils sont appelés ainsi car l'organisme ne sait pas les synthétiser. Il s'agit des acides arachidonique, linoléique et linolénique. Le second est le plus important car il peut servir à l'organisme à la fabrication des deux autres, mais cette faculté diminue avec l'âge. La ration quotidienne de ces acides gras se situe autour de huit grammes et se doit d'être régulière. Le D.H.A. et l'acide arachidonique (oméga-6) jouent un rôle considérable dans le développement du cerveau, il faut donc veiller attentivement à leur apport dans l'alimentation de l'enfant.

ACIDES GRAS MONO-INSATURÉS

Leur chef de file est l'huile d'olive. On les trouve également dans l'avocat, les oléagineux (noisettes et noix...), le foie gras... Ils font baisser le cholestérol et sont protecteurs des acides gras poly-insaturés, ce qui est une bonne chose.

ACIDE OLÉIQUE

Acide gras mono-insaturé qui se trouve surtout dans les huiles d'olive et de colza mais également dans la graisse de canard et d'oie, participant ainsi au « French-paradox ». Il est bénéfique pour la santé car il est peu sensible à l'oxydation. Il réduit en outre la fragilité des graisses saturées à cette réaction chimique. Il possède enfin une action favorable sur le « bon » cholestérol.

A.D.N. (OU ACIDE DÉSOXYRIBONUCLÉIQUE)

C'est le matériel génétique de la plupart des organismes humains, le constituant principal des chromosomes. Il est contenu dans le noyau de la cellule et joue un rôle majeur dans la détermination de l'hérédité. Il contient toute l'information nécessaire au développement de l'être humain et de son fonctionnement. Son altération est vite grave pour la santé car l'organisme se met à fabriquer des cellules endommagées.

ADRÉNALINE

Hormone sécrétée par les glandes surrénales en réponse au stress, c'est la classique « décharge d'adrénaline » qui nous prépare à la riposte. Elle est fabriquée à partir de la tyrosine, un acide aminé essentiel que l'on trouve dans l'œuf, le pain, le soja, la viande...

AGRÉGATION PLAQUETTAIRE

Phénomène d'accolement des plaquettes du sang entre elles afin de prévenir les hémorragies. Le manque de magnésium, des vitamines C et E, d'acides gras poly-insaturés, le diabète, l'hypertriglycéridémie, le tabac... augmentent ce phénomène, ce qui concourt à obstruer les artères et augmenter le risque de caillots (phlébite, thrombose). C'est pour diminuer ou empêcher ce phénomène d'agrégation que les cardiaques prennent de faibles doses d'aspirine.

Aliment
C'est la substance apportée par l'alimentation qui pénètre par la bouche alors que le nutriment représente ce qui est finalement absorbé par l'organisme après les différentes phases de la digestion.

Angioplastie
Technique de chirurgie interventionnelle qui consiste à monter sous écran un ballonnet dans une artère pour la dilater. Elle est parfois complétée par la pose d'un dispositif pour empêcher la récidive ou « stent ».

Anthocyanes
Flavonoïdes présents dans les aliments de couleur bleue tels la myrtille et le raisin.

Antioxydants
Ce sont les nutriments qui permettent de lutter contre le phénomène d'oxydation des cellules et la libération des radicaux libres.

Apports nutritionnels conseillés
Valeurs de référence fixées par un comité d'experts, destinées à éviter les carences dans la plus grande partie de la population. Une alimentation de qualité et variée ne suffit pas à couvrir les besoins de la totalité des Français mais ces recommandations permettent de s'en approcher. Notons toutefois qu'ils ont été élaborés dans une optique de carence et pas de prévention-santé. Si bien que nous préconisons des doses souvent supérieures aux doses conseillées.

Assimilation
Ce terme, synonyme « d'absorption », désigne le passage d'une substance ou d'une molécule du tube digestif, où elle est arrivée grâce à l'alimentation, vers les organes du corps où elle va remplir ses fonctions.

Athérome
Dépôt de graisses dans une artère à l'origine de la plaque du même nom.

Athérosclérose
Durcissement et épaississement des artères par une accumulation de graisses oxydées qui forment les plaques d'athérome. Celles-ci diminuent progressivement le diamètre des vaisseaux et finissent par gêner la circulation du sang. Cette atteinte est très grave lorsqu'il s'agit par exemple des artères coronaires ou cérébrales.

Base (ou alcalin)
Substance capable de neutraliser un acide en formant un sel. Le bicarbonate de soude est l'alcalin le plus connu. Les bases ont un pH supérieur à 7 : plus ce chiffre est élevé, plus l'alcalinité est grande. Une alimentation légèrement alcaline est intéressante pour la prévention de nombreuses maladies.

Bêtacarotène
Substance de couleur rouge ou orangée présente dans la plupart des végétaux. Elle est très importante car elle se transforme en vitamine A dans l'organisme. Elle possède des propriétés antioxydantes.

Calorie
Elle est l'unité de mesure de la chaleur puisqu'elle représente la quantité nécessaire pour élever la température d'un gramme d'eau de 14,5 °C à 15,5 °C. En médecine, ce terme plus simple est utilisé à la place de « kilocalorie ».

Carence
Elle désigne l'absence ou le manque d'un nutriment dans l'organisme. Elle est susceptible de faire apparaître des signes cliniques et/ou biologiques. Elle a donc plus ou moins rapidement des conséquences négatives sur la santé.

Catalase
Enzyme présente dans de nombreuses cellules. Elle transforme le peroxyde d'hydrogène (eau oxygénée) en eau et oxygène. Elle est donc une des substances les plus importantes pour protéger l'organisme des dégâts engendrés par les radicaux libres.

Cocarcinogène
Facteur susceptible d'influencer l'apparition d'un cancer.

Co-enzyme

Substance nécessaire au déclenchement de l'action d'une enzyme. Plusieurs minéraux et vitamines jouent ce rôle dans l'organisme : pas de coenzyme, pas d'effet possible.

Cofacteur

Appellation donnée aux oligo-éléments et aux vitamines car ils agissent en collaboration avec d'autres substances (enzymes) pour assurer certaines réactions chimiques du corps.

Collagène

Protéine qui sert à la fabrication des tissus conjonctifs. Elle maintient les cellules entre elles, constitue les muscles, les os, la peau, les tendons.

D.H.A. (acide docosahexaenoique)

Acide gras poly-insaturé à chaîne longue, de la famille des oméga-3, que l'organisme sait fabriquer à partir de l'acide alpha-linolénique ou qui est apporté par les poissons gras. Il joue un rôle important dans la structure des membranes, le développement et le fonctionnement du cerveau.

Dopamine

Neurotransmetteur impliqué dans les comportements de découverte, d'éveil, de vigilance.

Dosage des oligo-éléments

Aucun prélèvement qu'il soit effectué dans le sang, l'urine, les cheveux, la salive… ne procure pour le moment de renseignements suffisamment précis, fiables et décisifs sur la quantité des éléments présents dans le corps et bien sûr la nécessité d'une supplémentation.

Électron

Particule de matière constitutive d'un atome qui gravite autour du noyau. Un atome peut comporter plusieurs couches d'électrons qui tournent autour du noyau central.

Enzyme

L'organisme peut être assimilé à une usine où se produisent en permanence des réactions chimiques indispensables à la vie. L'enzyme est une protéine indispensable au déclenchement ou à l'accélération d'une réaction biochimique précise. Elle est capable d'ajouter, d'enlever, de modifier, d'associer des molécules. Il en existe des milliers qui ont chacune leur structure et leur fonction propres. L'enzyme entre en action grâce à un coenzyme qui peut être un minéral, un oligo-élément ou une vitamine.

E.P.A. (ACIDE EICOSAPENTAENOIQUE)
Acide gras poly-insaturé à chaîne longue, de la famille des oméga-3, que l'organisme sait fabriquer à partir de l'acide alpha-linolénique ou qui est apporté par les poissons gras. Il joue un rôle important en atténuant la réponse inflammatoire, en augmentant le temps de saignement, en réduisant les triglycérides du sang, tous facteurs bénéfiques pour les patients et en particulier les cardiaques.

FIBRES
Substances qui traversent le tube digestif sans être transformées car celui-ci ne possède pas les enzymes capables de les digérer. Elles sont indispensables à la régulation du transit intestinal et l'élimination des déchets.

FLAVONOÏDES
Substances d'origine végétale présentes dans les fruits et légumes, le thé, le vin, qui exercent une action favorable sur le système circulatoire et possèdent des propriétés antioxydantes.

« FRENCH PARADOX »
Terme choisi par les Américains pour répondre à une de leurs grandes interrogations : « Pourquoi les Français si amateurs de bonne chère, de fromages, de vin ont-ils une des mortalités cardiovasculaires les plus basses des pays occidentaux ? » Cet ouvrage vous a, nous l'espérons, apporté la réponse.

GLANDE PINÉALE
Située au milieu du cerveau, cette glande en forme de cône de pin, d'où son nom, possède contrairement à ce que l'on imaginait jusqu'à peu, une action de régulation sur l'ensemble du système hormonal. Elle est en particulier le lieu de fabrication de la mélatonine.

Glucides (ou sucres ou hydrates de carbone)
Ils constituent une des trois sources d'énergie alimentaire avec les protéines et les graisses. Ils sont utilisés très rapidement en particulier par les cellules du cerveau. On distingue les sucres rapides qui passent très vite dans le sang, favorisent la sécrétion d'insuline, augmentent la masse graisseuse, et les sucres lents qui passent beaucoup moins vite et sont donc préférables.

Glutathion
Un des détoxifiants majeurs de l'organisme, indispensables en particulier à l'immunité. Il est régénéré par la vitamine C, protégé par le zinc, c'est souligner l'importance de ces deux éléments.

Glycémie
Elle mesure à jeun les chiffres de sucre dans le sang. Lorsqu'elle est supérieure à 1,26 g par litre au moins à deux reprises, on parle de diabète sucré.

Hydroxyle
Il est issu de l'action du cuivre ou du fer sur l'eau oxygénée. Il s'agit d'un des radicaux libres les plus agressifs qui soient.

Légumineuses
Ensemble de légumes dont font partie la fève, la lentille, le haricot, le pois.... Elles sont particulièrement riches en micro-nutriments et méritent d'être réhabilitées.

Lipides (ou graisses)
Avec les sucres et les protéines, ils constituent l'une des trois sources alimentaires d'énergie.

Lipoprotéines
Molécules composées de graisses et de protéines.

Lycopène
Carotène présent en particulier dans la tomate. Il s'agit probablement d'un des antioxydants les plus puissants.

Membranes cellulaires
Elles sont des assemblages de molécules de graisses, de protéines et de sucres. Leur structure de base est constituée d'une double couche de graisses faite de phospholipides et de cholestérol. Les molécules de protéines s'insèrent dans ces doubles couches et servent d'enzymes ou de vecteurs d'information. Les membranes sont le « tendon d'Achille » de la cellule, là où les radicaux libres attaquent.

Métabolisme
Ensemble des réactions chimiques qui à chaque instant assurent le fonctionnement de l'organisme.

Microgramme
Un millionième de gramme. Nous utilisons l'abréviation « mcg ».

Micronutriment
Molécule ou substance issue des aliments où elle est présente en très petites quantités, parfois à l'état de traces. Les micronutriments sont indispensables au bon fonctionnement de l'organisme.

Milligramme
Un millième de gramme. Nous utilisons l'abréviation « mg ».

Mitochondrie
Filament situé dans la cellule, dont le rôle est de permettre le phénomène de la respiration.

Molécule
Association d'au moins deux atomes reliés entre eux par des liaisons chimiques. La molécule est la plus petite fraction d'un corps pur mais elle en possède néanmoins déjà les propriétés.

Neurotransmetteur (neuromédiateur)
Molécule qui sert de signal de communication entre un neurone et une cellule spécialisée. Il existe actuellement plus d'une centaine de ces substances bien individualisées. Les plus étudiées sont l'acétylcholine, l'adrénaline, la dopamine, la sérotonine… responsables de l'appétit, l'émotion, l'éveil, l'humeur, la prise de décision… C'est donc de l'activité de ces substances que dépend notre équilibre psychoaffectif.

Nutriment
Terme ultime de la digestion des aliments qui peuvent alors être assimilés : les acides aminés, les acides gras, les minéraux, les vitamines sont des micronutriments. Les sucres, les graisses, les protéines sont considérés comme des macronutriments.

Œstrogène
Hormone sexuelle féminine qui permet aux caractères sexuels secondaires d'apparaître chez la femme : développement des seins, préparation de l'utérus à recueillir un ovule fertilisé. Le taux des œstrogènes chute à la ménopause, ce qui entraîne l'arrêt des règles et des troubles plus ou moins ennuyeux (bouffées de chaleur, sécheresse de la peau et du vagin, ostéoporose...). Le traitement hormonal substitutif (T.H.S.) est destiné à pallier l'arrêt de leur production et ses conséquences à court et long terme.

Oligo-élément
Métal ou métalloïde présent en très petites quantités ou à l'état de traces dans l'organisme. Une vingtaine d'entre eux sont essentiels à la vie. Si un seul de ceux-là vient à manquer, nous n'avons aucun moyen de survie. Notre alimentation doit donc les apporter en quantités et en qualité car nous ne savons pas les fabriquer. Certains comme les métaux lourds et toxiques (aluminium, mercure, plomb...) sont présents sans que leur fonction soit parfaitement définie et connue.

Oxydation
Combinaison d'un corps avec l'oxygène. Elle se traduit par la perte d'un électron, ce qui génère la mise en action des radicaux libres... et le début des ennuis.

Peroxydation
Opération d'oxydation des graisses par les radicaux libres. Cette réaction est à l'origine de nombreuses maladies, en particulier cardio-vasculaires.

Phytate
Grosse molécule contenue dans certaines plantes qui a la fâcheuse propriété de « piéger » certains oligo-éléments. C'est le cas du pain complet, auquel il faut par conséquent préférer le pain au levain qui n'en contient pas.

Phyto-hormone
Substance synthétisée par les plantes dont la structure est proche des hormones femelles d'origine animale. Elle se comporte dans l'organisme comme des œstrogènes ou de la progestérone de plus faible puissance.

Poissons gras
Ils sont indispensables à la santé grâce à la présence des acides gras essentiels de type oméga-3. Les plus bénéfiques sont dans l'ordre : le hareng, le maquereau, la sardine, le saumon, le thon…

Précurseur
Substance qui, introduite dans l'organisme, doit se transformer en une autre substance pour être utilisée. Le bêtacarotène est le précurseur de la vitamine A.

Protéines (ou protides)
Grosses molécules constituées d'un enchaînement savant d'acides aminés. Avec les graisses et les sucres, elles représentent la troisième source alimentaire d'énergie. L'organisme les utilise également pour construire, entretenir, réparer ses tissus. Il existe des protéines d'origine animale ou végétale qui demandent à être combinées car elles sont complémentaires.

Radicaux libres
Espèces chimiques qui possèdent un électron libre sur leur couche périphérique, ce qui leur confère une grande instabilité en les incitant à rechercher d'autres molécules pour s'accoupler et leur donner ou leur prendre un électron… Cette opération va leur rendre la stabilité. Les radicaux libres participent aussi bien aux réactions de défense de l'organisme qu'à l'initiation de nombreuses maladies.

Stress oxydatif
Il est fonction de l'équilibre entre l'attaque par les radicaux libres et la défense de l'organisme par les antioxydants. Il rend compte des dommages causés par les premiers. Il peut actuellement être quantifié par des tests chimiques.

Superoxyde dismutase
Enzyme antioxydante dont le rôle principal est de neutraliser le radical superoxyle. Elle produit alors de l'eau oxygénée qui doit à

son tour être neutralisée. Elle a une importance très grande dans les mécanismes de défense de l'organisme.

SUPPLÉMENTATION
Consommation ou prescription de nutriments en plus de ce qu'apporte l'alimentation.

SUVIMAX
Grande enquête épidémiologique destinée à vérifier les effets positifs d'une supplémentation en oligo-éléments et vitamines. Elle a démarré en 1994, se déroule sur sept ans, porte sur 15 0000 volontaires, est coordonnée par le Dr Serge Hercberg du Conservatoire National des Arts et Métiers (Cnam).

VITAMINES
Substances organiques, sans valeur énergétique propre, nécessaires à l'organisme, agissant à faible dose. Nous ne savons pas effectuer leur synthèse, ce qui implique de les fournir dans l'alimentation. Quatorze substances sont reconnues comme vitamines. Les travaux actuels ne portent plus sur les carences responsables de certaines maladies (pellagre, scorbut, béribéri…) mais sur leur intérêt dans la prévention voire le traitement des maladies de civilisation (cardiovasculaire, cancer…).

BIBLIOGRAPHIE

Balch James, *Ten natural remedies that can safe your life*, Doubleday.

Balch James, *The super antioxidants*, Evans.

Blanc Jean-Paul, Gerbault Vincent, *Le Grand Livre de la minceur*, First Editions.

Bourre Jean-Marie, *La Diététique de la performance*, Odile Jacob.

Burckel André, *Les Bienfaits du régime crétois*, J'ai lu.

Cahané Jean-Pierre, de Narbonne Claire, *Nourritures essentielles*, J'ai lu.

Cnerna-Cnrs, *Alimentation et cancer*, Lavoisier Tec Doc.

Dukan Pierre, *Dictionnaire de diététique et de nutrition*, Le Cherche-Midi éditeur.

Greer Rita, Woodward Robert, *Antioxidant nutrition*, Souvenir press.

Joyeux Henri, *Changez d'alimentation*, F.X. de Guibert.

Lamboley Denis, *Les Bienfaits des légumes, fruits et céréales*, Marabout.

Ménat Eric, *Dictionnaire pratique de la diététique*, Jacques Grancher.

Pressman Alan H., *Vitamines et sels minéraux*, S. et S.M.

Rafal Serge, *Santé au naturel et compléments alimentaires*, Marabout.

Renaud Serge, *Le Régime santé*, Odile Jacob.

Rousselet-Blanc Josette, Lavédrine Anne, *Les Aliments mythiques qui font les centenaires*, Michel Lafon.

Souccar Thierry, Curtay Jean-Paul, *Le Nouveau Guide des vitamines*, Seuil.

Souccar Thierry, Curtay Jean-Paul, *Le Programme de longue vie*, Seuil-Pratique.

Valnet Jean, *Traitement des maladies par les légumes, les fruits et les céréales*, Maloine.

Youngson Robert, *Antioxidants*, Sheldon.

Et la lecture régulière de la presse professionnelle (Le Concours Médical, Le Généraliste, Impact-Médecin, Le Quotidien du Médecin).

TABLE DES MATIÈRES

2840

Imprimé en Allemagne par Elsnerdruck

pour le compte des
Nouvelles Éditions Marabout
D. L. n° 12629 - juin 2001
ISBN : 2-501-03565-8